口腔外科の
レベルアップ＆ヒント

片倉 朗 編著

重松司朗	福田謙一	髙野正行	北川善政
松崎英雄	西山明宏	高橋哲	川野真太郎
田中潤一	佐々木研一	薬師寺孝	森山雅文
髙山岳志	有泉高晴	志茂剛	中村誠司
林勝彦	八木下健	阿部伸一	林悠介
山内智博	柴原孝彦	音成実佳	本田和也
喜久田利弘	今村佳樹	後藤多津子	井澤常泰
佐野次夫	宮坂孝弘	依田哲也	笠原清弘
北村和夫	里見貴史	川上哲司	松野智宣
伊藤耕	恩田健志	松坂賢一	吉田憲司
近藤壽郎	菅原圭亮	里村一人	矢郷香
管野貴浩	山本信治	野村武史	末石倫大
澁川義幸	渡邊章	山崎裕	神部芳則
野口智康	小林正治	鎌口真由美	森川貴迪
			吉岡泉

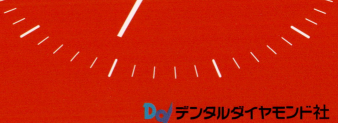

刊行にあたって

「日常臨床において、何気なく行っている治療手技でも、操作の基本やコツを摑めば、さらなる効率化やレベルアップに繋がり、より良好な予後へと直結します。また、歯科器材の開発や歯科治療の考え方も日進月歩しており、その変化をすばやくキャッチして臨床に取り入れることで、臨床の幅も広がることでしょう」

上記のようなコンセプトのもと、弊社ではおもに30〜40代の若手歯科医師に向けて、書籍『日常臨床のレベルアップ＆ヒント72』を上梓しました。

その内容は10カテゴリー（コンポジットレジン修復、歯内療法、歯周治療、クラウン・ブリッジ、インプラント、有床義歯、外科手術、小児歯科、高齢者歯科、トピックス）、全72項目と、実に多岐にわたるテーマを収載しました。第一線で活躍する各分野の専門家に執筆を依頼し、それぞれに創意工夫を凝らしているポイントや注意点といった"勘所"を中心に、端的にまとめたところ、多くの読者の支持を得ました。同時に、各カテゴリーでの"レベルアップ＆ヒント"の出版を望む声を多く頂戴しました。

本書は読者の声に応えた各論シリーズの第二弾です。

口腔外科というひときわ専門性の高いカテゴリーを扱う本書では、口腔外科専門医はもちろん、口腔解剖や歯内療法などの専門医、さらには法曹の専門家である弁護士も執筆に加わっています。

「ポイントを絞って端的にまとめる」という編集方針のもと、歯科医師ならば誰しもが知っておくべき口腔外科の"いま"を集め、執筆陣にはその叡智を惜しみなく披露していただいています。

本書が、読者諸氏の臨床を向上させる一助となり、多くの患者さんの笑顔に寄与できれば望外の喜びです。

2018年12月
デンタルダイヤモンド社　編集部

CONTENTS

1章　炎症

頁	節	タイトル	著者
8	01	歯性急性化膿性炎症の臨床症状と診断	重松司朗
10	02	歯性急性化膿性炎症の消炎手術	松崎英雄
12	03	歯性急性化膿性炎症における抗菌薬の選択	田中潤一
16	04	歯性上顎洞炎の診断と対応	髙山岳志　林　勝彦
20	05	口腔内に症状を呈する特異性炎──最近増加している梅毒と結核	山内智博

2章　外傷

頁	節	タイトル	著者
24	01	顎口腔外傷の診断手順	喜久田利弘
28	02	口唇・歯肉・口腔粘膜裂傷への対応	佐野次夫
30	03	外傷歯への対応	北村和夫
36	04	下顎骨骨折の基本的な治療と注意点	伊藤　耕　近藤壽郎
42	05	上顎骨・頰骨・頰骨弓骨折の診断と治療	管野貴浩

3章　顎顔面の神経性疾患

頁	節	タイトル	著者
48	01	口腔顎顔面痛の神経生理	澁川義幸
50	02	三叉神経痛の診断と対応	野口智康　福田謙一
52	03	知覚神経麻痺の診断と評価	西山明宏
58	04	下歯槽神経麻痺への対応	佐々木研一　有泉高晴　八木下　健
62	05	舌神経麻痺への対応	柴原孝彦
64	06	非定型顎顔面痛（特発性口腔顔面痛）の診断と対応	今村佳樹

4章　腫瘍

68	01	口腔軟組織に発生する腫瘍性病変の診断手順	宮坂孝弘　里見貴史
72	02	歯原性腫瘍の診断と治療	恩田健志　柴原孝彦
78	03	口腔内の良性腫瘍の診断と治療	菅原圭亮
82	04	口腔がんの診断と対応	山本信治　柴原孝彦
92	05	口腔がんを見逃さないために──チェアーサイドにおける早期発見のためのチェックポイントと対応	片倉 朗

5章　先天異常

98	01	口唇裂・口蓋裂の障害・継発症・治療の流れ	渡邊 章
106	02	顎変形症の診断と治療の流れ	小林正治
112	03	顎変形症手術（下顎枝矢状分割法・Le Fort I 型骨切り術）	髙野正行
118	04	顎変形症の手術（顎骨延長法）	高橋 哲

6章　嚢胞

124	01	嚢胞の診断と非歯原性嚢胞	薬師寺 孝
128	02	発育性嚢胞と炎症性嚢胞の治療	志茂 剛

7章　顎関節疾患

138	01	顎関節の機能解剖	阿部伸一
144	02	顎関節の画像診断	音成実佳　後藤多津子
148	03	顎関節症の診断と治療	依田哲也
152	04	顎関節症治療における病態説明と療養指導	林 勝彦
154	05	顎関節脱臼への対応──要介護高齢者を中心に	川上哲司

8章　口腔粘膜疾患

160	01	口腔粘膜疾患と病理組織学的検査	松坂賢一
166	02	口腔粘膜疾患の診断──臨床現場で迷わないために	里村一人
174	03	口腔扁平苔癬の診断と治療	野村武史
178	04	口腔カンジダ症の診断と対応	山崎 裕
182	05	口腔乾燥症の診断と対応	鎌口真由美　北川善政

9章　唾液腺疾患

188	01	唾液腺腫瘍	川野真太郎　中村誠司
192	02	IgG4関連疾患	森山雅文　中村誠司

10章　手術手技

198	01	抜歯のためのX線画像診断	林 悠介　本田和也
204	02	Endodontic Microsurgery	井澤常泰
210	03	安全に行う下顎埋伏智歯の抜歯——GPにとっての"べからず"集	笠原清弘
218	04	骨移植術——インプラント治療における骨造成と骨移植材料	松野智宣
222	05	レーザーメスの口腔外科への適応	吉田憲司
224	06	抗血栓療法患者のガイドラインに準じた抜歯時の対応	矢郷 香
230	07	偶発症発生時の対応	末石倫大

11章　全身疾患と薬剤による口腔病変

236	01	苔癬様病変	神部芳則
238	02	膠原病治療薬などによる粘膜壊死	神部芳則
240	03	MRONJ 2017年ポジションペーパーによる考え方	森川貴迪　柴原孝彦
246	04	肝疾患・腎疾患などの全身疾患による口腔病変	吉岡 泉

1章 炎症

Level Up & H!nt

- [01] 歯性急性化膿性炎症の臨床症状と診断 8
- [02] 歯性急性化膿性炎症の消炎手術 10
- [03] 歯性急性化膿性炎症における抗菌薬の選択 12
- [04] 歯性上顎洞炎の診断と対応 16
- [05] 口腔内に症状を呈する特異性炎
  ——最近増加している梅毒と結核 20

[01] 歯性急性化膿性炎症の臨床症状と診断

東京都立多摩総合医療センター　歯科口腔外科　**重松司朗**

　歯性急性化膿性炎症は、おもに細菌感染によって引き起こされる生体の防御機構としての炎症反応であり、その経過が急速な場合を指す。炎症反応は、病原因子である細菌叢と生体への曝露程度（感染経路）、宿主側の抵抗性（免疫）などによって異なる。本項では、症状の増悪が急激で、かつ重い急性化膿性根尖性歯周炎の臨床症状と診断について述べる。

▶ 根尖性歯周炎の病態

1. 炎症の経過と分類

　どのような炎症も、その経過は次の3期に大別される。
- 第1期：局所の組織傷害
- 第2期：局所の循環障害と血漿タンパクの滲出・炎症細胞の浸潤
- 第3期：有害物質の除去と組織修復

　その経過によって、急性炎（10数日程度）、亜急性炎（10数日以上）、慢性炎（長期間）に分けられる。実際には、急性炎が慢性炎化したり慢性炎が急性転化することは、歯性化膿性炎ではよく経験することである。

2. 急性根尖歯周組織炎症反応

　化膿性歯髄炎が急速に歯髄壊死や壊疽に至ると、急性根尖性歯周炎に移行する。歯根膜組織では急性化膿性（滲出性）炎の反応として、血管拡張→うっ血→透過性亢進→タンパク漏出、次いで血管内部損傷によって血液凝固反応が始まり、フィブリノーゲンが増加する。

　さらに、白血球遊走や炎症性細胞浸潤・細菌が貪食されて血栓の形成、血行の停止により、細菌や毒素を全身に広げないようにする。その後に滲出が止まり、組織の変性壊死が生じ、結果として膿が形成されてくる。

　膿とは、おもに好中球からなるタンパク成分に富む炎症性滲出液である。好酸球やリンパ球、その他の細胞・細菌、壊死組織などが含まれ、生体には不要なものとなっている。臨床症状では、熱感や発赤、腫脹、疼痛がみられ、膿瘍が形成されると、時期によるが初期では、歯肉、歯槽粘膜の発赤と自発痛、咬合時痛のみであるが、晩期には粘膜の膨隆（図1）、さらには自壊がみられるようになる。

3. 細菌感染の経路

　一般的な経路は、前述した化膿性歯髄炎によって歯髄壊死、壊疽→感染根管からの感染拡大であるが、う蝕のみならず、外傷による歯の亀裂、破損から髄腔内に細菌感染を来すケースもある。また、根管治療後に象牙細管に長期間残留していた細菌が病原性を発現し、急性化膿性炎を発症することもよく経験する。さらに、いったん根尖病巣（歯根肉芽腫）が形成され、瘢痕化したと思われる場合でも、根尖組織における防御機構の破綻によって急性転化することもある。

▶ 急性根尖性歯周炎の病期と診断

　膿瘍の範囲によって、一般的に次の4期に分けられる。

①歯根膜期は、歯根膜に限局した膿瘍で、自発痛や挺出感、咬合時痛、打診痛がみられる。パノラマX線写真での変化はみられず、デンタルX線写真でも所見を得ることが困難な場合がある。

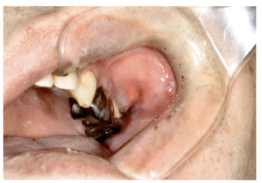

図❶ 晩期（粘膜下期）。歯槽部に膿瘍が限局

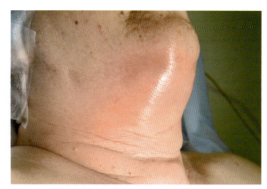

図❷ 口底蜂窩織炎・頸部壊死性筋膜炎

②骨内期になると、歯槽骨の吸収破壊が生じて膿瘍が歯槽骨内に留まる時期で、歯根膜期よりすべての症状が増悪してくる。おもに頰側根尖部歯肉の発赤・腫脹が出現してくる。デンタルX線写真で根尖部の歯槽硬線の消失が出現する。しかし、歯根膜期、骨内期は明確に分けられるものではなく、適切な感染根管治療が有効な時期として認識すべきである。

③さらに膿瘍が大きくなると、歯槽骨の皮質骨を破壊・穿通し、骨膜下（骨膜下期）に達する。膿瘍は、容易には骨膜を穿通しないため、このときの膿瘍内圧は最大かつ最も亢進し、激烈な痛みになることがある。この時期には歯肉だけではなく、頰粘膜や頰筋、脂肪織まで炎症反応が現れてくる。摂食困難、消炎鎮痛薬の過量服用を来すことになり、早急な対応が必要である。多くの場合、歯肉頰移行部（歯槽粘膜）が骨膜の腫脹により隆起してくる。以降は外科治療による排膿が必要になる。

④晩期（粘膜下期）は、骨膜が穿通して膿瘍が粘膜下組織にまで及んだ場合であり、歯槽骨の吸収が歯頸部まで達している浅い部位で膿瘍形成する場合は重症化することは少なく（図1）、粘膜の切開、または膿瘍の自壊で症状が鎮静化することも多い。

しかし、起因菌がおもに嫌気性菌の場合には、宿主側の抵抗力にもよるが表情筋、咀嚼筋、脂肪織、皮膚、さらには隙に進展すると蜂窩織炎となり、口底、咽頭、頸部、縦隔、側頭部にまで膿瘍または産生されたガスが波及する（図2）。

二次医療施設へ紹介の判断は？

歯根膜期・骨内期は感染根管治療の適応であるため、一次医療施設で対応することがほとんどであろう。よって、骨内期から骨膜下期の移行時期の診断が重要である。骨内期・骨膜下期も、症状が急激な場合はやはり明確に区別しにくく、いわゆる"骨膜炎"と呼称される時期、つまり歯槽骨の破壊が進行した時期から転送を考慮してもよいと思われる。なぜなら、感染根管治療を行っていても、根尖の形態などによって根管からの排膿が十分ではない場合があるためである。さらには、感染根管治療が不可能なケースも含まれるであろう。抗菌薬の投与に関しても、投与開始時期や薬剤の選択・投与法など、口腔外科医にやはり一日の長があると思われる。

近年、免疫（細菌への抵抗力）低下を来す疾患（糖尿病、副腎皮質ホルモン薬投与状態など）、または骨吸収抑制薬投与による関連顎骨壊死、抗凝固薬投与状態患者、感染性心内膜炎予防など、歯科医師が患者の基礎疾患に対する配慮を要求されることが多くなってきた。この点においても、歯性急性化膿性炎症の制御は極めて重要であり、医療のなかで歯科医師の果たすべき役割は大きいといえる。

【参考文献】
1) 白砂兼光, 古郷幹彦（編）：口腔外科学 第3版. 医歯薬出版, 東京, 2012：125-136.
2) 中村 洋, 須田英明, 他（編）：歯内療法学 第4版. 医歯薬出版, 東京, 2017：70-118.

Level Up & H!nt
1章　炎症

[02] 歯性急性化膿性炎症の消炎手術

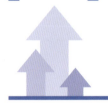

東京都立墨東病院　歯科口腔外科　**松崎英雄**

　顎口腔領域の歯性急性化膿性炎症は、いったん歯周組織を超えて周囲軟組織へ炎症が波及すると、すう疎な結合織を介し、比較的短期間で深部まで炎症が波及するため、重篤な状況に陥ることも少なくない。そのため、早期の段階で炎症の状況を把握し、消炎処置を行わなければならない。

　当科に紹介される歯性化膿性炎症患者のなかには、歯科医院でも十分に対処可能な患者が少なからず見受けられる。これらの患者は、消炎処置が行われているものの切開の方向が悪く、膿瘍腔に到達していなかったり、切開が浅いために十分な排膿路が確保されていないことが多い。また、炎症の重症度と見た目の腫れは必ずしも一致するわけではなく、上顎の歯性化膿性炎では炎症の広がり以上に頬部や眼窩下部が腫れることがあり、歯科医院で処置可能な症例でも、その見た目だけで当科を紹介するケースもある。一方で、「どうしてもっと早く送ってくれなかったのか」と思う症例も少なくない。

　このように、化膿性炎症は波及範囲や炎症経路などを的確に判断することが重要で、適切な処置ができれば重篤な炎症に進展することは少ない。本項では、日常臨床で比較的多くみられる、下顎骨骨膜炎の消炎手術について述べる。

 症例：下顎骨骨膜炎

　症例は、右側頬部、顎下部の腫脹を主訴に、当科を紹介され来院した患者である。顔貌は右側下頬部から顎下部にかけてび漫性に腫脹して見えるが、触診では右側下頬部が浮腫性に腫れているものの、下顎下縁を越えて顎下部に及ぶ腫脹は認められなかった。また、開口障害もわずかであった。口腔内は口腔底側に炎症所見はなく、$\overline{7\ 6|}$頬側歯肉頬移行部に発赤・腫脹がみられ、わずかに波動を触知した（図1、2）。以上のことから、右側下顎臼歯根端性歯周炎が原因と考えられる下顎骨骨膜炎と診断した。

　消炎処置を行う際には、まず腫脹部を触診して圧痛・波動などの有無を確認することが重要である。一般に、消炎手術の前に穿刺吸引を行うが、これで膿汁を吸引できなくても、切開排膿処置で排膿をみることも少なくない。触診でまったく波動に触れなければ抗菌薬の投与のみで経過をみるが、わずかでも波動を触知できれば切開排膿処置を行うべきである。そのためにも、普段の診療において化膿性炎症に限らず、口腔や顎顔面の腫脹部、健常部に触れ、指先の感覚を養う必要がある。

　消炎手術を行う前に、切開部に浸潤麻酔を行う。麻酔は膿瘍腔内へできるだけ入らないように注意して行う。切開は歯列と平行に最大腫脹部のやや下方を切る。そのとき、メスの方向に注意が必要である。**図3**に示すように、得てしてメス先が下方に向かってしまい、膿瘍腔に達しなかったり、下顎ではオトガイ神経を損傷するおそれもある。メスはできるだけ骨面に対して垂直方向になるように意識し、メスを寝かすことが重要である（**図4**）。また、骨膜起子で排膿路を形成するときも同様である。ほとんどの場合、骨膜起子で剥離可能だが、膿瘍腔が深部で骨膜起子では困難な場合はモスキートペアンやペアンなどを用いる。排膿がみられたら、周囲を圧迫して十分に排膿させ、ドレーンを的確な位置に留置する（**図5**）。

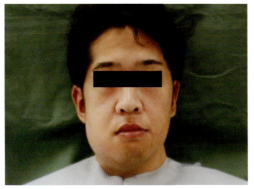
図❶ 初診時の顔貌

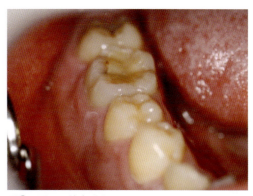
図❷ 同、口腔内所見

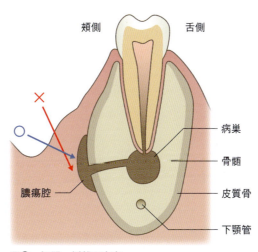
図❸ 切開、剝離の方向

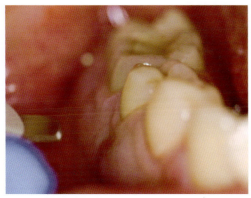
図❹ 切開方向

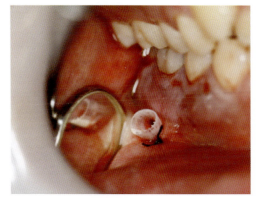
図❺ ドレーンを留置する

　消炎手術はかなり痛みを伴うため、確実な排膿路の形成ができれば、当日の洗浄は無理に行わなくてもよいと考える。むしろ、処置時間を短縮したほうがよい。膿瘍腔の洗浄は生理食塩水を用い、あまり強圧をかけないで洗浄する。また、洗浄液が膿瘍腔に残留しないように指圧で丁寧に押し出したほうがよい。ドレーンの抜去時期は個々の症例よって異なるので一概にはいえないが、臨床症状が改善し、排膿がほとんどみられなくなったらドレーンは早期に抜去すべきで、長期間留置することは創の治癒を阻害することになる。

●

　消炎手術の目的は、確実な排膿路の形成である。そのためには原因歯を同定し、感染経路や波及範囲を的確に判断する必要があり、触診法は膿瘍形成の有無や波及範囲を知る手段として重要な手技の一つである。また、排膿路を形成するときは、メスや骨膜起子の方向に気をつける必要がある。

1章 炎症

[03] 歯性急性化膿性炎症における抗菌薬の選択

東京都立大塚病院 口腔科 田中潤一

歯性感染症の病態と抗菌薬投与の原則

歯性感染症は口腔内常在菌による内因性感染で、多くの症例で好気性菌と嫌気性菌の混合感染を呈する。好気性菌では、おもに連鎖球菌が検出され、嫌気性菌では主として *Prevotella* 属と *Peptostreptococcus* 属が検出される。

また、本疾患は病態から、以下の1〜4群に分類される。

- 1群（歯周組織炎）

根尖性歯周組織炎あるいは辺縁性歯周組織炎から惹起される歯肉膿瘍や歯槽膿瘍、口蓋膿瘍など

- 2群（歯冠周囲炎）

おもに埋伏智歯起因の炎症で膿瘍形成されることは少ないが、容易に顎炎や蜂窩織炎に進展する

- 3群（顎炎）

1群、2群から継発する顎骨骨膜炎や顎骨骨髄炎で、骨膜下のドレナージが必要なことが多い

- 4群（顎骨周囲の蜂窩織炎）

1〜3群から波及し、隙のドレナージや入院管理が求められる

一般的な開業歯科クリニックでは、1群、2群、さらに3群の初期までの患者を対象とすべきで、多くの3群や4群の患者では、適切なドレナージと抗菌薬の静脈投与、さらには気道管理なども求められる。したがって、入院設備の整った病院歯科に即刻紹介すべきである。また、感染病巣である顎骨など、口腔組織への抗菌薬移行濃度は低いため、いずれの場合も感染根管処置や膿瘍切開などの消炎処置を併用することはいうまでもない。

化膿性炎症における抗菌薬投与の基本は、膿汁の細菌培養を行って原因菌を同定し、さらに検出菌に対する薬剤感受性試験を行ってから選択することが望ましい。しかし、臨床現場ではただちに対応しなければならないのがほとんどであるため、原因菌を推定して広域スペクトラムの薬から開始する。開業歯科クリニックでも基本的な考え方は同じで、原因菌を予測し、さらに抗菌薬の組織移行も考慮してPK-PD理論に則り、抗菌薬を選択することが求められる（表1）。

薬剤感受性（MIC：最小発育阻止濃度、PD：薬力学 Pharmcodynamics）

好気性菌である連鎖球菌の薬剤感受性は、アンピシリンに代表されるペニシリン系や第3世代セフェム系、ファロペネムなどのβ-ラクタム系でMICが低く、良好な感受性を示す。とくにアンピシリンでは経年的な変化をほとんど受けず、以前から良好な感受性を示している。これに対して、クリンダマイシンやアジスロマイシンでは、良好な感受性を示す株と耐性を示す株の二峰性分布を示す。

嫌気性菌では、*Peptostreptococcus* 属の薬剤感受性は連鎖球菌とほぼ同じで、β-ラクタム系抗菌薬に良好な感受性を示すが、*Prevotella* 属の35％がβ-ラクタマーゼ産生株であり、ペニシリン系やセフェム系抗菌薬に耐性を示す。また、多くの株ではクリンダマイシンやアジスロマイシンに比較的良好な感受性を示すものの、MICが16μg/mLと耐性を示す株も存在する。

わが国で開発されたキノロン系のシタフロキサシンは、好気性菌および嫌気性菌ともに主要な原因菌

表❶ 歯科臨床で広く使用される抗菌薬（内服薬）

		一般名		商品名	用法・用量	備考
細胞壁合成阻害（β-ラクタム系）	ペニシリン系	アンピシリン（ABPC）		ビクシリン®	1回250〜500mg 1日4〜6回	薬剤感受性試験の基本薬であるが、吸収率の問題から臨床的に投与する意義は少ない
		アモキシシリン（AMPC）		サワシリン® パセトシン®	1回250mg 1日3〜4回	
		β-ラクタマーゼ阻害薬配合ペニシリン	スルタミシリン（SBTPC）	ユナシン®	1回375mg 1日2〜3回	
			クラブラン酸／アモキシシリン（CVA/AMPC）	オーグメンチン® クラバモックス®	1回250mg 1日3〜4回	
	セフェム系	第1世代	セファレキシン（CEX）	ケフレックス®	1回250〜500mg 1日4回	
		第2世代	セファクロル（CCL）	ケフラール®	1回250〜500mg 1日3回	
			セフロキシム（CXM-AX）	オラセフ®	1回250〜500mg 1日3回	
		第3世代	セフジトレン（CDTR-PI）	メイアクト®	1回100〜200mg 1日3回	
			セフカペン（CFPN）	フロモックス®	1回100〜150mg 1日3回	
	ペネム系	ファロペネム（FRPM）		ファロム®	1回150〜200mg 1日3回	原則として感受性試験の必要あり
	カルバペネム系	テビペネムピボキシル（TBPM-PI）		オラペネム®	小児用：1回4〜6mg/kg 1日2回	歯科の適応なし
タンパク質合成阻害	マクロライド系	クラリスロマイシン（CAM）		クラリス® クラリシッド®	1回200mg 1日2回	
		アジスロマイシン（AZM）		ジスロマック®	1回500mg　1日1回　3日 1回2g　単回服用	
	リンコマイシン系	クリンダマイシン（CLDM）		ダラシン®	1回150mg　1日4回 1回300mg　1日3回	
	テトラサイクリン系	ミノサイクリン（MINO）		ミノマイシン®	初回100〜200mg 以後12〜24時間ごとに100mg	
核酸合成阻害	キノロン系	レボフロキサシン（LVFX）		クラビット®	1回500mg　1日1回	
		トスフロキサシン（TFLX）		オゼックス® トスキサシン®	1回150mg　1日3回 1回300mg　1日2回	
		シタフロキサシン（STFX）		グレースビット®	1回50〜100mg 1日2回	

に対してMICが0.1μg/mLと、すこぶる良好な感受性を示す。

薬物の体内動態（PK：体内動態学 Pharmacokinetics）

内服抗菌薬の有効性は、静脈注射で使用した場合と比較して、どのくらい組織に移行して臨床効果が得られるかという、吸収率（生物学的利用率：バイオアベイラビリティ）で評価される。一般に80％以下のものを使用することは望ましくない。

ペニシリン系抗菌薬のアモキシシリンや、クラブラン酸／アモキシシリンのバイオアベイラビリティは80％以上で良好な組織移行を呈するが、アンピシリンはアモキシシリンより劣るため、アンピシリンを使用する臨床的意義は低い。

セフェム系では、第1世代のセファレキシンのバイオアベイラビリティは90〜95％と良好であるが、第3世代セフェム系は極端に低く（セフカペン35％、セフジトレン16％）、大部分は体内で吸収されずに便となって排泄される。世界的に最も使用されているセフカペンとセフジトレンであるが、そのマーケットの大部分はわが国であり、諸外国ではほとんど使用されていない。したがって、第3世代の経口セフェム系を使用する臨床的意義は低いと考えるが、唯一ペニシリンアレルギーの場合にのみ、交差反応に注意したうえでの使用意義はあると思われる。ただし、その際は高容量のセファレキシンを選択したり、第3世代のセフェム系を選択する際には、常用量の倍量処方を行うなどの配慮が必要である。

キノロン系は95％、リンコマイシン系のクリンダマイシンも良好なバイオアベイラビリティを有するが、マクロライド系のクラリスロマイシンやアジスロマイシン、さらにファロペネム系は低いといわれている。

推奨される内服抗菌薬（基本はペニシリン系）

1. 1群または2群

1）第1選択薬

- アモキシシリン
  1回250mgを1日3〜4回
  ＊ペニシリンアレルギーの場合

- クリンダマイシン
  1回150mgを1日4回

- アジスロマイシン
  1回500mgを1日1回、3日分、あるいは2g（1回服用）

- クラリスロマイシン
  1回200mgを1日2回

2）第2選択薬

第2選択を行う前に、局所の消炎処置が適切か否かを確認する。安易な第2選択薬の投与は、耐性菌を産生することに繋がると自覚すべきである。

- シタフロキサシン
  1回100mgを1日2回

- ファロペネム
  1回150〜200mgを1日3回
  ＊バイオアベイラビリティは低い

2. 3群または4群（β-ラクタマーゼ産生菌に注意）

- スルタミシリン
  1回375mgを1日3回

- クラブラン酸／アモキシシリン
  1回250mgを1日4回

- アモキシシリン
  1回250mgを1日3〜4回
  ＊ペニシリンアレルギーの場合

- クリンダマイシン
  1回150mgを1日4回

- シタフロキサシン
  1回100mgを1日2回

3、4群の多くでは、入院下に注射用抗菌薬を使用する。とくに壊死性筋膜炎などの重症例では、カルバペネム系静注用抗菌薬と静注用クリンダマイシンの併用が多い。

筆者の使用法

1. 重症化が懸念される場合

①1、2群でも感染の進展が懸念される場合には、アモキシシリンを増量したり、クラブラン酸／アモキシシリンとアモキシシリンを併用で使用している。

- 1回にサワシリン 500mg、1日3〜4回

- 1回にオーグメンチン®250mg＋サワシリン®250mg、1日3回

②原因を除去した後の慢性上顎洞炎や慢性骨髄炎にはクラリスロマイシンを通常量の半量で長期間使用する。

- クラリス® 1回200mg、1日1回

2．抜歯後の予防抗菌薬投与

①糖尿病や免疫抑制剤使用、放射線照射、肥満などのリスクがなければ、通常抜歯に際して抗菌薬投与は不要。

②通常抜歯でも上記のリスクがある場合や埋伏智歯抜歯では、サワシリン®ないしオーグメンチン®を使用。β-ラクタム系アレルギーの場合は、ダラシン®を使用するが、いずれも術後48時間以内。

【参考文献】

1) Gilbert DN, Eliopoulos GM, Chambers HF, Saag MS, Pavia AT：日本語版 サンフォード感染症治療ガイド2017(第47版)．菊池 賢(監)，ライフサイエンス出版，東京，2017．
2) 日本感染症学会，日本化学療法学会，JAID/JSC感染症治療ガイド・ガイドライン作成委員会，歯性感染症ワーキンググループ：JAID/JSC感染症治療ガイドライン2016―歯性感染症―．http://www.chemotherapy.or.jp/guideline/jaidjsc-kansenshochiryo_shisei.pdf
3) 日本化学療法学会，日本外科感染症学会，術後感染予防抗菌薬適正使用に関するガイドライン作成委員会（編）：術後感染予防抗菌薬適正使用のための実践ガイドライン．http://www.chemotherapy.or.jp/guideline/jyutsugo_shiyou_jissen.pdf
4) 小林寅喆：歯性感染症原因菌の抗菌薬耐性と抑制．歯科におけるくすりの使い方 2015-2018，デンタルダイヤモンド社，東京，2014：40-47．
5) 矢野晴美：歯科におけるペニシリン系抗菌薬の役割．歯科におけるくすりの使い方 2015-2018，デンタルダイヤモンド社，東京，2014：48-53．
6) 岩田健太郎：歯科におけるセフェム系薬の役割．歯科におけるくすりの使い方 2015-2018，デンタルダイヤモンド社，東京，2014：54-58．
7) 金子明寛：見直されるペニシリン．歯科におけるくすりの使い方 2015-2018，デンタルダイヤモンド社，東京，2014：59．

Level Up & H!nt
1章 炎症

[04] 歯性上顎洞炎の診断と対応

東京慈恵会医科大学　歯科　髙山岳志　林 勝彦

上顎洞とは、4つの空間で構成される副鼻腔の1つで、ほかに前頭洞、篩骨洞、蝶形骨洞がある。歯性感染や歯科治療に起因する炎症が上顎洞に波及して生じるのが、歯性上顎洞炎である。原因として、①根尖性歯周炎や辺縁性歯周炎、歯根嚢胞の上顎洞への炎症波及、②歯根やインプラント体、根管治療薬などの上顎洞内への迷入、③リーマーやファイルなどの歯科用器具やインプラント体の洞内貫通による医原性要因が挙げられる。近年、インプラント治療の普及により、インプラント体の迷入や洞内貫通を原因とする上顎洞炎が増加してきている。本項では、歯性上顎洞炎における診断と治療の留意点を解説する。

▶ 診断

歯性上顎洞炎は、臨床症状と原因歯の存在、および画像診断で総合的に診断する疾患である。通常は、原因歯がある側に生じるため片側性に発症し、原因歯の存在と上顎洞炎を示す画像所見から診断できる。急性歯性上顎洞炎の場合、歯の症状や上顎洞症状を示すため、積極的に疑うことができる。しかし、慢性歯性上顎洞炎では、それらの症状は軽度で、上顎洞炎の存在を積極的に疑わなければ診断に至らない可能性がある。

1. 臨床症状

炎症により洞粘膜が肥厚して自然口が狭くなると、洞粘膜の線毛運動は低下し、洞内に膿汁が貯留しやすくなる。さらに、炎症が進行して自然口が閉鎖すると、洞内は嫌気状態となって嫌気性菌が増加し、悪臭を伴う[1]。そのため、初期は洞粘膜肥厚や膿汁による鼻閉や鼻漏・後鼻漏が中心である。急性期には頬部痛や頭痛、頭重感が生じ、そのうえ高度の悪臭や顔面痛を伴うようになる。また、原因歯となり得る上顎臼歯部の自発痛や歯肉腫脹、打診痛を認め、全身症状として悪寒や発熱、全身倦怠感などを認める場合もある。慢性期では鼻症状が中心で頬部違和感や頭痛などを認めるが、軽度なことが多く、原因歯の症状も軽度である。そのため、歯やその周囲の違和感が持続する場合や症状が難治性の場合は、積極的に歯性上顎洞炎も鑑別する必要がある。

2. 画像検査

1）パノラマX線写真

歯性病変の存在と上顎洞との関係、また、上顎洞内異物などを簡便にスクリーニング評価できる。しかし、歯や周囲骨病変はある程度評価できるが、上顎洞粘膜の病的変化や根尖と上顎洞の関係は、明確に評価できない。とくに、原因歯に多い上顎大臼歯は複数根であり、それが顕著である。また、上顎洞炎の場合には患側上顎洞の不透過性の亢進を認めるが、X線透過性の差が明瞭に描出されない場合が多く、一般的に診断は困難である[1]。

2）CT画像

CT検査は上顎洞炎の評価に最も有用な検査で、歯との関連も明瞭に描出できる[1]。上顎洞炎では、患側上顎洞に粘膜肥厚や液貯留を反映する軟部陰影像を認める。さらに、原因となる根尖病巣や辺縁性歯周炎などの歯性感染症による周囲骨溶解像を認め、上顎洞との交通を確認できれば歯性上顎洞炎と診断できる（図1a）。しかし、あきらかな上顎洞との交通を認めなくとも、周囲組織の炎症反応により上

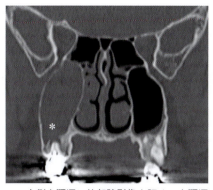
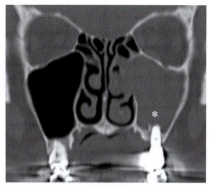

a：右側上顎洞に軟部陰影像を認め、上顎洞炎を示している。上顎臼歯に根尖病巣と洞底部周囲の骨溶解像を認め、上顎洞との交通を示し、原因歯であることが示唆される（＊）

b：インプラント体の洞内貫通、左側上顎洞に軟部陰影像を認める（＊）

図❶a、b　歯性上顎洞炎のCT前額断画像

顎洞炎を認める場合もある。また、歯科材料やインプラント体などの洞内貫通、洞内異物による歯性上顎洞炎の評価も可能である（**図1b**）。歯科用コーンビームCTにおいては、低被曝で金属アーチファクトが少なく、歯性病変の検索には有用である。しかし、撮像範囲が狭く、軟組織の評価が困難なため、診断精度が低くなることを考慮する必要がある[2]。副鼻腔病変は多様で、歯性上顎洞炎を示唆するCT画像所見でも、上顎洞がんや歯原性腫瘍・囊胞、上顎洞真菌症などを描出している場合があり、注意を要する[3]。また、耳鼻科的疾患である鼻内ポリープや鼻茸による中鼻道閉塞、好酸球性副鼻腔炎なども鑑別が必要となる場合がある。これらは難治性のため、高次医療機関へのコンサルトが必要となる。

治療方針

歯性上顎洞炎の基本治療は、適切な抗菌薬投与、原因の除去および洞内の換気・排泄である。しかし、原因歯については治療法が確立されていないのが現状である。歯性上顎洞炎を未治療のまま放置すると、篩骨洞や前頭洞などほかの副鼻腔へ炎症が波及し、眼窩内や頭蓋内への合併症を来す場合もある。そのため、適切な治療介入が必要で、症状によっては高次医療機関へのコンサルトが必要である。

1．急性症状の鎮静

急性症状を示す場合は、通常の歯性感染症と同様にペニシリン系やセフェム系抗菌薬を第一選択薬として投与し、消炎処置を開始する。本症は歯性感染症であり、起炎菌は口腔内細菌で、おもにグラム陽性球菌である。複数の副鼻腔感染や重篤な症状を認める際には、点滴投与も視野に入れなければならない。また、疼痛管理には、非ステロイド系解熱鎮痛薬（NSAIDs）やアセトアミノフェンを使用する。

2．原因歯の処置および原因の除去

急性期・慢性期ともに原因歯が抜歯適応であれば、原因除去と排膿路確保のために抜歯し、病巣を除去してドレナージする必要がある。これにより、炎症性物質の排除や排膿路、通気性の確保ができ、抜歯によって生じた上顎洞口腔瘻からの上顎洞洗浄が可能となる。インプラント体や歯科材料が原因で生じている場合や洞内異物が原因となっている場合には、除去が必要である（**図2a、b**）。

原因歯の根管治療などの保存療法においては、意見が分かれるところである[4]。歯性上顎洞炎の原因は歯性由来の細菌感染である。根管治療は、その根管形状により無菌化は困難で、治癒には周囲環境や免疫機能に依存する場合が多い。

原因歯の上顎洞内への歯根突出や上顎洞底部の骨溶解像を認める場合は、上顎洞粘膜の障害も強く、他部位の歯とは異なって治癒に導く周囲環境が悪いため、通常の治癒機転を期待することは難しい[5]。一般に、歯性上顎洞炎の完全治癒を目的にするならば、原因歯の抜歯が適当である。原因歯の抜歯後に生じた口腔上顎洞瘻より、洞洗浄することで治癒す

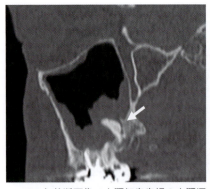
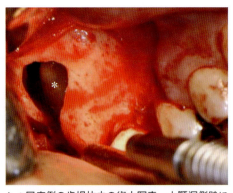

図❷a、b　上顎洞内歯根迷入による歯性上顎洞炎

a：CT矢状断画像で上顎智歯歯根の上顎洞内迷入（矢印）を確認できる。周囲軟部陰影像がみられ、迷入歯根による上顎洞炎を認める

b：同症例の歯根抜去の術中写真。上顎洞側壁に骨窓を形成し、歯根を明示（＊）。歯根周囲には、肥厚した上顎洞粘膜が認められる

る場合が多い。感染源を除去しなければ、抜歯や根管治療でも歯性上顎洞炎は治癒せず、治癒しても再発する可能性がある。

3．上顎洞洗浄療法

上顎洞炎の治療の原則は、洞内の換気と排泄である。原因を除去し、膿汁や分泌物の排出を行い、洞粘膜の正常化を促進させることが重要である。歯科では抜歯後に生じた上顎洞口腔瘻からアプローチし、生理食塩水で洗浄する（図3）。後述する薬物療法も併用して初期は週2〜3回程度洗浄し、排膿や悪臭の軽減に伴って週1〜2回に減らしていく。洞粘膜の肥厚が改善し、上顎洞自然口の閉鎖度合いが減少すると、洗浄液は鼻腔から漏出する。上顎洞口腔瘻は、上顎洞炎が消失すると自然閉鎖することもあるが、ピンホール状の瘻孔が残存する場合は、2次的瘻孔閉鎖術の適応となる。瘻孔が閉鎖するまでは、上顎洞内への唾液や食渣の流入を防止し、口腔内陰圧を可能にするために、サージカルプレート（保護床）を装着する必要がある。

4．薬物療法

原因歯の抜歯後や原因除去後に、上顎洞洗浄療法と併用して慢性に移行した上顎洞炎には、14員環マクロライド系抗菌薬の少量長期投与（約3ヵ月）を行う。その作用は、病的分泌物の抑制、線毛運動賦活作用、好中球浸潤抑制による生理活性物質や活性酸素の減少、炎症性サイトカイン産生抑制、バイオフィルム形成抑制作用などが期待される[6]。しかし、マクロライド系抗菌薬による肝機能障害や耐性菌出

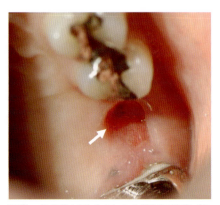

図❸　抜歯後に形成された上顎洞口腔瘻（矢印）。同部より洗浄することで、洞内の換気と排泄を積極的に行う

現などのリスクもあり、効果がないままの長期投与を行ってはならない。投与終了後には、自覚症状の消失だけではなく、CT画像による洞粘膜の肥厚状態や原因周囲の骨状態などの再評価が必要である（図4a、b）。歯性の原因が除去されても、自覚症状やCT画像所見でも改善がみられない場合は、ほかの副鼻腔への炎症波及や、洞粘膜の不可逆性変化、耳鼻科的要因が示唆されるため、手術適応となる。

5．手術

原因歯に対する処置が終了し、洞洗浄や薬物療法を行っても症状が残存する場合には、手術適応となる。すなわち、治療対象が上顎洞粘膜のみとなった時点で考慮される[1]。

近年、歯性上顎洞炎を含む副鼻腔炎治療におけるコンセプトの変革から耳鼻咽喉科での内視鏡下鼻内副鼻腔手術（ESS：endoscopic sinus surgery）が普

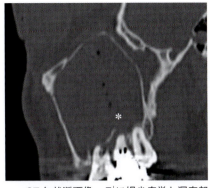 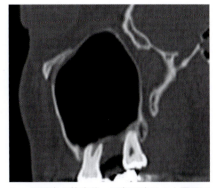

a：CT矢状断画像。7⏌に根尖病巣と洞底部周囲の骨溶解像を認め、上顎洞との交通を示し、原因歯であることが示唆される。6⏌は生活歯で主原因ではなかった

b：原因歯を抜歯後、同部に生じた上顎洞口腔瘻より洞洗浄を開始した。同時にマクロライド系抗菌薬（クラリスロマイシン）半量を3ヵ月間投与した。抜歯後2週間で自覚症状は消失し、3ヵ月後の再評価CT画像では洞内の陰影像が消え、瘻孔も自然閉鎖した

図❹a、b　歯性上顎洞炎治療の画像評価（図1aの症例）

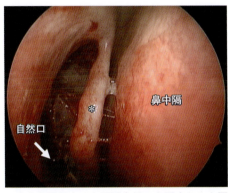 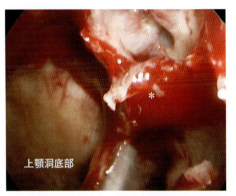

a：中鼻道経由で上顎洞自然口を開大し、上顎洞内へアプローチする。（＊）は中鼻甲介を示す。同時に鼻中隔矯正術や粘膜下下鼻甲介骨切除術を施行する場合もある

b：上顎洞自然口から上顎洞内の感染性肉芽組織やポリープを除去する。病的な粘膜上皮、粘膜下組織（＊）は除去するが、粘骨膜は残存して骨は露出させない

図❺a、b　ESSの術中写真（東京慈恵会医科大学 耳鼻咽喉科学講座・光吉亮人先生のご厚意による）

及し、Caldwell-Luc法による上顎洞病的粘膜を完全除去する上顎洞根治術は施行されなくなった。ESSの基本概念は、中鼻道自然口経由で各副鼻腔を開大して隔壁を除去することで副鼻腔を単洞化し、洞内の換気と排泄機能を促して病的粘膜の正常化を図ることにある（図5a、b）。このとき、病的粘膜上皮と粘膜下組織は除去するが、粘骨膜は残存して骨は露出させない。この副鼻腔粘膜を温存することで、残存した粘膜下組織や粘骨膜上に健全な粘膜上皮が再生され、副鼻腔を生理的治癒に導くというものである[7]。近年、完全治癒の観点から、耳鼻咽喉科でESSを、歯科では原因歯の抜歯と瘻孔閉鎖術を行う合同手術が施行される場合がある。

歯性上顎洞炎の治療方針は、原因歯の処置から合同手術まで選択肢が多数ある。そのため、各治療に対する適応や偶発症を理解した治療方針の選択が求められ、本項がその一助となれば幸いである。

【参考文献】
1）高橋雅幸：歯性上顎洞炎の診断と治療．日歯先技研会誌，15(2)：64-69，2009．
2）佐藤公則：Conebeam CTによる歯性上顎洞炎の診断．耳展，50(4)：214-221，2007．
3）加藤博基，水田啓介，青木光広，他：頭頸部炎症性疾患—それとも悪性腫瘍？—副鼻腔．画像診断，37(2)：179-188，2017．
4）高野伸夫：歯性上顎洞炎の原因歯は抜歯するか？．日本歯科評論，64(4)：74-79，2004．
5）高野伸夫，田中潤一，髙野博子：歯性上顎洞炎の原因歯．臨床における不安と疑問，杉崎正志（監），ヒョーロン・パブリッシャーズ，東京，2004：26-31．
6）岩渕博史，内山公男，鬼澤勝弘，他：慢性歯性上顎洞炎に対するプロナーゼ，カルボシステイン，ロキシスロマイシンの併用長期投与療法—第2報 有効例と無効例の比較—．口科誌，50(6)：371-376，2001．
7）鴻信義：鼻副鼻腔炎に対する内視鏡下鼻内手術—より安全で有効な術式と考え方—．耳展，56(3)：96-103，2013．

Level Up & H!nt

1章 炎症

[05] 口腔内に症状を呈する特異性炎
——最近増加している梅毒と結核

がん・感染症センター都立駒込病院　歯科口腔外科　**山内智博**

▶ 梅毒

　梅毒は性感染症の一つであり、そのなかでも近年患者数の増加が報告されている。梅毒トレポネーマ（Treponema pallidum）の感染により発症する。その進行は緩徐で、感染後の経過期間によって第1期から4期に分けられる。症状は病期によりさまざまであり、診断には多彩な観察が必要である。5類感染症に分類され、診断後7日以内に保健所に報告しなければならない。

　梅毒感染の歴史は、コロンブス（1451〜1505年）の時代、新大陸発見（1492年）から欧州に伝播したとされている[1]。1493年にスペイン、1494年にイタリアで流行し、短期間で欧州に広がった。1498年、バスコ・ダ・ガマ（1460ごろ〜1524年）のインド航路発見により、東アジアや中国へ伝播し、わが国では1512年に大阪で確認されている。欧州にもち込まれてから20年足らずで世界中に伝播されたことになる。大航海時代に、人の動きによってもたらされたのである。

　わが国における報告数については、戦後治療法の確立から激減し、1999年ごろからは500〜900例で推移していたが、2010年より増加に転じている（**図1**）[2]。

　治療は、1943年にマホニーらがペニシリンが極めて効果的であることを報告し、現在の治療に繋がっている。

● **梅毒の病期**[3]

1）第1期

　感染後3〜6週間の潜伏期間を経て、感染局所に硬結（初期硬結）や硬結中央の潰瘍（硬性下疳）を生じ、所属リンパ節の腫大がみられる（**図2**）。初期硬結、硬性下疳ともに疼痛を自覚しない。放置し

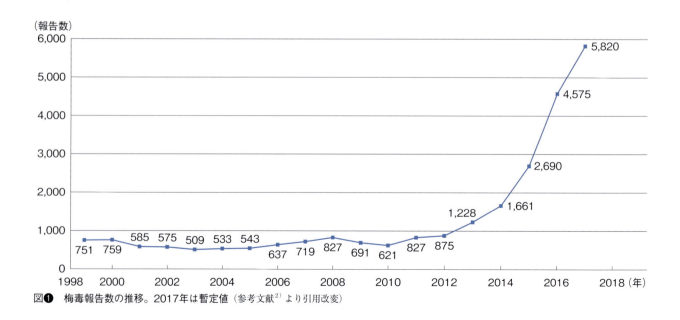

図1　梅毒報告数の推移。2017年は暫定値（参考文献[2]より引用改変）

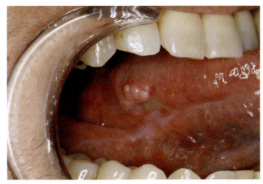

図❷ 右側舌縁に硬結を触れ、次第に潰瘍を呈するようになり、硬化下疳が生じたため紹介来院となる。境界明瞭な約15mmの病変で、自発痛はなく経過していた。腫瘍性病変を疑い生検を行ったが、腫瘍は否定された。血液検査により梅毒性の病変と診断、同時にHIVの感染も確認された（東京歯科大学市川総合病院 歯科口腔外科・野村武史先生、吉田佳史先生のご厚意による）

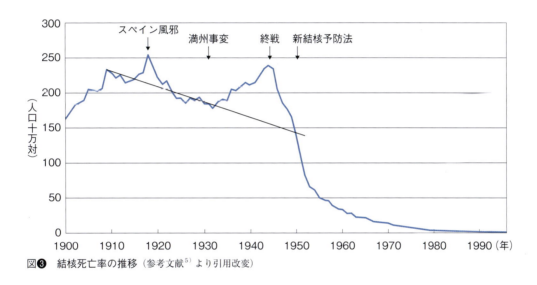

図❸ 結核死亡率の推移（参考文献5）より引用改変）

ていても3～6週間で消失してしまう。口腔咽頭の症状は性器の次に多くみられ、口唇や舌、咽頭に多い傾向がある。

2）第2期

感染後3ヵ月。皮膚や粘膜に梅毒性バラ疹、丘疹性梅毒疹、扁平コンジローマなどの症状がみられるようになる。梅毒性口角炎は口角周囲の白色のびらんを呈し、口腔カンジダ症との鑑別を要する。口腔粘膜斑は紅斑の発症を認め、粘膜斑へと拡大していく周囲の発赤を特徴とした、やや灰白色の扁平な隆起性病変である。

3）第3期

第2期のあと、症状の出ない時期が数年から数十年経過する。その後、結節性梅毒疹や皮下組織にゴム腫を生じてくる。口腔内での発症では、鼻中隔穿孔や鞍鼻、進行例では口蓋穿孔を生じる。

4）第4期

無治療の状態が継続すると、梅毒による大動脈炎、大動脈瘤、神経梅毒へと進行していく。かつては致命的な障害となっていたが、近年、先進国ではほとんどみられなくなった。

結核

1. 結核

結核（症）は、結核菌（*Mycobacterium tuberculosis*）の感染による慢性感染症である。2種感染症に分類され、診断した医師がただちに保健所に届け出なければならない疾患である。

結核菌は、1882年にロベルト・コッホにより発見された。おもな感染経路はヒトからの直接的経気道

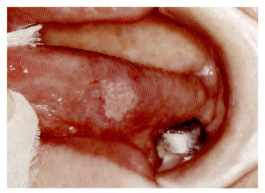

図❹ 潰瘍型の口腔結核（参考文献8)より転載。国際医療福祉大学病院 歯科口腔外科・草間幹夫先生のご厚意による）

感染である。多くは無症候性であるが、リンパ行性・血行性に進展し、一般的には肺尖部や上肺野に肺結核を発症するものである。2週間以上の継続する咳、血痰、倦怠感、体重減少、発熱などの症状を呈する。しかし、とくに高齢者では症状のはっきりしないこともあり、診断が困難で、感染拡大などに注意を要する場合もある。感染した肺局所は組織の崩壊が進行し、病巣は空洞となる。排菌の有無については、喀痰検査を施行する。呼吸困難や中枢神経障害（髄膜炎）、リンパ組織など全身のさまざまな器管に及び、組織の破壊を起こす。

予防医学や治療方法の進歩により、発生頻度は減少している。2017年では16,789例を示し、依然として報告は続いている[4]。わが国では弥生時代から発症の記録があるとされ、社会の都市化が進む江戸時代以降に本格的に流行した。この流行は大東亜戦争終戦後まで継続し、死亡原因疾患の第1位を占めていた。1951年、結核予防法の全面改定により、治療法の確立、集団健診、予防接種、サーベーランス、患者管理（届け出登録、接触者の検診・指導）などの推進で有病者の劇的な減少がもたらされた（図3）[5]。

しかし、近年の患者の特徴として、診断が遅れたもの（初診から診断まで1ヵ月以上）の割合が21.7%、発見が遅れたもの（症状発症から診断まで3ヵ月以上）の割合が21.2%を占めている。また、多剤耐性結核の出現があり、増加を示している[4]。

治療は、ストレプトマイシン、イソアジド、PASなどが治療薬として挙げられ、多剤併用療法が選択される。

2．口腔結核

口腔結核は、全結核患者のうち1%未満程度であるとの報告がある[6]。好発部位は、舌、頰粘膜、歯肉、口蓋と多彩である。多くは二次結核症として発症したもので、肺結核より喀痰による管内性感染、あるいは血行・リンパ性感染が考慮される。局所所見としては、潰瘍型、肉芽型、Tuberculoma（結核腫）型の3つがある。潰瘍型が多く、周辺不均一、縁下掘削性、周囲の硬結はほとんどない、底部は乾酪化もしくは肉芽状、灰白色の滲出物に被覆、著しい接触痛を伴う（図4）などの特徴があり、所属リンパ節に腫脹をみることがある。

【参考文献】
1）加藤茂孝：人類と感染症との闘い―「得体の知れないものへの怯え」から「知れて安心」へ―（続）「梅毒」―コロンブスの土産、ペニシリンの恩恵．モダンメディア．62(5)：173-183，2016．
2）厚生労働省：性感染症報告数．https://www.mhlw.go.jp/topics/2005/04/tp0411-1.html．
3）余田敬子：口腔咽頭梅毒―実地臨床における診断と治療のポイント―．耳展，57(5)：246-255，2014．
4）厚生労働省：平成29年 結核登録者情報調査年報集計結果について．https://www.mhlw.go.jp/stf/seisakunitsuite/bunya/0000175095_00001.html
5）森 亨：日本の結核流行と対策の100年．日内会誌．91(1)：129-132，2002．
6）大山 茂，他：硬口蓋に生じた結核性潰瘍の1例．日口外誌．31(6)：1578-1582，1985．
7）草間幹夫：開業医が診る口腔粘膜疾患 診断から対応まで 感染症 口腔結核症．デンタルダイヤモンド増刊号，35(10)：92-93，2010．
8）草間幹夫：他科との連携について 内科や感染症専門医との連携を必要とする疾患．日本歯科評論増刊チェアーサイドで活用する口腔粘膜疾患の診かた，203-208，2007．

Level Up & H!nt

- [01] 顎口腔外傷の診断手順 …………………… 24
- [02] 口唇・歯肉・口腔粘膜裂傷への対応 …… 28
- [03] 外傷歯への対応 …………………………… 30
- [04] 下顎骨骨折の基本的な治療と注意点 …… 36
- [05] 上顎骨・頬骨・頬骨弓骨折の診断と治療 … 42

2章 外傷

[01] 顎口腔外傷の診断手順

新百合ヶ丘総合病院　歯科口腔外科　**喜久田利弘**

本項では、開業歯科医院に来院する外傷患者に焦点を絞って概略を記載する。

▶ 顎口腔外傷の原因と初期対応の心得

顎口腔外傷は、小児・高齢者の転倒やスポーツによる受傷、暴力などの比較的単純な外力によるものと、高所からの転落や交通事故・作業中の事故などの高エネルギーによるものなど、さまざまな原因で起こる。そのため、開業歯科医院で治療可能な症例か、高次医療機関へ依頼すべき症例かをすみやかに判断しなければならない。

多くの患者は、口腔領域の出血をタオルなどで押さえながらウォークインで来院する。ユニットに座り、出血点を確認できたら同部をガーゼで強く再圧迫する。患者に出血状態を説明し、慌てなくてよいことを伝え、すみやかに問診を始める。その間に縫合が必要と判断したら、スタッフにその準備を指示する。初診時の診断と治療方針の決定は、非常に重要である。

▶ 来院時の意識レベルと注意すべき全身の損傷

問診は、バイタルサインの確認からスタートする。血圧、脈拍数、呼吸数、体温、意識に異常がないかを診る。意識レベルは、Glasgow Coma Scale（GCS）で点数評価する。開眼機能（eye opening：E）は1～4点、最良言語反応（best verbal response：V）は1～5点、最良運動機能反応（best motor response：M）は1～6点で、E、V、Mの合計が15点であれば正常である。

歯科医院にウォークインの患者のほとんどは、GCSが15（E4、V5、M6）である。14点以下なら、脳神経外科のある3次救命可能な病院へ至急搬送する。わが国では、Japan Coma Scale（JCS）も利用されている。診察中に徐々に意識が低下する場合もあるので、注意が必要である。

とくに顔面打撲がある場合は、脳神経12枝（嗅、視、動眼、滑車、三叉、外転、顔、内耳、舌咽、迷走、副、舌下）を順番に診察する必要がある。アルコール綿を嗅いでもらい、眼でボールペンの上下左右斜めを追わせて瞳孔を診察し、口腔周囲の皮膚感覚や嚥下、肩の上下、舌の前方突出を確認すると、簡単に診査できる（表1、2）。

口腔・顎・顔面部の外傷があれば、必ず頭蓋や四肢、体幹にも外傷があると疑うべきである。呼吸苦や腹部痛にはとくに注意する。胸部症状は呼吸器外科、腹部症状は消化器外科の対診が必要である。また、四肢に外傷がないにもかかわらず、四肢の知覚や運動障害が疑われれば、脊椎神経損傷の可能性もある。この場合は脳神経外科医の確認を要する。上下肢の運動痛があれば、整形外科の対診が必要である。これらの事項を怠ると、顎口腔の裂傷治療どころではなく、生命維持に関係してくる（図1）。

▶ 受傷のヒストリーは詳しく！

受傷時の状態は、応急処置に入る際、問診内容の確認とそれに関連する事項を予測するのにたいへん重要である。たとえば、路上で転んで下唇を切って出血している患者が来院した場合は、「いつ、どこで、どのように転倒したか」を聞いて応急的治療に入る。「出血はどの程度であったか、何が当たって下唇を

表❶ 初診時診察手順

1. バイタルサインのチェック
   血圧、脈拍数、呼吸数、体温、意識の確認
   意識レベル
   - GCS：E（1〜4点）、V（1〜5点）、M（1〜6点）
   - JCS：Ⅰ（1〜3）、Ⅱ（10〜30）、Ⅲ（100〜300）
2. 気道・循環の確認
3. 全身の観察
   他臓器損傷（転落、交通外傷の場合に多い）、腹部痛、背部痛、毛髪内裂傷
4. 顔面の観察
   顎顔面の出血確認（ガーゼ圧迫）、脳神経障害の有無
5. 口腔の観察
   歯肉出血の確認（ガーゼ圧迫）、歯牙断裂部からの出血（ワイヤーの2歯結紮）、喪失歯牙の探索（上顎洞、食道、肺への迷入）
6. 鼻出血、耳出血の確認（ガーゼタンポナーデ）
7. 髄液（鼻）漏の有無（ダブルリングサイン）
8. 眼症状の評価
   瞳孔径、対光反射、眼球運動（上転障害、複視）

表❷ 注意すべき全身の損傷

■ 頭部外傷
頻度が高い。受傷後1ヵ月は硬膜下血腫出現。抗血栓療法中患者はとくに注意する

■ 胸部外傷
肋骨骨折 → 血気胸、肺挫傷
頸静脈怒張 → 心タンポナーデ

■ 腹部外傷
肝臓、脾臓損傷が多い → 遅発性あり

■ 脊椎損傷
頸椎損傷に注意する
→ 握手によって判断できる

■ 四肢外傷
開放骨折 → 6時間以内に創部洗浄処置あり（整形外科医は感染に留意している）

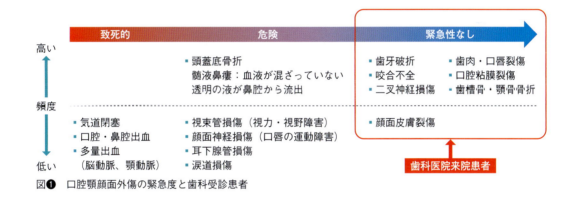

図❶ 口腔顎顔面外傷の緊急度と歯科受診患者

切ったか、コンクリート、ガラス、地面」などをさらに聞くことで、顎骨骨折や創部の異物汚染状況が予想できる。

とくにオトガイ部への硬いものによる直達外力では、必ず左右顎関節部の診査が必要である。また、小児の転倒は歯ブラシやフォーク、箸での口蓋や頬粘膜の刺創となり、頭蓋底までの損傷を見逃してはならない。スポーツ外傷は頭蓋や上肢の合併損傷を伴う場合があるので、注意が必要である。

土壌接触の皮膚開放創があれば破傷風菌感染を疑い、トキソイド注射が必須となる。汚染された開放創はただちにデブリードマンが必要である。ガラスや砂などの異物も、可能なかぎり初期治療時の除去が望まれる。また、汚染創部のドレッシングは治癒不全を予防する。

開業歯科医院での初期治療の流れ

1. 止血

来院後、問診を行いつつ、出血部をガーゼで圧迫止血する。口唇や舌、歯肉などはすべてガーゼで圧迫する。ワッテは出血を助長するので、止血には使用しないようにする。診察者が指で圧迫し、一般的に3分ほどで出血量は減ってくる。この時点で、問診の追加とX線検査を行う。

2. X線検査

開業歯科医院では、顎運動で痛い部位や口腔内の出血部を診察したら、次はパノラマX線写真を撮影する。顎骨骨折の有無は初期治療後の経過を大きく左右するため、大きな顎骨骨折を見逃さないことが肝要である。顎骨骨折があれば、治癒不全や咬合痛が消失しないことになる。

とくにパノラマX線写真では、上顎骨や下顎オトガイ部斜、下顎角部、下顎頭基底部において、骨折線を見落としやすい傾向にある。

図2は78歳の男性で、舗道で転倒して咬合不全があるとのことで来院した。パノラマX線写真では、上下顎骨の骨折線は読影不能であった。咬合不全で顎骨骨折の疑いがあることから、CT検査を総合病

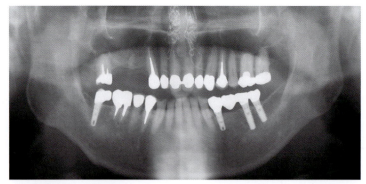

a：顎骨骨折は読影不能

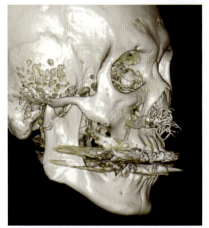

b：右下顎頭基底部骨折

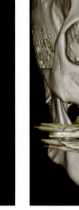

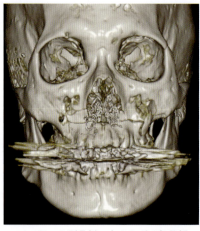

c：Le Fort I型骨折、右オトガイ部骨折

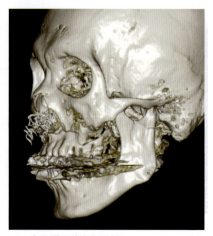

d：左下顎頭基底部骨折

図❷a〜d　パノラマX線写真および3D-CT構築画像

院歯科口腔外科へ依頼した。3D-CT構築画像で顎骨骨折は明瞭に読影できるため、咬合不全の所見から顎骨骨折が疑われる場合は、精査可能な施設へ紹介すべきである。下顎頭部骨折はパノラマX線写真でも比較的読影可能な症例が多いが、他部位の骨折も疑われる際は、やはりCT検査の有用性が高いといえる（図3）。

一方、歯牙脱臼や歯肉裂傷の症例はよく経験されると思うが、パノラマX線検査で前歯部歯牙脱臼や歯槽骨骨折所見は不明瞭なことが多く、デンタルX線検査が有用となる。

図4は26歳の女性で、階段で転倒した際に歯が抜けたとのことで来院した。パノラマX線検査では、1|1は脱臼しているが、程度は不明であり、|2は完全に脱落していた。デンタルX線写真で2.5mm程度の脱臼が読影できた。局所麻酔でその移動量を戻すように整復した。

幼児が転倒して乳歯が動揺するような症例も多くみられる。歯の動揺と歯肉出血のわずかな所見でも、デンタルX線写真で乳歯の脱臼は読影できる（図5）。

3．初期治療の実際

口唇などの貫通裂傷であれば、皮膚は4-0や5-0ナイロンなど、口輪筋や口唇歯肉粘膜は4-0ポリグルコン酸糸（PGA糸）で引きつらないように縫合する。広範囲の裂傷では3-0糸も有効である。

歯牙脱臼の場合は、乳歯であれば接着性レジン（4-meta acyl resin）での歯牙固定が一般的である。永久歯の完全脱臼であれば、ワイヤーとレジンによる固定が望ましい（図5）。

歯列断裂のある顎骨骨折では、十分な局所麻酔による2歯結紮などで顎運動の骨片偏位防止を行う。また、歯肉粘膜の縫合も4-0や3-0吸収糸で同時に行う。

初期治療後に観血的整復固定術の時期や整復固定術を計画する場合、それを患者・家族へすみやかに説明する。患者本人や家族は、確実に、早く、きれいに治るか、などの不安をつねに抱いているからである。歯・口腔・顎顔面外傷の治療の基本は、破断した硬・軟組織を可及的すみやかに、解剖学的に正確な復位を目指し、受傷前の機能を取り戻すことを主眼とする。後遺症状を残さないことが最良である。

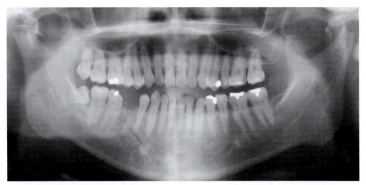

a：左右下顎頭部骨折のみ明瞭である

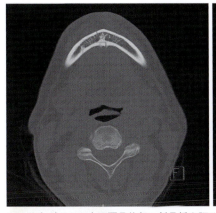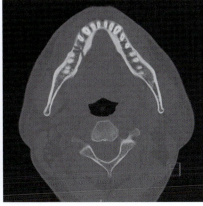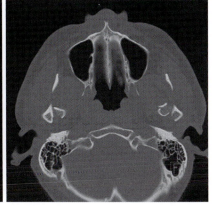

b：オトガイから右下顎骨体部の斜骨折を認める。左右下顎頭は縦骨折と診断可能
図❸a、b　パノラマX線写真およびCT画像

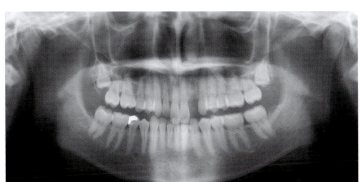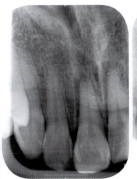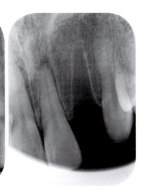

図❹　上顎前歯部歯牙脱臼・脱落症例のパノラマX線写真およびデンタルX線写真。1|1 の脱臼が明瞭である

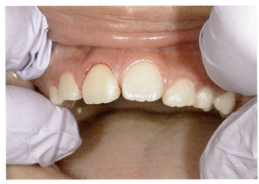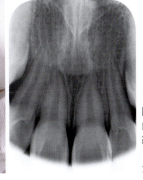

図❺　A|の脱臼の口腔内写真およびデンタルX線写真。わずかな脱臼でも根尖部の歯根膜腔の拡大が認められる

4．初期治療時の留意事項

　初期治療は生命維持に関連する場合があるため、つねに緊急性を考慮しなければならない。「転落して口唇を切った」と訴えて歯科医院に来院した患者の縫合処置中に頭痛や嘔気が出現したら、救命治療の可能な病院へ救急搬送しなければならない。また、初期治療後の経過は良好であっても、数週間後に脳神経症状や腹部症状などが出現することもある（表2）。

Level Up & H!nt
2章 外傷

[02] 口唇・歯肉・口腔粘膜裂傷への対応

東京西徳洲会病院　歯科口腔外科　**佐野次夫**

原因と治療

　口腔軟組織の損傷は、交通外傷やスポーツ外傷、転倒、転落、動物の咬傷、歯科治療時の偶発症などさまざまな原因がある。これらの治療を的確に行わないと、審美的あるいは機能的障害を後遺するため、慎重かつスピーディな治療を必要とする。

　治療は全身の軟組織裂傷の原則に準ずるが、口腔の場合、とくに感染に留意しなければならないことが、他の組織裂傷とは大きく異なる。口腔を受傷したら止血を優先するが、とくにデブリードマンが重要となる。

　深部に異物の迷入がある場合、アドレナリン添加局所麻酔薬の注入をしてからの処置が必要となる。注射することにより、鎮痛と止血効果が同時に得られる。しかし、動脈性の出血のときは、止血鉗子を用いた早期の止血を最優先にしなければ、血圧の低下を含めて全身の循環動態に影響を及ぼす。麻酔が効いた状態で明確な大きさの異物の混入があれば、鑷子で簡単に除去することはできるが、小さい異物が粘膜にタトゥーのように広がっているときは、歯ブラシのようなものを使ってデブリードマンを行う必要がある。さらに、その際は十分な生理的食塩水を用いて組織を洗浄することが肝要である。異物を除去したのち、創傷部を開放創にするのか、閉鎖創にするのかを考慮しなければならない。基本的に口腔内の場合は、感染創として考えなければならない。そのため、縫合時はドレーンを留置して閉鎖するか、創は疎に縫合することを基本とする。しかし、最も留意すべきことは、口腔機能の維持と審美性の回復で、それを疎かにしてはならない。なお、術後は抗菌薬の投与が必須となる。

口唇の損傷

　交通外傷や転倒、殴打、スポーツや動物による咬傷などの外力が加わって生ずる。そのため、創は複雑な挫創や裂創、貫通創などがみられる。また、口唇部には口唇動静脈が走行しているため、多量の出血を伴う場合があり、止血鉗子による確実な止血が要求される。貫通創（図1）の治療では、異物の除去や創面の生理的食塩水による洗浄を含むデブリードマンが必須である。動物による咬傷の場合は、感染創としての処置が重要となる。

　また、口唇部は、審美整容性が最も求められる部位であり、十分なデブリードマンののち赤唇から皮膚までの創傷では、皮膚粘膜隆起（ホワイトライン）をしっかり合わせてドッグイヤーにならないように真皮縫合ののち、皮膚粘膜縫合が必要となる。縫合では、死腔を作らないことが肝要である。さらに、縫合時は審美整容性を考慮して、ドレーンは口腔内に留置することを基本とする。口腔内は開放創とする考えもあるが、瘢痕拘縮を考慮するならば、創は可及的に疎に縫合する。

　その他、砂や土が多量に創部に迷入しているような場合は、破傷風トキソイドの注射も考慮しなければならない。どちらにせよ、抗菌薬の投与が必要となる。

歯肉の損傷

　一般的には、歯槽骨骨折や歯の外傷に伴って起こ

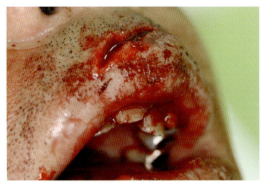
図❶　口腔内への貫通創

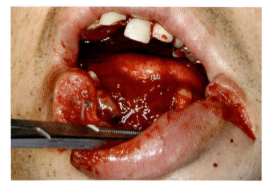
図❷　舌下動脈の損傷

る場合が多い。そのときは、歯槽骨あるいは歯とともに、可及的にもとの状態へと復位させることが必要となる。歯槽骨とともに歯肉が欠損した場合は、創部を止血シーネで被覆しないと、出血が止まらないケースもある。気腫を起こしやすいことにも留意しなければならない。

頬粘膜損傷

幼小児では、箸や歯ブラシ、あるいは玩具などをくわえたまま転倒して受傷することが多い。また、歯科治療時のタービンによる巻き込みによって受傷する場合もある。このようなとき、感染への対応を最も重要視して、創部を開放創とするか、またはドレーンを留置して疎に縫合する。さらに、頬粘膜は気腫が最も発生しやすく、広範囲な気腫では気道管理を要するときがある。また、頬脂肪体が逸脱した場合は、元の状態に復位させて縫合することが必要である。

口底の損傷

顎骨骨折や義歯のクラスプによる裂創、さらに歯科治療時の偶発症、とくに抜歯操作時のヘーベルの滑脱による損傷がある。深部までの裂創の場合、舌下動静脈の損傷を来す（図2）ことがあり、止血鉗子による確実な止血が要求される。止血されない、あるいは感染を来した場合は、二重舌を呈することがある。また、深部への感染を呈したときは、組織間隙まで波及して蜂窩織炎を引き起こすことがあり、気道管理に細心の注意が必要となる部位である。

舌の損傷

食事やスポーツ時の咬傷が多いが、転倒や交通事故による外傷では創が深い場合があり、止血が難しいときがある。基本的には、止血鉗子による確実な止血が要求される。

出血点が判然としない場合、集簇結紮をして止血をしなければならない。また、歯の切削器具や抜歯時の器具の滑脱では創が深い場合が多く、出血が多くてさらに継発して気腫を起こすことも多く、気道管理が重要となる。さらに、創の処理を確実に行わないと構音障害や形態異常を来し、機能障害を後遺することがある。

口蓋の損傷

幼小児では、箸や歯ブラシあるいは玩具などをくわえたまま転倒して生じる刺創や裂創がみられる。硬口蓋であれば、それ以上深く刺入することは少ない。しかし、軟口蓋であれば頭蓋底まで刺入する場合があり、注意が必要である。また、刺入したものがどのようなもので、組織内に残遺がないかを確認するためにCTによる画像検査が必要となるケースもある。

Level Up & H!nt
2章 外傷

[03] 外傷歯への対応

日本歯科大学附属病院　総合診療科　**北村和夫**

　歯とそれを支える歯周組織は、咬合圧などの外力に耐える十分な強度を有している。しかし、過度な力や衝撃的な外力が加わると、歯そのものが損傷し、破折が起こるほか、歯を支える歯周組織や骨が損傷して歯の脱臼や脱落などが引き起こされる。

　歯の外傷は、すべての外傷のなかの5％程度であり、全身の外傷と比較するとそれほど頻度は高くない。もちろん、歯科の二大疾患であるう蝕や歯周病と比べて、その頻度が低いことはいうまでもない。しかし、その対応は緊急性を有する場合が多い。とくに露髄を伴う歯冠破折や歯の脱臼においては、受傷直後の治療が予後を大きく左右するため、迅速かつ正確な診断と治療が求められる。また、外傷歯の治療は、外傷による影響を考慮して長期的な経過観察が必要である。

外傷歯の分類

　Andreasenは、WHOの分類を補遺し、歯の外傷を「歯・歯髄」、「歯周組織」、「骨」、「歯肉・口腔粘膜」の4部位に、そのうち外傷歯を「歯・歯髄」と「歯周組織」の2部位に分類している[1]。American Association of Endodontists（AAE：米国歯内療法学会）は、歯の外傷を簡便に分類し（**表1**）、診査、診断、治療、経過についてのガイドライン[2]を作成している。紙面の関係でガイドラインの掲載は割愛するが、この治療指針は一般開業医にとっても有用であり、参考にしていただければ幸いである。本項では、歯の破折、歯の脱臼を中心に、外傷歯への対応について概説する。

表❶　AAEによる外傷歯の分類

1. エナメル質破折（単純性歯冠破折）
2. 露髄のない歯冠破折（単純性歯冠破折）
3. 露髄のある歯冠破折（複雑性歯冠破折）
4. 歯冠歯根破折
5. 歯根破折
6. 脱臼
7. 脱落
8. 歯損傷に伴う歯槽骨骨折

外傷歯の診査・診断

　歯に外傷を負った患者の多くは、急患として来院する。そのため、緊急性があるにもかかわらず、十分な治療時間をとれないのが現状である。したがって、日ごろから外傷歯に行うべき診査項目を頭に入れておく必要がある。以下に、外傷歯に必要な診査項目を挙げ、説明を加える。

1．医療面接

　外傷歯の診査にあたっては、家族歴や全身疾患などの一般的既往歴のほかに、患歯の既往歴を詳細に聴取する。すなわち、受傷の原因や部位、日時、場所のほかに、来院までの経過、どのような状況下で起きたかなどの経緯を正確に把握する必要がある。受傷の原因や状況がわかれば、歯や口腔内にどのようなことが起きているか的確に診断し、治療方針を決定できる。

　交通事故などによって組織損傷が広範で重篤な場合、歯科の治療が後回しになり、対応が複雑かつ困難になることもある。また、外傷患者は心理的に動揺し、医療面接などを行いにくいこともあり、患者への心理的な配慮が必要である。

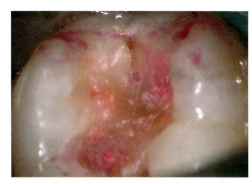

図❶ インレー除去後、マイクロスコープ下で破折線を発見

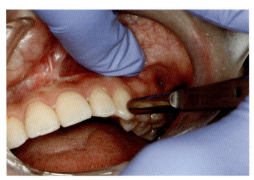

図❷ 根尖相当部歯肉を左手の人差し指で押さえて打診を行い、打診痛の有無、打診音、根尖の状態を診査

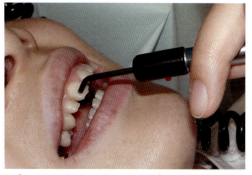

図❸ 歯髄電気診。プローブは患者自身に素手で持たせ、違和感を覚えたら、すぐに歯から離すように指示。安定しない場合は術者が手で支えてあげるとよい

2．視診

　口腔内の診査は、損傷による歯の形態や位置の異常、咬合状態、歯肉や口腔粘膜の損傷など、口腔内全体に異常がないかを調べる。歯の診査は、歯の色調、破折に伴う実質欠損の範囲や大きさ、深さ、エナメル質内に留まる破折か、象牙質にまで及ぶ破折か、さらには歯槽窩内に及ぶ破折か、露髄の有無などについて調べる。

　患部を詳細に観察することにより、外傷を受けた部位や範囲、受傷の概要を把握できる。その際、マイクロスコープや拡大鏡が大きな助けとなる（図1）。

3．触診

　破断面を探針で擦過すると、象牙質が露出した歯では鋭利な痛みが誘発される。口腔粘膜に裂傷などがある場合、歯の破折片や異物が迷入していないかを触知し、探索してみることも必要である。

4．打診

　歯に強い外力が加わると歯周組織は炎症を起こし、打診による機械的刺激に対し鋭敏に反応して痛みが起こる。歯周靱帯が断裂するなど歯周組織が大きく損傷すると、より強い痛みが起こる。また、打診は痛みによる反応だけではなく、打診音も診断の参考になる。

　歯周靱帯が損傷して歯が脱臼すると、音は骨に伝わることなく吸収されるため、濁った鈍い音に変化する。骨が挫滅して歯が骨内に陥入すると、音は骨に直接伝わり、金属を叩いたような甲高い音（金属音）に変化する。

　このように、打診は損傷を受けた歯の特定や状態を確認するのに重要である（図2）。

5．動揺度検査

　歯の外傷では、歯根の破折や歯周靱帯が断裂して損傷することにより、歯に動揺が起こる。ピンセットで歯を動かすと歯の動揺が触知され、動揺が大きい場合は歯根の破折や脱臼を疑う。

　歯の動きがより大きく、段階的に複雑に動く場合、歯槽骨の骨折が疑われる。また、骨が挫滅して歯が骨内に陥入すると、逆に歯は動きを妨げられ、動揺を起こしにくくなる。

6．歯髄電気診

　歯の外傷によっては、歯髄に壊死が起こる可能性があるため、歯髄電気診による生死の鑑別が重要である（図3）。しかし、外力によって神経線維が損傷を受けることがあるため、歯髄が生存しているに

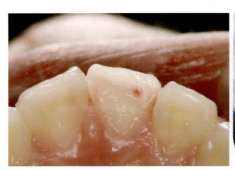
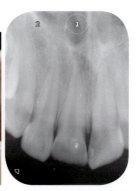

a：初診時の口腔内写真　　b：同、デンタルX線写真
図❹a、b　歯根未完成歯の露髄

もかかわらず一時的に反応が減弱し、無反応なこともある。歯髄が生存していれば血液供給系が確保されており、神経線維の損傷により起きた一時的な反応の喪失を歯髄壊死と誤解しないように注意する。なお、歯髄電気診を行う際には、対照歯との比較が重要である。

7．温度診・化学診

歯の破折により象牙質が露出すると、温度変化によって象牙細管液の移動が起こりやすくなるため、温度診に敏感に反応する。一般に、歯が破折した患者が来院した場合、呼気や冷気に強くしみることを訴えるほか、浸透圧の変化により象牙細管液の流れが起こるため、温度診と同様、化学診に鋭敏に反応する。また、神経組織の損傷により、歯髄が生存しているにもかかわらず無反応なこともあるため、歯髄電気診と同様に対照歯と比較し、慎重に診断する必要がある。

8．X線検査・画像検査

X線検査は、肉眼的に観察が不可能な歯槽窩内での歯の異常を確認できる重要な検査法である。X線写真により、歯根破折や歯の脱臼、骨内への陥入、組織内部への破折片、異物の迷入を発見できる。また、歯の変位や歯根破折の発生方向によっては、一方向からだけではなく、複数方向からの撮影が必要となる。しかし、2次元のX線写真では、破折線の発見や外傷による歯の位置の変化、それに伴う歯槽骨の骨折などの検査には限界を伴うことが多い。

近年、このような症例に対して歯科用コーンビームCT（CBCT）を用いた検査により、歯や歯周組織を3次元的に把握することが可能となり、外傷歯の診断がより確かなものとなっている。

9．咬合検査

外傷により、歯の挺出や脱臼、変位が起こると、咬頭が干渉して咬合異常が起き、通常どおりに咬合できなくなる。時に開口障害を起こすこともある。このため、歯の外傷時には、咬合状態を精査する必要がある。また、歯の変位が認められないにもかかわらず、咬合異常を訴える場合には、顎骨骨折を疑う必要がある。

▶ 外傷歯の治療

外傷歯の治療は、正しい診査・診断に基づいて、迅速かつ的確に行う必要がある。う蝕と歯周病は感染症である。しかし、外傷歯は感染症ではないと考え、オーバートリートメントにならないように治療すべきである。ここでは歯の破折、歯の脱臼を中心に、おもな外傷歯の症状と鑑別、治療について解説する。

1．露髄のない歯冠破折

破折が象牙質に及ぶと象牙質知覚過敏を起こし、強い痛みが誘発される。一般に、外力は破折部位で解放されるため、打診に痛みを訴えることも少なく、歯の動揺もみられない。動揺や強い打診痛があるときは、脱臼や歯根破折の疑いがあるため、精査が必要である。

治療としては、歯の破折片が良好な状態で存在すれば破折面に接着する。歯の破折片がない場合には、接着性コンポジットレジンによる永久修復が行われ

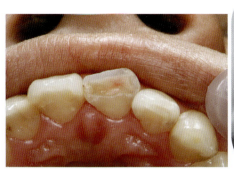
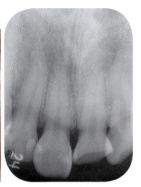
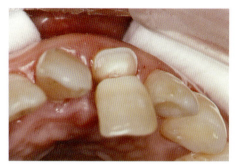

a：初診時の口腔内写真　　b：同、デンタルX線写真
図❺a、b　歯根完成歯の露髄

図❻　可動性に歯肉に付着している歯冠歯根破折歯の歯冠部

るが、歯髄炎の惹起などが疑われる症例では、グラスアイオノマーセメントによる暫間的な被覆も状況によって選択される。

2．露髄のある歯冠破折

露髄部を慎重に触知すると、痛みを訴える。歯に動揺もなく過敏な打診反応はみられないが、あるときは脱臼や歯根破折の併発を疑う必要がある。

歯根未完成歯（**図4**）では、歯根が正常に発育するように直接覆髄や生活断髄を行って歯髄の生活を維持する。覆髄剤や生活断髄剤としては、水酸化カルシウムやMTA（Mineral Trioxide Aggregate）が用いられ、歯根完成ののちには歯髄を除去し、根管充塡を行うアペキソゲネーシスに移行することもある。

歯根完成歯（**図5**）でも、露髄の状況や歯髄の生活力が旺盛と考えられるときは、直接覆髄や生活断髄を選択する。露髄したまま数日が経過しても、歯髄内圧と免疫力によって根尖方向への感染は防御されている。しかし、不可逆性歯髄炎と診断されるケースでは、抜髄する必要がある。歯冠修復は、直接覆髄後、生活断髄後の修復に準じて行う。

3．歯冠歯根破折

歯冠歯根破折は、歯冠の破折が歯肉・骨縁下の歯根部にまで及んだもので、露髄を起こしていることも、起こしていないこともある。象牙質に破折が及んでいるため、外部刺激に敏感で象牙質知覚過敏を呈するほか、破折部周囲の組織損傷によって打診痛が起こり、また、残された歯冠側の破折片は可動性である（**図6**）。

治療としては、露髄がないときはそのまま歯冠側の破折片を除去し、歯肉切除などによって根面を露出して、修復処置を行う。

露髄した歯根未完成歯では、歯髄の生活力を維持して歯根の成長を図るため、生活断髄、アペキソゲネーシスを行う。一方、露髄した歯根完成歯では、抜髄して根管充塡を行い、根管ポストに維持を求めた修復処置を行う。破折位置が深いときは、矯正的または外科的に歯の挺出を図り、根面のマージンを確保する（**図7**）。破折が垂直性に根尖深部にまで及び、歯冠修復が行えない歯では、抜歯してブリッジなどの補綴処置やインプラント治療が行われる。

4．水平性歯根破折

水平性歯根破折では、歯根の根尖側1/3、中央1/3、歯頸側1/3で様態は異なる。歯冠側の破折片は動揺し、破折位置が歯頸側に近いほど動揺は大きく、時として破折片が歯槽窩から脱落することもあるが、根尖側の破折片には歯槽窩内での変位はみられない。破折によって歯冠が挺出すると、歯冠長が延長してみえる。破折部付近の歯周組織の損傷により、打診に痛みを訴える。

歯髄が壊死する頻度は低いが、歯髄が生存していても、神経線維の損傷によって一時的に歯髄電気診などに反応性が低下し、無反応なこともある。そのため、歯髄が壊死したものと誤解しないように注意が必要である。受傷から3ヵ月後に、歯髄電気診を含めた複数の歯髄検査で反応がみられないときは、歯髄壊死を疑う。

破折によって歯冠側の破折片が脱落した歯は、脱

症例1

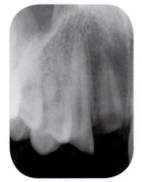
a：受傷後のデンタルX線写真

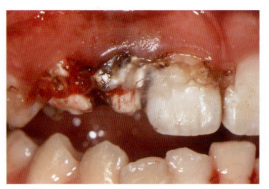
b：抜去して唇舌を入れ替えて挺出させ、再植後に生理的固定を行った

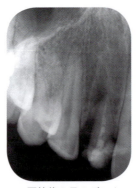
c：再植後8日のデンタルX線写真

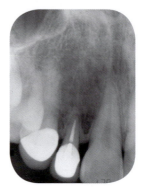
d：10年5ヵ月後のデンタルX線写真

図❼ a〜d　18歳、女性。唇舌を入れ替えて意図的再植をすることによる外科的挺出（a、bは、長野県開業・内山秀樹先生のご厚意による）

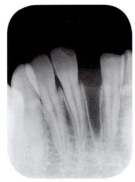
a：1̄ 脱落後のデンタルX線写真

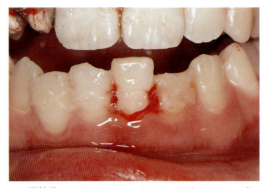
b：再植後、エラストメリックチェーンとスーパーボンドで生理的に固定

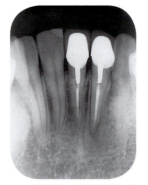
c：10年5ヵ月後のデンタルX線写真

図❽ a〜c　脱落後150分で再植された脱落歯根完成歯。図7と同一症例（a、bは、長野県開業・内山秀樹先生のご厚意による）

落歯再植のガイドラインを参考に、歯根破折面を生理食塩液で十分に洗浄して元の位置に整復、固定し、デンタルX線写真撮影によって正しい位置に戻っているかを確認する。脱落しなかった歯では、できるかぎり元の位置に戻して固定する。固定は、歯と骨との骨性癒着が起こるのを防ぐため、生理的に動揺するような固定法（生理的固定法）によって4週間行う。しかし、破折位置が歯頸側に近く、安定を得にくいときは、最長4ヵ月間行う。歯髄の生死の確認を少なくとも1年間は行い、歯髄の壊死が認められたら破折位置までの壊死歯髄を除去し、根管の処置を行う。

5．脱落永久歯

歯の脱落の連絡があった場合、脱落歯は歯根に触れないように歯冠部を把持し、適切な保存媒体（歯の保存液や成分無調整の牛乳など）に浸漬させ、す

症例2

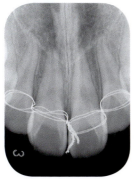
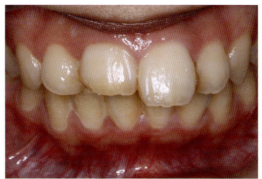
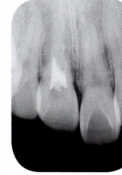

a：再植直後のデンタルX線写真　　b：術後8年の口腔内写真　　c：同、デンタルX線写真

図❾a〜c　12歳、女児。若年時の脱落歯の再植後に起こった骨性癒着（アンキローシス）による低位歯

みやかに歯科医院を受診するように指示する。

　保存液中の脱落歯は、生理食塩液中で洗浄し、歯槽窩を生理食塩液で洗浄した後、脱落歯を再植し、エラストメリックチェーンとスーパーボンドのクリアまたはフロアブルレジンを用いて、生理的に両隣在歯と固定する（図8）。ワイヤーによる強固な固定は、長期間固定すると骨性癒着しやすい（図9）。一方、生理的固定では、脱落歯が歯槽窩内で自由に動くことにより、歯根膜線維が再付着し、咬合機能圧に合わせた歯槽窩内の位置に脱落歯が自ら収まる。

　脱落歯が歯槽窩内で保持可能となった段階（1〜2週間後）で歯髄を除去し、水酸化カルシウムを貼薬して炎症性外部吸収を停止する。

　生着の可能性のない脱落歯根完成歯のケースでも、口腔外で抜髄することなく、歯根膜の活性を優先し、一刻も早く抜歯窩に再植する。その後、生理的固定を行うことによって骨性癒着を起こさず、長期的な予後を期待できるようになった（図8）。

　患者は18歳の女性で、顔面をスノーボードで強打し、|1が脱落した。脱落歯は30分間口腔内に置かれたのち、牛乳中に移され、150分後に再植された。エラストメリックチェーンとスーパーボンドを用いて生理的固定を行うことにより、10年間良好に経過している。

　一方、若年時に脱落歯の再植をワイヤーなどで強固に行うと骨性癒着を起こし、成人になると低位歯となることがある（図9）。

　露髄のある歯冠破折では、根部歯髄は歯髄内圧と免疫力により守られ、生活している可能性が高い。そのため、歯根完成歯であっても感染症ではないと考え、オーバートリートメントにならないように安易な抜髄は避け、歯髄の保存を第一選択とすべきである。

　脱落歯では、歯根膜はほぼ中央で離断し、半分が抜歯窩に、もう半分は歯根表面に付着した状態となる。再植後の生存率に影響を及ぼすのは、歯根に付着した歯根膜である。したがって、再植するまで歯根表面に付着した歯根膜の活性を保つことが大切である。また、固定は生理的固定を心がけることで、長期的予後を期待できる。

　外傷はいつどこで起こるかわからず、外傷歯の治療は、受傷直後、かかりつけ医が行えるとは限らない。したがって、急患対応した歯科医師との連携も大切である。

【参考文献】
1) Andreasen JO, Andeasen FM: Textbook and color atlas of traumatic injuries to the teeth, 3rd ed. Munksgaard, Copenhargen, 1994: 151-180.
2) The recommended guidelines of the American Association of Endodontists for the treatment of traumatic dental injuries, 2013.
3) 北村和夫：歯根外部吸収・歯根内部吸収―その原因・メカニズムと診断，治療，予防法．木ノ本喜史（編著）：偶発症・難症例への対応 メカニズムから考える予防と治療戦略，ヒョーロン・パブリッシャーズ，東京，2014：151-178.
4) Sigurdsson A, Trope M, Chivian N: The role of endodontics after dental traumatic injuries, Hargreaves KM, Cohen S, Berman LH: Cohen's Pathways of the pulp; 10th ed. Mosby Elsevier, St Louis, 2011: 620-654.

Level Up & H!nt

2章 外傷

[04] 下顎骨骨折の基本的な治療と注意点

日本大学松戸歯学部　顎顔面外科学講座　**伊藤 耕　近藤壽郎**

　顎骨骨折の治療は、抜歯手術と並ぶ口腔外科診療の基本である。治療は、単に骨折線を整復して固定すればよいというわけではなく、骨折の部位、骨片の偏位、合併した軟組織損傷の処置など、考慮すべきことは多い。予知性の高い治療を行うためには、本章01「顎口腔外傷の診断手順」を確実に行うことが肝要であることはいうまでもない。

　本項では、下顎骨骨折の基本的な治療計画の立案手順、ならびに術中の注意点について述べる。

▶ 治療法の選択

1. 非観血的治療

　脱臼歯を伴う歯槽骨突起の骨折、歯槽頂付近の骨折では、血流保全を第一に考えて非観血的整復固定術を選択する。観血的な整復固定術を選択すると、高頻度で歯槽骨の吸収が生じる。しかし、根尖付近で歯槽突起が骨折し、骨片が比較的大きくブロックで可動性を有する場合は、ミニプレートなどでの観血的手術を適応することも有効である（図1 a、b）。

　骨体部骨折における若木骨折や、骨片の偏位が少なく咬合のずれが認められない場合などには、歯列にシーネを装着して顎間固定を行う、いわゆる非観血治療が選択されることがある。非観血的治療は、神経損傷などの合併症は生じないが、長期の顎間固定を要する。

2. 観血的治療

　咬合のずれや骨片の偏位が大きく、観血的な整復固定が適当と考えられる場合には、観血的整復固定術、非観血的整復固定術における合併症と利点・欠点を患者に説明し、患者自身の全体的な背景、意思決定を尊重しながら手術計画を立案する。

　骨折手術の基本的なステップは、①切開・剥離、②授動、③整復、④固定である。術中に適切な中心咬合位が得られないときは、①～④のいずれかのステップにエラーがあると考えられる。その場合は、一つ一つのステップを見直し、再度施術する。術中の咬合関係を最善にすることが、患者の利益に繋がる。

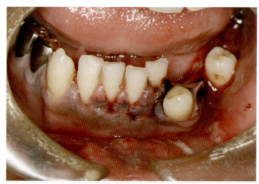

図❶a　初診時の口腔内写真。3̲が歯槽骨ごと脱臼転位し、2̲+2̲は一塊として可動性を認めた

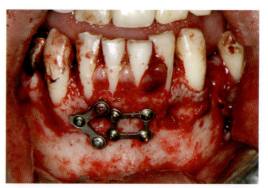

図❶b　術中の口腔内写真。歯肉裂創部より左右側へ切開線を延長し、粘膜骨膜弁を展開。骨折部を整復し、マイクロプレートにて固定した

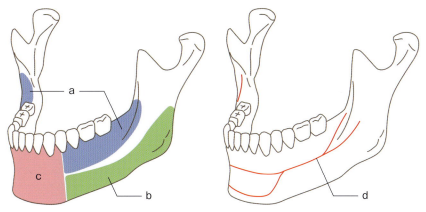

図❷　下顎骨にかかる力学的負荷とミニプレートの配置。a：tension side、b：compression side、c：torsion zone、d：Champy's ideal line

1）観血的整復固定術における固定法の選択

骨固定には、ロードシェアリング型骨接合（load-sharing osteosynthesis）とロードベアリング型骨接合（load-bearing osteosynthesis）の2種類がある。骨折治療にあたって最も重要なのは、どちらの骨接合法が適しているかを判断することである。

●ロードシェアリング型骨接合

骨折断端にかかる力学的な負荷を、骨固定用プレートと骨質の双方に分担して負荷させる骨接合法である。ミニプレートによる骨固定法と、骨貫通ネジによる骨固定法がこれにあたる。ロードシェアリング型骨接合の適応は、原則として損傷部の骨が厚く、かつ骨片間が緊密に整復できる症例である。この固定法を応用してプレートを配置するには、下顎骨にかかる力学を理解する必要がある。

▪下顎骨にかかる力学的負荷

開口時は筋突起から下顎枝前縁、骨体部の頭側は引っ張り力（tension force）が生じ、下顎角部から下顎下縁は圧縮力（compression force）がかかる。犬歯間にはねじれ力（torsion）が生じる。これらの応力をプレートと骨片に負荷させ、固定力が発揮されるようにプレートの設置位置を決定する（図2）。

▪ミニプレートの設置

ロードシェアリング型骨接合の適応症例として、骨折断端がしっかりと接合できることを前述した。それに加えて、単線骨折、または複数の骨折線があっても、分断されたそれぞれの骨片が比較的大きい症例も適応される。ミニプレートの配置はChampy's ideal lineが一般的であるが、あくまでも骨片にかかる力学的要素を考慮した線であり、骨固定に必要十分であるとは限らないことを明記しておきたい。Tension force、compression force、torsionといったそれぞれの力に対してプレートを設置することが望ましい（図2）。

▪骨貫通ネジの適応

骨貫通ネジを用いた固定法として、下顎骨の外側皮質骨と内側皮質骨の両方に固定力を求めるポジショニングスクリューと、骨同士を引き寄せる効果のあるラグスクリューの2種類がある。使用方法としては比較的限定的ではあるが、強固な固定力を発揮する（図3）。

▪生体吸収性材料の適応

近年、生体吸収性材料の発展は目覚ましい。プレート抜去の必要もなく、利便性に富んでいる。プレート設置位置はミニプレートに準ずるが、強度はチタン性プレートの20％程度しかないため、術後の顎間固定を考慮する。また、材質に対するアレルギー反応や炎症反応の報告が散見される。

●ロードベアリング型骨接合

高エネルギー外傷による粉砕骨折、陳旧性の骨折、骨の欠損が生じて顎骨の連続性がない場合、萎縮した顎堤を有する無歯顎など、骨接合部に力学的な負荷をかけられない症例が適応となる。下顎骨にかかる力学的な負荷をすべてプレートに負担させる。よって、顎骨再建用の強固なプレートを用いる必要がある。

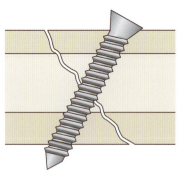
図❸a ポジショニングスクリュー。バイコルチカル（両皮質）にねじ切られており、ネジを締めても骨片同士の位置は変わらない

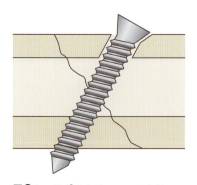
図❸b ラグスクリュー。スクリューヘッド側の穴を大きく設定することにより、ネジを締めると骨片同士は圧着する

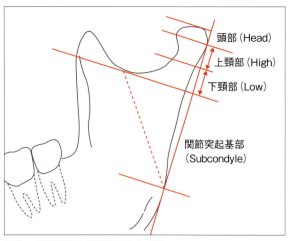
図❹ 関節突起骨折部位による分類

スクリュー固定は原則として下顎内面および外面の皮質骨を貫通するバイコルチカルスクリューを用いる。プレートの両端には、それぞれ原則として3穴以上のスクリュー固定を行う。

2）骨折線へのアプローチ

骨折線へのアプローチは、口腔内、口腔外、内視鏡を用いる方法がある。骨折線が十分に明示されれば、いずれの方法をとってもよい。

口腔内のアプローチは、付着歯肉から距離をとった遊離歯肉に切開線を置くvestibular incisionが用いられている。小臼歯部の切開を行う際には、オトガイ神経に注意し、損傷しないようにする。

口腔外の切開にはさまざまな種類があり、それぞれの利点を生かすことが肝要であるが、術者が施術し慣れた切開を用いることも安全な手術に繋がる。また、プレート設置のため、骨折線周囲の骨膜剥離が必要になるが、剥離範囲が広すぎると骨の血流不全に繋がるので注意を要する。

関節突起骨折への対応

1. 観血的整復固定術の適応

関節突起骨折は、**図4**のように分類される。頭部（Head）、上頸部（High）では、保存的な治療法と観血的治療のどちらを適応すべきかの明確なコンセンサスは得られていないが、下頸部（Low）、関節突起基部（Subcondyle）は、観血的な手術で対応することが望ましい。同部の固定法は、前述したロードシェアリング型骨接合と、ロードベアリング型骨接合のどちらの方法で固定してもよい。

関節突起の骨折様式で関節突起の近位骨片と遠位骨片との関係は、Lindahlの分類が一般的に用いられる（**図5、6**）。観血的手術時に、Mesial Overrideでは骨折部位を復位させた後、プレート設置に至る手技において骨折断端の保持は容易ではなく、Lateral Overrideよりも難易度が上がる。

また、近年では、内視鏡を用いた手術方法が報告

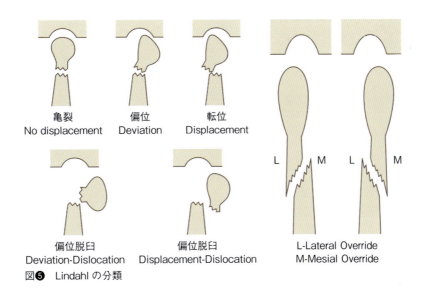

亀裂 No displacement 　偏位 Deviation 　転位 Displacement

偏位脱臼 Deviation-Dislocation 　偏位脱臼 Displacement-Dislocation 　L-Lateral Override　M-Mesial Override

図❺　Lindahl の分類

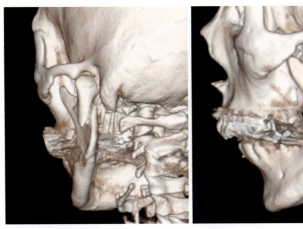

a：左側関節突起基部骨折の3D-CT 画像。典型的な Lateral Override を示している

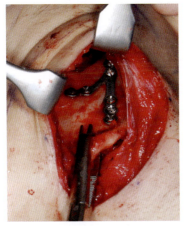

b：下顎下縁切開からアプローチし、関節突起用ミニプレートで固定

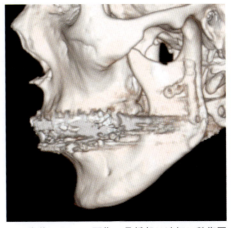

c：術後の3D-CT 画像。骨折部は適切に整復固定されている

図❻ a〜c　関節突起基部骨折（Lateral Override）

されている。内視鏡を用いた整復固定術は比較的高度な技術を要するため、口腔内切開から内視鏡下に手術を完遂できない場合を想定し、経皮切開に切り替えることを患者にインフォームド・コンセントしておく（図7）。

2．保存的治療の適応

関節包内骨折や上頸部に対する保存的治療は、ただ単に経過観察するのみではない。基本的な治療は、1〜2週間の顎間固定とその後の開口訓練である。顎間固定解除後には、トレーニングエラスティック

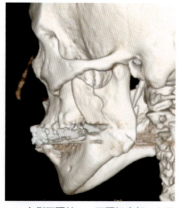
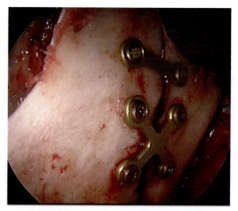

a：左側下顎枝に、下顎切痕部から下顎角部に向けて縦骨折を認めた
b：内視鏡補助下に骨片を整復し、アングルドライバーを用いてミニプレートで固定した

図❼a、b　下顎枝縦骨折に対する内視鏡によるアプローチ

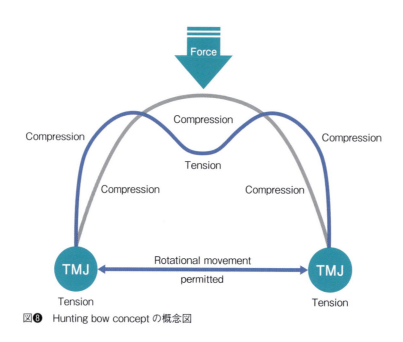

図❽　Hunting bow concept の概念図

による咬合誘導を行う。また、顎間固定を行わずエラスティックのみを適応し、関節内に貯留している血腫を関節穿刺により洗浄、ステロイド薬を注入した後に、積極的な顎機能訓練を行うことで、除痛と機能回復を短期間で得られることが知られている。上頸部、関節包内骨折の合併症として、顎関節強直症の可能性があるため、十分なインフォームド・コンセントと長期の経過観察を行う必要がある。

▶ 関節突起上頸部、関節包内骨折と下顎骨体部骨折の併発症例における治療時の注意点

　関節突起骨折の原因は介達骨折が大半を占める。とくに、オトガイ部に加わった外力が顎関節に及んで骨折を起こす。なぜなら、下顎骨は形状が弓矢（Hunting bow）に類似していることによる。すなわち、力学的には弓矢の中央部にあたる下顎前歯部が強く、弓両端にあたる下顎頭が構造的に弱いためとされる。転倒などでオトガイ部に外力を受けた場合に、下顎正中骨折と関節突起骨折が頻繁にみられるのは、このためである。この概念を Hunting bow concept と呼ぶ。下顎正中部や関節突起に骨折を認めた場合、オトガイ部の内側（舌側）が開く。この現象に付随して、下顎角部の水平的幅径は拡大する（図8）。

1. 術前ならびに術中の工夫

1）モデルサージェリー

　術前には必ず上下歯列の印象採得を行い、咬合異常の状態を把握する。下顎の副模型を作製し、骨折線がある部位で模型を切断、上下の歯の咬耗などを

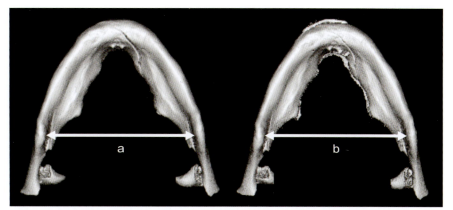

図❾　両側関節突起包内骨折と下顎正中骨折の合併症例。a：受傷直後の下顎角部の幅径。b：下顎正中部をラグスクリュー、ミニプレートによって整復固定した後の下顎角部の幅径。aとbの比較では、a＞bとなり、下顎角部の幅は縮小している

参考にしながら、受傷前の中心咬合位を可及的に再現する。その際に、患者の受傷前の写真などを参考にすることも有効である。

2）顎間固定

術中に顎間固定を行うが、顎間固定時に固定用ワイヤーを強く締めれば締めるほど咬合が緊密になり、骨折線が正しく整復されたようにみえる。しかし、術中には舌側から歯列と骨折線を観察することは不可能であり、下顎幅径が拡大したまま固定されてしまう場合がある。モデルサージェリーを注視しながら顎間固定を行うこと、オクルーザルスプリントを作製しておくことも有用である。

3）骨固定法の選択

下顎正中部の骨折が斜骨折を呈している場合、ミニプレートとモノコルチカルなスクリューを用いて、下顎骨の幅径を狭めながら固定することは容易ではない。可及的に強度の高いプレートとバイコルチカルスクリューを用いるか、骨貫通ネジをラグスクリューとして用いることが望ましい。ラグスクリューは、骨片同士を引き寄せながら骨固定を得られるため、斜骨折の骨固定に適している。プレート設置時にオーバーベンディングを付与するのも効果的である。下顎角部の幅径が、術前より確実に縮小するよう固定することが重要である（図9）。

冒頭で、顎骨骨折の治療は口腔外科診療の基本と述べた。一見、基本というと入門的な印象を受ける読者もいるかもしれないが、習得しておくべきことは多い。下顎骨にかかる解剖学や力学的な要素、それらを考慮したプレートの選択と設置位置の決定などを十分に理解していなければ、よい結果は得られない。さらに、患者個人の全身的な背景などを考慮して治療することは、決して容易ではない。治療に際し、正しい知識と技術を身につけ、患者の利益を最優先すべきであることを念頭におかれたい。

【参考文献】

1）Powers DB: Classification of mandibular condylar fractures. Atlas Oral Maxillofac Surg Clin North Am, 25(1): 1-10, 2017.

Level Up & H!nt

2章 外傷

[05] 上顎骨・頬骨・頬骨弓骨折の診断と治療

島根大学医学部　歯科口腔外科学講座／島根大学医学部附属病院　顎顔面外傷センター　**管野貴浩**

▶ 診断と治療

1．診断

　上顎骨や頬骨・頬骨弓骨折などの中顔面外傷の診断においては、問診と視診、触診により、受傷の範囲や程度について診断を下すことは可能である。とくに、受傷機転の把握と患者への注意深い診察として、軟組織損傷や顎顔面の局所変形、疼痛、血腫、内出血斑、腫脹が診られれば、受傷部位の評価は容易となる。しかし、われわれ歯科医師には、歯や歯周組織のみに留まらず、とくに咬合や開閉口などの顎運動や眼球の変位、運動障害、複視といった、口腔顎顔面領域全体における外傷によって生じる機能障害の有無や変化、知覚障害（感覚の変化）の有無を含めた総合的な評価が重要である。また、触診では中顔面局所の圧痛や骨折部位での段差、可動性の有無の確認も必要である。

　その後の画像検査は診断に不可欠であり、受傷機転と臨床兆候の総合評価から、適切な撮影法を選ぶ。または、臨床的に診断がつかないものの最終確認とする。各種単純X線写真による評価は重要であるが、中顔面には蜂巣や洞などがあり、菲薄な骨が立体的に複雑な構造を形成していることから、単純X線写真では骨折が描出困難な場合もあるため、CT撮影が必須となりつつある。また、歯科用CTも有用である。

2．治療

　治療においては、骨折骨片の変位や機能障害のないものには保存療法が適応されるが、形態と機能に障害の診られるものには手術治療が適応される。手術は、可能なかぎりすみやかな計画と準備が大切であり、2週間以内の新鮮例における手術では、骨片の正しい整復と顎口腔機能負荷においても、安定な骨折の骨治癒が得られるような（通常プレートおよびスクリューによる）固定が重要である（**図1**）。陳旧性骨折や変形治癒骨折においては、骨切りによる骨片の可動性付与など、より治療が困難となる。歯や歯槽骨の外傷、眼窩外傷に伴う外眼筋の絞扼な

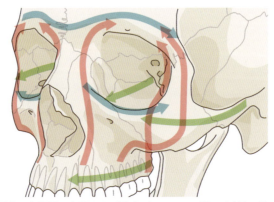

図❶　中顔面の水平および垂直バットレス（骨の支柱）。通常、この部位にプレート固定を行う

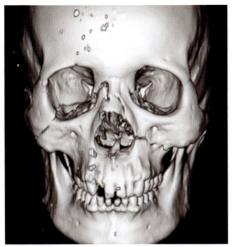
a：術前の3次元CT画像。右側 Le Fort Ⅱ型、左側 Le Fort Ⅰ型骨折

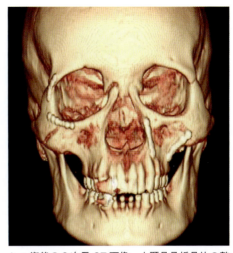
b：術後の3次元CT画像。上顎骨骨折骨片の整復と水平および垂直バットレス部に固定がなされている

図❷ a、b　上顎骨骨折

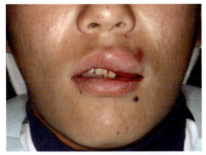
a：左側上唇の腫脹と擦過傷が認められる

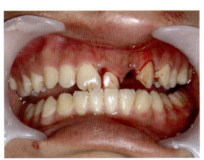
b：1̲の舌側転位と2̲の欠損を認める

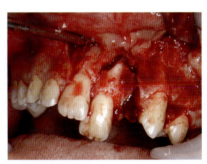
c：歯槽骨骨折を認める

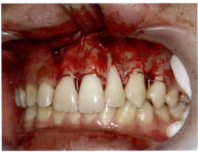
d：歯槽骨骨折の整復と脱臼歯の整復

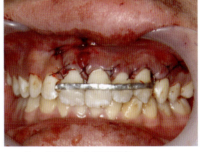
e：シーネを用いた暫間固定

図❸ a〜e　上顎歯槽骨骨折

どでは、緊急処置を要することもある。

臨床例

1．上顎骨骨折（図2）

　顔面中央部の外傷、とくに鈍的外傷によって発生する。上顎骨の下半分が骨折したものを Le Fort Ⅰ型骨折、上顎骨が鼻骨複合体を含めて骨折したものを Le Fort Ⅱ型骨折、さらに頬骨も含め顔面中央部が全体として頭蓋骨と離断される骨折を Le Fort Ⅲ型骨折と呼ぶ。骨折部の圧痛や腫脹、皮下出血、開口障害および咬合不全がほぼ必発となる。Le Fort Ⅱ・Ⅲ型骨折では髄液漏を来すこともあり、鼻の変形や偏位、鼻閉感などもみられる。眼窩周囲の骨折では、眼球陥凹や複視などの眼症状も発生する。

　治療の目標は咬合回復を図ることで、手術による骨折の整復と固定が基本である。骨片変位や咬合などの機能障害がほぼない場合には、顎間固定のみでの保存治療も選択され得る。

2．上顎歯槽骨骨折（図3）

　歯槽骨が骨折することにより、しばしば歯の破折

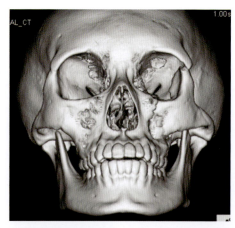

a：術前の3次元CT画像。左側頬骨上顎骨複合体骨折による落ち込みを認める

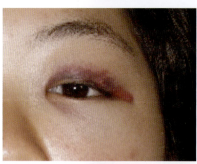
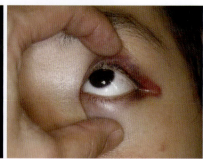
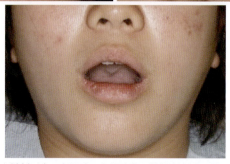

b：左眼瞼周囲に血腫（左上）、左眼球の上転障害と複視（右上）、開口障害（下）を認める

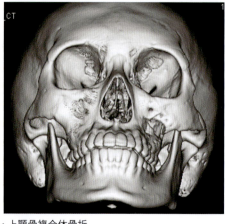

c：術後の3次元CT画像。頬骨上顎骨複合体の整復と吸収性プレートによる固定がなされている

図❹ a～c　頬骨・上顎骨複合体骨折

や脱臼、軟組織裂傷を併発し、咬合不全が生じる。可及的すみやかに骨片および歯をもとどおりの咬合位と歯列弓に整復し、約4週間の顎内固定（シーネなどによる）が必要となる。

3．頬骨・上顎骨複合体骨折（図4）

骨折により、頬部顔面の変形、鼻部・頬部・口腔粘膜、歯、歯周の感覚障害（眼窩下神経支配領域）、眼球運動障害・複視などを生じる。また、頬骨体や頬骨弓の陥凹によって下顎骨筋突起との干渉による

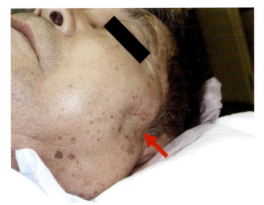

a：左耳前部の陥凹による変形を認める

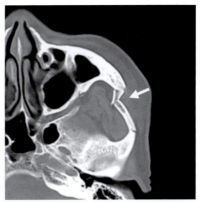

b：左頬骨弓骨折により、M字型の骨片の落ち込みを認める

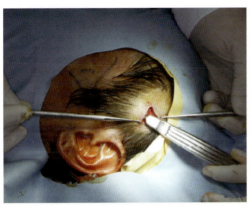

c：左側頭部を切開し（Gillies アプローチ法）、骨片を整復する

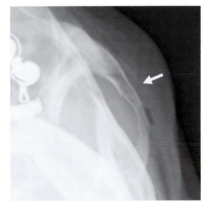

d：術後の軸位画像。左頬骨弓の良好な整復がなされている

図❺ a〜d　頬骨弓単独骨折

開口障害を生じることもある。手術治療では、顔面皮膚や結膜、口腔内の必要な個所に切開を行い、骨片の整復と複数個所での固定を行う。固定には、骨折の状態や症状に応じて、吸収性プレートやチタン製プレートを適用する。

4．頬骨弓単独骨折（図5）

耳前部・頬部の変形（陥凹）や開口障害を生じる。開口障害は折れた頬骨弓が側頭筋に干渉することで起こる。単独で生じた場合は、側頭部の切開からの骨整復により、固定は必要としないことが多い。整復した骨片が安定しない場合には、顔面皮膚に切開を加え、骨片の整復と固定を行う。

上顎骨や頬骨・頬骨弓骨折などの中顔面外傷患者の診察においては、注意深い臨床兆候の把握と、必要な画像評価から診断と治療方針を立案する。とくに、咬合や開閉口などの顎運動、眼球運動障害、複視といった口腔顎顔面領域全体の機能および形態の変化に留意し、適切な診断と治療法を選択適応する。

【参考文献】

1) AO Foundation: AO Surgery Reference, Online reference in clinical life. https://www2.aofoundation.org/wps/portal/surgery
2) 日本口腔外科学会，日本口腔顎顔面外傷学会：口腔顎顔面外傷 診療ガイドライン 2015年改訂版. https://www.jsoms.or.jp/pdf/trauma_1_20150501.pdf

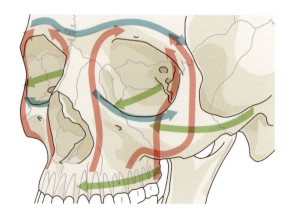

3章 顎顔面の神経性疾患

Level Up & H!nt

- [01] 口腔顎顔面痛の神経生理 …………… 48
- [02] 三叉神経痛の診断と対応 …………… 50
- [03] 知覚神経麻痺の診断と評価 …………… 52
- [04] 下歯槽神経麻痺への対応 …………… 58
- [05] 舌神経麻痺への対応 …………… 62
- [06] 非定型顎顔面痛（特発性口腔顔面痛）の診断と対応 …………… 64

Level Up & H!nt

3章　顎顔面の神経性疾患

[01] 口腔顎顔面痛の神経生理

東京歯科大学　生理学講座　澁川義幸

疼痛の定義

疼痛は、「実質的あるいは潜在的な組織傷害に結びつくか、そのような傷害を表す言葉を使って表現される不快な感覚、情動体験」と定義される（国際疼痛学会）。したがって、体を脅かすすべての刺激（侵害刺激）によって生じる感覚を「痛み（痛覚）」といい、情動など高次中枢神経機構が関与する複雑な感覚である。また、痛覚は体に加えられた侵害刺激から、自身の体を守るために存在する生体防御機構の一つである。いい換えれば、疼痛は組織障害を脳に知らせる警報として働き、生体を防御するように働く。

痛覚の種類

侵害刺激によって生じる痛みを侵害受容性疼痛、体性感覚神経系の病気や疾患など神経の損傷によって引き起こされる痛みを神経障害性疼痛という（表1）。侵害受容性疼痛では、1次痛と2次痛が生じる（表2）。1次痛は刺激後すぐに生じる鋭い痛みで、一過性疼痛、速い痛み、鋭利痛などとも呼ばれ、体性感覚神経の有髄"Aδ"神経で生じる。一方、2次痛は鋭い痛みの後に生じるズキズキする、疼くような痛みで、持続痛、遅い痛み、鈍痛などとも呼ばれ、体性感覚神経の無髄"C"神経で生じる耐え難い痛みである。

また、痛覚は発生部位でも分類できる。皮膚・口腔粘膜などに生じる表在痛、歯髄・象牙質・歯根膜・筋・骨・関節などに生じる深部痛、内臓（口腔領域では唾液腺）に生じる内臓痛に分類できる（表1）。

疼痛を発生させる侵害刺激

過大なエネルギーを有するすべての刺激が痛覚を発現させる。叩くなどの強大な機械刺激（侵害性機械刺激）、43℃以上の熱刺激・17℃以下の冷刺激（侵害性温度刺激）、あるいは酸・アルカリ（侵害性化学刺激）は、組織における細胞破壊を招くことで痛覚を発生させる（表3）。組織破壊は、細胞内のK^+とATPを組織中に漏出させ、痛みを発生させる。また、ブラジキニン、セロトニン、ヒスタミンなどは痛覚を誘発する化学物質であり、プロスタグランジンやサブスタンスPは痛覚の感受性を増強する（表3）。これらの刺激は侵害（痛覚）受容器を活性化して生体に障害を与えるものすべてを感知し、痛みを発生させる。

表❶　痛覚の分類（参考文献[1]より引用改変）

体性感覚における痛覚	体性痛
・皮膚・口腔粘膜など体表面に生じる痛覚	表在痛
・歯髄・象牙質・歯根膜・筋・骨・関節など深部組織で生じる痛覚	深部痛
内臓感覚における痛覚	内臓痛
機能異常による痛み・疼痛	神経障害性疼痛

表❷　1次痛と2次痛（参考文献[1]より引用改変）

	ニューロン	痛みの性質
1次痛	Aδ（有髄）ニューロン	・一過性の（一時的な）鋭い痛み ・ちくっとする痛み ・速い痛み（fast pain） ・"rapid, acute, sharp pain"
2次痛	C（無髄）ニューロン	・持続的な鈍い痛み ・じんじんする痛み ・遅い痛み（slow pain） ・"delayed, more diffuse, dull pain"

表❸ 侵害刺激の種類（参考文献[1]より引用改変）

侵害性機械刺激		生体に加えられた過大な機械刺激、擦過、あるいは組織内圧の上昇による圧迫
侵害性温度刺激		43℃以上の熱刺激、17℃以下の冷刺激
侵害性化学刺激	外来性の刺激	強酸、カプサイシンなど
	細胞・組織破壊に伴う細胞内に由来するもの	細胞内カリウムの組織中漏洩、細胞内ATPの組織中漏洩
	組織炎症を伴う炎症性化学仲介物質	ブラジキニン、ヒスタミン、セロトニン
	神経原性炎症によって放出される神経ペプチド	サブスタンスP、カルシトニン遺伝子関連ペプチド、血管作動性腸管ペプチド

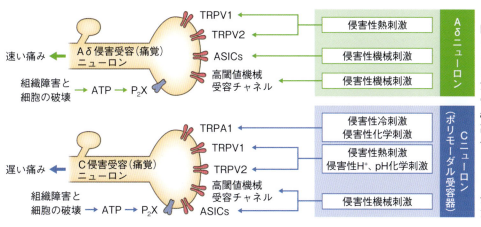

図❶ 痛覚受容とかかわるセンサータンパク質の1次感覚ニューロンにおける局在。侵害刺激は、侵害受容器（自由神経終末）上のTRPチャネル、酸感受性イオンチャネル（ASICs：acid-sensitive ion channels）、高閾値機械受容チャネルを活性化することで痛みを発生させる。また、細胞破壊に伴って遊離するATPの受容体であるイオンチャネル型ATP受容体（P_2X）活性化も痛覚を発現する（参考文献[2,3]より引用改変）

侵害刺激を受容する侵害受容器

侵害（痛覚）受容器は自由神経終末で、1次感覚ニューロンの軸索終末に存在する。侵害受容器には、transient receptor potential（TRP）チャネルファミリーとして知られる、感覚受容センサータンパク質が存在する。侵害受容機構とかかわるTRPチャネルファミリーは次の3つに大別される（図1）。

- 温度感受性TRP（thermo-TRP）チャネル
- 機械感受性TRP（mechano-TRP）チャネル
- 浸透圧感受性TRP（osmo-TRP）チャネル

これらは侵害受容ニューロンである有髄"Aδ"／無髄"C"ニューロン終末に局在し、侵害刺激を受容する。TRPVファミリー（TRPV1・TRPV2）は、おもに熱や酸刺激、機械刺激を受容するが、TRPAファミリーはおもに冷刺激を受容する。加えて、イオンチャネル型ATP（P_2X）受容体、ブラジキニン受容体、酸感受性イオンチャネル、高閾値機械受容チャネルなども、痛覚発現に関与する（図1）。とくにP_2X受容体ファミリーは、痛覚抑制の薬物標的として着目される。

侵害受容器と1次感覚ニューロン

侵害受容器と接続する有髄Aδニューロンは、局在性の高い1次痛を生じる。一方、無髄Cニューロン軸索終末はポリモーダル受容器で、侵害性熱、機械、化学刺激などの多種侵害刺激を受容し、局在不明瞭な2次痛（遅い痛み）を生じる。

痛覚伝導路

末梢組織に加えられた侵害刺激は、1次感覚ニューロンの自由神経終末で受容され、2次感覚ニューロン、3次感覚ニューロンを経由して大脳皮質に到達し、痛覚として認知される。顔面口腔領域の痛覚の1次感覚ニューロン細胞体は、三叉神経節に存在する（三叉神経節ニューロン）。三叉神経節ニューロンは、橋－延髄－頸髄上部にかけて存在する2次感覚ニューロンである三叉神経脊髄路核に投射する。三叉神経脊髄路核ニューロンは、視床の3次感覚ニューロンに投射し、結果として大脳皮質の痛覚関連領域（1次・2次体性感覚野、帯状回など）に投射することで、痛覚の知覚と認知が行われる。

【参考文献】
1) 澁川義幸, 田崎雅和, 木村麻記, 佐藤正樹：口腔の生理から考える臨床像 口腔と歯の痛み—歯科臨床で必要な基礎事項. 日本歯科評論, 75(9)：135-140, 2015.
2) Basbaum AI, Bautista DM, Scherrer G, Julius D：Cellular and molecular mechanisms of pain. Cell, 139(2)：267-84, 2009.
3) 澁川義幸, 津村麻記, 市川秀樹, 佐藤正樹, 黒田英孝, 笠原正貴, 他：歯の痛みを科学する 象牙質／歯髄複合体の侵害受容機構と象牙芽細胞機能. 日本歯科評論, 70(10)：103-114, 2010.

Level Up & Hint
3章　顎顔面の神経性疾患

[02] 三叉神経痛の診断と対応

東京歯科大学　口腔健康科学講座　野口智康　福田謙一

　三叉神経痛とは、三叉神経支配領域の非侵害刺激により生ずる発作性顔面痛である。初期には歯に痛みを訴えることもあり、歯科を受診する機会も多い。本項では三叉神経痛の病態と診断、歯科としての対応について述べる。

▶ 三叉神経痛の病態

1. 痛みの特徴

　三叉神経痛は、三叉神経の支配領域における発作性の電撃様疼痛である。発作時に顔をしかめるほどの激痛であることから、過去には有痛性チックとも呼ばれていた。痛みは、洗顔や髭剃り、会話、食事、歯磨き、風に当たるなどの非侵害刺激で誘発されることが多く、日常生活に支障を来すことから、患者のQOLに大きな影響を及ぼす。口の周囲や頬、鼻翼などにトリガーゾーンが存在し、発作性の痛みは数秒から数分間持続する。発作直後は、発作が誘発されない不応期がしばしばある。また、中等度の持続的な痛みを伴う場合もある。

2. 疫学

　好発部位は三叉神経第2枝・3枝で、第1枝は1～2％である。右側に多く、両側性は稀である。発症年齢は平均50歳前後、女性に多く、男性の約2倍である。

3. 原因

1）典型的三叉神経痛（図1）

　頭蓋内の小脳橋角部三叉神経起始部が、血管の機械的圧迫によって脱髄を起こすことが原因である。原因となる血管は上小脳動脈が多い。

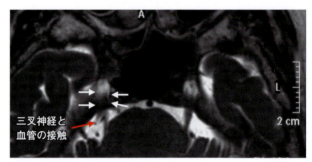

図❶ 典型的三叉神経痛。白矢印は三叉神経を示し、赤矢印の部位で血管との接触を認める典型例である

2）二次性三叉神経痛

　根底にある疾患による三叉神経痛であり、全体の15％程度を占める。多発性硬化症や腫瘍、動静脈奇形が原因である。知覚異常や電気生理学的検査で異常を示すこともある。多発性硬化症患者の2～5％に三叉神経痛の合併を認め、しばしば両側性である。

3）原因不明の三叉神経痛

　電気生理学的検査でもMRI検査でも異常を示さない原因不明の三叉神経痛である。

▶ 三叉神経痛の診断

1. 国際頭痛分類（ICHD）

　三叉神経痛の標準的な診断としては、国際頭痛分類（ICHD）を使用する。国際頭痛分類はICHD-3が最新であり、International Headache Societyのホームページで無料公開されている（https://www.ichd-3.org）。

　以下、典型的三叉神経痛の診断基準の一部を示す。三叉神経の1つ以上の支配領域における片側性顔面痛の再発性発作で、三叉神経支配領域を越えて放

散せず、以下の①～③の要件を満たす。
①疼痛は、以下の特徴のすべてを有する。
- 数分の1秒～2分間持続する発作性の痛みを繰り返す
- 激痛
- 電気ショックのような、ズキンとするような、突き刺すような、あるいは、鋭いと表現される痛みの性質

②三叉神経支配領域への非侵害刺激により突発する。
③他に最適なICHD-3の診断がない。

2．診断の実際

前述したように、三叉神経痛は特徴的な臨床症状を呈するため、診断はおもに医療面接からなされる。

1）痛みの性質

ほとんどの患者が、「電気が走る」、「ズキンとする」、「刺されたような」と表現する。医療面接中に発作が起きることもあり、会話が中断するほどの激痛である。また、寛解期があるため、以前にも同じような症状を経験しているかを確認する必要がある。

2）疼痛部位の確認

患者自身に疼痛部位を指さしてもらい、三叉神経の支配領域内かを確認する。

3）誘発因子の確認

トリガーゾーンや誘発因子はほとんどの患者で確認できる。局所麻酔による三叉神経の末梢枝ブロックで疼痛発作の誘発が消失すれば、確定診断となる。

4）治療的診断

消炎鎮痛剤が無効でカルバマゼピンが著効する場合には、三叉神経痛の可能性が高い。

5）画像診断

診断は医療面接が基本であるが、それだけでは典型的三叉神経痛と二次性三叉神経痛の鑑別は不可能である。そのため、三叉神経痛の臨床症状がある場合は、全例にMRI検査を実施すべきである。

6）神経学的診断

典型的三叉神経痛はトリガーゾーン以外に知覚異常を伴わない。

知覚異常を示す場合や両側性の場合は二次性三叉神経痛の可能性があり、注意が必要である。

7）鑑別診断

中間神経痛や舌咽神経痛では、三叉神経痛と類似の痛みが三叉神経支配領域に隣接するため、鑑別が困難なときもある。また、歯痛や顎関節症が誤って三叉神経痛と診断されることもある。歯冠や歯根の破折、咀嚼筋痛との鑑別は慎重に行う必要がある。

治療と対応

1．薬物療法

薬物療法はカルバマゼピンが第1選択となる。奏効率は70～80％で、48時間以内に90％以上の患者で鎮痛効果が得られる。一般的な副作用として、眠気やめまい、吐き気、食欲不振などがある。肝酵素の一過性の上昇や白血球減少も認められるため、定期的な血液検査は重要である。重篤な副作用として、スティーブンス・ジョンソン症候群と中毒性表皮壊死症がある。稀であるが早期の治療が必要となる。

実際の投与法としては、100mgを1日1回就寝前の内服から開始する。眠気やふらつきが出る場合は分服してもよい。効果を確認しながら、1～2週間おきに100mgずつ増量する。長期の服用によって酵素誘導が生じ、効果が得られなくなることがある。1日800mgまで増量しても効果が得られなくなった場合は、外科療法に移行することが多い。

副作用でカルバマゼピンが使えない場合、プレガバリンが有効なときもある。実際の投与法は、1日150mgを1日2回に分けて内服する。1日最高用量は600mgである。薬物療法が有効な場合でもペインクリニック科や脳神経外科などに対診し、薬物療法以外の治療法を患者に提供することも大切である。

2．脳神経外科や口腔顔面痛専門医への紹介

薬物抵抗性の三叉神経痛や典型的三叉神経痛以外の三叉神経痛は他の疾患も考慮し、早期に専門医に治療を依頼すべきである。また、三叉神経痛は高齢者に多く、多数の全身疾患をもつ患者も多い。定期的な血液検査や全身状態の確認などが必要な場合もあり、専門医との連携はますます重要になるものと思われる。

Level Up & H!nt
3章 顎顔面の神経性疾患

[03] 知覚神経麻痺の診断と評価

東京歯科大学　口腔病態外科学講座　西山明宏

▶ 知覚神経麻痺の診断

近年、下顎智歯抜歯やデンタルインプラント、根管治療、局所麻酔による神経損傷で、知覚鈍麻や麻痺などの神経障害を来す症例は増加傾向にある。われわれ歯科医師がおもに治療対象とする知覚神経障害は三叉神経障害である。なかでも、とくに下歯槽神経や舌神経損傷に伴う知覚神経障害が挙げられる。舌神経障害は舌前方2/3の知覚だけではなく、その走行から味覚を支配する鼓索神経障害による味覚障害を併発する割合が高い。このことから、下歯槽神経・舌神経障害は特定の限局した範囲ではあるが、患者自身の症状の訴えは強く、QOLの低下にまで至る。さらに、医原性の神経損傷の症例は、術者自身が術中の損傷原因を自覚していないことが多く、術後、患者自身の知覚異常の訴えにより初めて神経損傷の可能性を自覚する。このため、損傷後の知覚異常から神経損傷の程度を診断することは非常に困難といえる。

神経損傷の程度は、Seddon分類、Sunderland分類（表1）を用いることが多く、本学では急性期神経機能修復外来を設置して各種知覚検査（主観的・客観的検査）を行い、総合的な診断の後にSeddon分類を用いて、どの損傷の程度に一致するか、一つの指標として参考にしている。

神経損傷によって生じた神経障害の予後を決定するのは、現状では神経損傷を生じてから、専門医療機関にて診断・治療が早期に行えるかどうかがポイントと考えられる。また、神経損傷後は、損傷した時点での障害が継続するのではなく、経時的に損傷した神経の再生が進むため、早期の症例では、Highet分類（表2）に示すように知覚症状の質の変化がみられ、症状の回復なのか、病的な状態が継続しているのかを判断するには、短期間でかつ2回以上の検査が必要である。当外来では、受診日を最初の月として1ヵ月に一度の主観的・客観的検査を行い、2～3ヵ月のうちに計2～3回の検査と患者自身の神経障害の程度を観察し、診断を行っている。診断までの期間は、並行して薬物療法、理学療法、星状神経節ブロック注射の治療を開始する。

1. 主観的知覚検査法

Semmes-Weinstein Monofilamentsを用いたSW-Test、痛覚検査、2点識別閾値検査、温度覚（0℃、45℃）検査、電流閾値検査がある（図1～3）。

表❶　SeddonとSunderlandの神経損傷の分類

Seddon分類	Sunderland分類	病態
一過性神経伝導障害（neurapraxia）	Ⅰ度	伝導障害、軸索断裂（－）
軸索断裂（axonotmesis）	Ⅱ度	軸索断裂（－）、Schwann鞘温存
	Ⅲ度	Schwann鞘断裂、神経周膜断裂（－）
神経断裂（nuerotmesis）	Ⅳ度	神経周膜断裂、瘢痕による連続（＋）
	Ⅴ度	神経上膜も断裂

表❷ Highet分類に基づく下唇、オトガイ皮膚触覚・痛覚の評価

	Highet分類	下唇、オトガイ皮膚触覚・痛覚
S0	完全な感覚の脱失	脱失（無感覚）
S1	深部痛覚の出現	─
S2	皮膚の表在痛覚と触覚がある程度回復	鈍麻（触覚、痛覚の極めて弱い感覚）
S2+	痛覚と触覚がある程度回復	異感覚から錯感覚
S3	痛覚と触覚は回復し、痛覚過敏は消失	鈍麻
S3+	位置感覚が回復し、2点識別がある程度回復	鈍麻
S4	完全な感覚の回復	完全回復

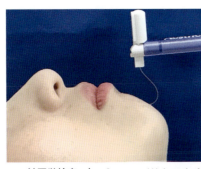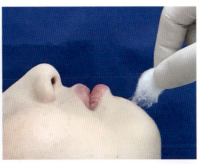

a：触圧覚検査。左：Semmes-Weinstein Monofilaments（知覚検査専用器具）、右：綿花

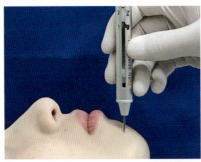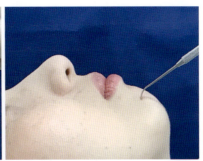

b：痛覚検査。左：痛覚計（知覚検査専用器具）、右：歯科用短針

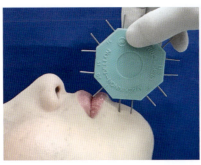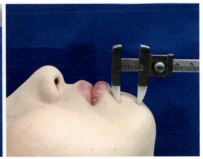

c：2点識別閾値検査。左：ディスク・クリミネーター（知覚検査専用器具）、右：歯科用ノギス

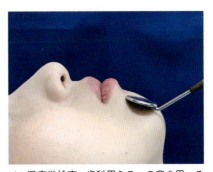

d：温度覚検査。歯科用ミラーの背を用いる

図❶ a〜d　主観的知覚検査法

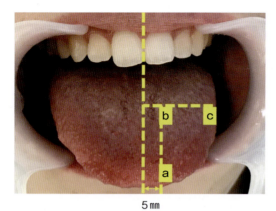 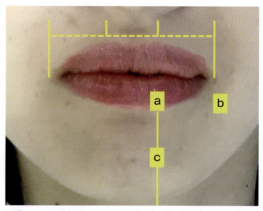

図❷ 舌の検査部位。a：正中より5mm外側方向の舌尖の点。b：正中より5mm外側かつ舌尖より15mm舌根方向の点。c：舌尖より15mm舌根方向への舌側縁の点

図❸ 下歯槽神経、オトガイ神経の検査部位。a：下唇枝。左右後角間を3等分した赤唇移行部。b：口角枝。口唇より5mm下方の点。c：オトガイ枝。aからオトガイ下端に下した垂線の中点

1）SW-Test

触覚を定量的に評価可能で、臨床症状の変化と相関し、メルケル触盤を選択的に測定するといわれている。

2）2点識別閾値検査（Two Points Discrimination：2PD）

ノギス先端を一定幅開けて皮膚に接するように当て、これ以上狭めていくと2点を区別できなくなる最小幅を計測する方法で、静的触覚受容器の神経支配密度を計測する。

3）温度覚検査

温度覚を定性的に検査する方法で、摂氏45℃、0℃を検査として用いる。温覚はC線維、冷覚はAδ線維、C線維が関与しているといわれている。

4）電流閾値検査

下唇、オトガイ部などの検査部位に、微小電流（1.0mA以下）の刺激を加えて徐々にその強度を上げ、患者の感覚が生じる最低閾値電流を調べる検査である。

その他、舌神経障害では、視診による茸状乳頭萎縮観察、味覚検査（ろ紙ディスク検査、電気味覚検査）がある。前述した主観的知覚検査法は、開業歯科医院においても日常的に使用されている診査器具・歯科材料を代用して検査でき、比較的高額な医療機器を使用しなくとも簡便に評価ができるという利点がある。

一方で、神経障害性疼痛のなかで代表的な症状である痛覚過敏症状では、病的な状態であるにもかかわらず、False positive（検査数値上は正常値）を記録するため、重篤な神経損傷症例ではその信頼度が低下する。

2. 客観的知覚検査法

画像検査と、客観的知覚検査法として電気生理学的検査（知覚神経活動電位導出法：SNAP）がある。

1）画像検査

パノラマX線写真、CT画像、近年ではMRIによる撮影で、損傷部位を特定し、視覚的な診断の補助となっている。パノラマX線写真は、下顎管周囲骨、または下顎智歯部舌側骨の状況・透過性から、ある程度の損傷を推測できる。さらに、CT画像では硬組織・軟組織、また広範囲に撮影できる利点から、医科用（ヘリカル）CTを基本としているが、デンタルインプラントや抜歯などによる損傷原因があきらかであれば、解像度の高い歯科用（コーンビーム）CTを選択することで、正確に損傷状況を推測できる。また、近年ではMRIの普及により、特定の神経を描出することも可能である（図4）。

2）電気生理学的検査

知覚神経活動電位（Sensory Nerve Action Potential：以下SNAP）導出法は、刺激を加えた位置から活動電位の振幅の立ちあがり間での時間（潜時）を計測し、電極間の伝導距離（神経の長さ）で除した最大伝導速度（神経線維の直径に比例）は、現時点での損傷の程度を生理機能学的に反映しており、

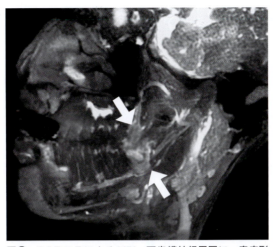

図❹ 3.0テスラによるMRI。下歯槽神経周囲に、瘢痕形成もしくは外傷神経腫を疑う所見がみられる（矢印）[北海道医療大学歯科麻酔学講座・照光 真先生のご厚意による]

診断の信頼性は最も高いといわれている。さらに、神経損傷の程度や再生過程を確認するためには、波形の性状、振幅の大きさ（神経線維数に比例）などの因子を総合的に分析することが大切で、その結果正確な診断が可能となる（図5、6）。

知覚神経麻痺の評価

前述のとおり、主観的・客観的検査を行うことで網羅的に知覚の評価ができる。その一方で、知覚評価後の神経損傷の診断は慎重に行わなければならない。神経損傷による知覚障害の予後については、"治るのか"それとも"治らないのか"、また予後にかかわる治療法として、"保存療法"か"手術療法"かが最大のポイントとなるだろう。Seddon分類別に、損傷後の治癒と治療について以下に示す。

1）一過性神経伝導障害（neurapraxia）

末梢神経線維の部分的な髄鞘変性によるもので、Waller変性（神経線維の切断・挫滅によって神経細胞同士の連絡が絶たれたときに生じる変化）はない。手術の適応はなく、数週間で完全に回復する。

2）軸索断裂（axonotmesis）

神経幹の断裂などは認めないが、強い圧迫などが要因で引き起こされる損傷である。圧迫の原因を取り除けば良好な治癒経過を辿る。しかし、圧迫の原因が抜歯窩などの瘢痕形成に伴う瘢痕組織の神経絞扼などによって生じているようであれば、相対的手術適応となる。神経線維はWaller変性を生じているため、治癒するまでには数ヵ月〜半年を要する。

3）神経幹断裂（neurotmesis）

神経線維を部分的、もしくは切断してしまった状態である。絶対的手術適応であり、ただちに専門医療機関への紹介が必要である。神経線維切断後の神経修復術までのGolden Timeは48時間以内である。しかし、手術は全身麻酔、手術用顕微鏡下によるマイクロサージェリーとなるため、損傷してから専門医療機関に紹介し、手術を実施するまでを48時間以内で済ませることは困難といえる。このため、現実的なTime limitとして、Waller変性後の再生神経の足場となる神経内膜管や基底膜の消失、ポリモダールセンサーとして神経支配領域の受容器の寿命が約半年となることから、個人差はあるが、受傷から半年前後が神経修復術の適応といえる。

前述のとおり、一過性神経伝導障害であれば、知覚の回復が認められる。軸索断裂では、知覚の回復はみられるが、異感覚や錯感覚が残存する可能性がある。神経幹断裂では、48時間以内に神経修復術（神経端々縫合）が行われたとしても、9割程度の知覚の回復といわれている。48時間以上の経過、神経欠損の状態により神経移植を伴う神経修復術を行うと、回復率は低下する。したがって、知覚麻痺の検査は積極的に取り入れることを勧めたいが、神経損傷の程度について診断することは、たとえ一過性

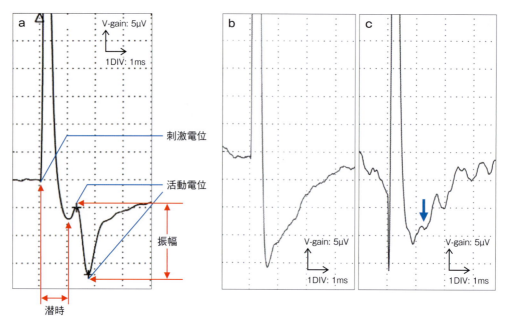

図⑤ a〜c　電気生理学的検査：ヒト下歯槽神経SNAP。a：正常な下歯槽神経SNAP。b：下歯槽神経損傷直後のSNAP。振幅はほぼみられず、波形に乏しい。c：下歯槽神経損傷後6ヵ月のSNAP。振幅がみられ、潜時は短縮し、多峰性波形を記録。回復傾向を認める

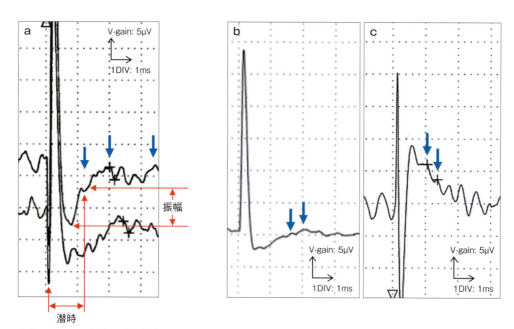

図⑥ a〜c　電気生理学的検査：ヒト舌神経SNAP。a：正常な舌神経SNAP。b：舌神経損傷後1ヵ月のSNAP。潜時の遅延がみられる。c：舌神経損傷後6ヵ月のSNAP。潜時は短縮し、多峰性波形を記録。回復傾向を認める

神経伝導障害の症例であったとしても、神経損傷の診療に熟練した歯科医師に判断を依頼することが最善である。これは重症例であるにもかかわらず、軽症例と判断して患者を自院に抱え込んでしまい、最終的に専門医療機関へ紹介したときには、すでに手術適応の時期を逸してしまったという症例も散見されているからである（図7）。

精密触覚機能検査

2018年4月より歯科保険への導入となった精密触覚機能検査（保険点数：460点）は、現状では、精密触覚機能検査研修を修了した歯科医師が在籍し、施設基準を満たした医療機関において保険算定が可能となる。精密触覚機能検査は、SWテスターを用いた触覚閾値の測定、補助的検査としてpin prick

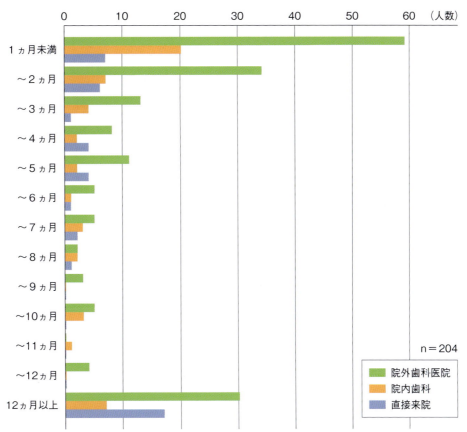

図❼ 東京歯科大学急性期神経機能修復外来における損傷から受診までの期間。知覚異常を自覚してから2ヵ月以内の受診が多くみられる一方で、6ヵ月以降での受診患者も散見される（東京歯科大学口腔顎顔面外科学講座・柴原孝彦教授、同 口腔病態外科学講座・片倉 朗教授のご厚意による）

検査などを施行し、所定の用紙に記録する。三叉神経ニューロパチーの病態診断の補助となるものである。検査の内容は、前述の主観的知覚検査に該当する。そのため、重篤な痛覚過敏を呈している症例では、False positiveを記録するため、記録したデータのみを信頼すると回復しているものと判断を誤ることが危惧される。よって、今回新たに導入された精密触覚機能検査は、知覚異常が"ある"か"ない"かを判断するための検査として進めていくと同時に、本検査で必須の検査以外の補助検査も積極的に取り入れることで、知覚異常の有無を評価する必要がある。

【参考文献】
1) 野間弘康, 佐々木研一, 山崎康夫（編）: カラーグラフィックス 下歯槽神経・舌神経麻痺 第2版. 医歯薬出版, 東京, 2010.
2) Donoff RB: Nerve regeneration: basic and applied aspects. Crit Rev Oral Biol Med, 6(1): 18-24, 1995.
3) Seddon HJ: Three types of nerve injury. Brain, 66(4): 237-288, 1943.
4) Sunderland S: A classification of peripheral nerve injuries producing loss of function. Brain, 74(4): 491-516, 1951.
5) 佐々木研一: 顔面神経損傷後における神経・筋単位の再生過程に関する実験的研究. 歯学学報, 83(3): 249-277, 1983.
6) 松田康男: 下歯槽神経活動電位に対する神経損傷の影響-1-家兎に於ける実験的研究. 歯科学報, 80(9): 1267-1285, 1980.
7) 南保秀行: 神経修復術後の感覚神経終末の超微細構造の変化に関する実験的研究. 日口外誌, 37(3): 595-613, 1991.
8) 正木日立: オトガイ神経切断一次縫合および二次縫合後における下唇粘膜部の感覚神経終末の再生に関する実験的研究. 歯科学報, 87: 1-27, 1987.
9) 高崎義人: 末梢神経再生におけるschwann細胞基底膜の役割に関する実験的研究. 日口外誌, 39(3): 240-253, 1993.

Level Up & H!nt
3章　顎顔面の神経性疾患

[04] 下歯槽神経麻痺への対応

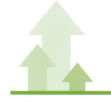

1）千葉県・医療法人 渉仁会 佐々木歯科・口腔顎顔面ケアクリニック　2）東京歯科大学　口腔顎顔面外科学講座

佐々木研一[1,2]　有泉高晴[2]　八木下 健[1]

　下歯槽神経障害は、種々の歯科治療の偶発症として報告されている。なかでも、下顎智歯抜歯による下歯槽神経障害の発症率は、約半数に上ると指摘されている。次いでインプラント埋入ならびに前準備である骨造成術による神経損傷、下顎骨骨髄炎、囊胞摘出術、下顎骨腫瘍切除術、外科的矯正手術や根管治療などによる機械的神経損傷が大半を占める。

　機械的末梢神経障害はSeddonによると、①Neurotmesis（神経幹切断）、②Axonotmesis（軸索断裂）、③Neurapraxia（一過性局在性伝導障害）の3タイプに分類される。不幸にも前述したような神経障害が発現したら、次のような対策をとる。

①Neurotmesisは、神経修復手術が必要であるが、新たな神経損傷を起こさないように細心の注意を払って手術を行い、必要な場合は拡大鏡または手術用顕微鏡下において超音波メスやダイヤモンドバーで骨切削を行うほか、バイポーラ電気凝固器やマイクロ手術用器具を用いて神経修復手術を行う。

②Axonotmesisは、骨折片や残根、異物などによる神経の圧迫原因を除去するときは手術を行うが、そうでないときは理学療法や薬物療法を行う。

③Neurapraxiaは、神経の露出や虚血、組織の酸素分圧低下、低温などで発症し、比較的短期間（多くは数週〜数ヵ月）で完全治癒する。

　臨床でしばしば遭遇する智歯抜歯や囊胞摘出時、神経上膜が歯根や囊胞などと癒着している場合は、手術操作で神経上膜剝離が生じる結果、多くの神経線維が下顎管外に逸脱したり、骨造成により神経損傷部が骨の治癒過程で圧迫されたり、神経線維束内に骨が迷入したりして再生障害を来す。このように、神経が露出するだけといえども、可及的に露出損傷を避ける工夫（保険適用外であるコロネクトミーや2回法抜歯）が必要であると考える。

　本項では、神経切断時の治療法、神経障害の予防法としてコロネクトミーおよび2回法抜歯について、臨床の実際について説明する。　　[佐々木研一]

▶ 下歯槽神経麻痺症例の治療

●症例1：抜歯創搔爬による下歯槽神経損傷に対する神経縫合

患者：45歳、女性

主訴：右下唇のしびれ

経過：2012年、を抜歯。翌日になって右下唇の鈍麻を自覚したため、他大学病院を受診し、加療目的に1ヵ月後当科初診となった。

画像所見：歯科用コーンビームCT（CBCT）画像上で6̄部の下顎管の連続性が途絶えていた。

診断：当科にて主観的知覚検査および電気生理学的検査を行って経過を追ったが改善がなく、中等度の部分断裂と判断し、6̄抜歯後右側下歯槽神経障害と診断した。

治療：保存療法により経過をみるも改善せず、全身麻酔下に神経修復術を計画した。右側臼歯部の皮質骨を切離し、下歯槽神経を確認した。神経は抜歯窩と連続する断端神経腫を形成していた（図1a）。手術用顕微鏡下にて断端神経腫を切除し（図1b）、神経の新鮮面が出るようにトリミングを行った。神経の欠損は約10mmであり、Sliding techniqueによる端々縫合は可能と考え、8-0バイクリルで神経縫

症例1

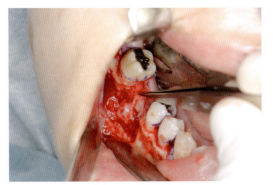

a：下歯槽神経と連続した断端神経腫を認めた

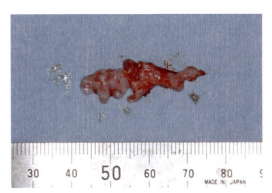

b：切除した断端神経腫

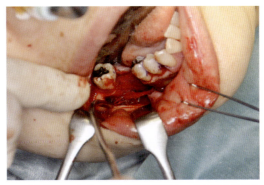

c：Sliding technique による神経縫合。8-0バイクリルで端々縫合を行った

図❶a〜c　45歳、女性。抜歯創搔爬による下歯槽神経損傷に対する神経縫合（東京歯科大学水道橋病院および千葉病院症例）

合を行った（図１c）。その後、軟組織の侵入を防ぐため、ポリグリコール酸膜で神経周囲を保護した。

●症例２：急性下顎骨骨髄炎に対する自家神経移植

患者：75歳、男性

主訴：下唇のしびれ

経過：2015年、左下臼歯部の疼痛を自覚し、近医を受診。CBCTを撮影したところ、左下臼歯部に歯牙様構造物を認め、歯牙腫の診断となった。摘出予定であったが胃がんの手術を控えており、手術は延期となった。その間に炎症を繰り返し、2016年に左側下唇からオトガイ部にかけての鈍麻を自覚したため、当科初診となった。

画像所見：CBCT画像より、左側臼歯部に歯牙様の構造物を認めた。頰舌側皮質骨は菲薄化し、部位によっては骨膜反応がみられた。

診断：歯牙腫の感染による骨髄炎と、それに伴う左側下歯槽神経障害と診断した。

治療：全身麻酔下における下顎骨区域切除術およびプレート再建術を行い、左側下歯槽神経を引き抜いて再縫合する計画を立てた。|5〜8まで区域切除を行い、下歯槽神経はオトガイ孔付近で切断し、引き抜きを試みた（図２a、b）。しかし、長期の炎症による神経周囲の瘢痕化および神経が脆弱化しており、引き抜きは不可能であった。下歯槽神経の欠損は約30mmあり、そのため神経移植が必要と考えた。左側大耳介神経を約35mm採取し（図２c）、下歯槽神経の欠損部に移植した（図２d）。神経縫合には手術用顕微鏡を用い、8-0バイクリルで中枢側および末梢側を３糸ずつ縫合した。

［有泉高晴］

▶下歯槽神経麻痺を防止するための下顎智歯の２回法抜歯およびコロネクトミー

下顎智歯抜歯に際して下歯槽神経障害を起こさないために、パノラマＸ線写真にて下顎管と近接している場合には、CBCT画像での精査が必要不可欠である。CBCT画像で智歯が下顎管と接触している場合は、神経障害のリスクを回避するために１回

症例2

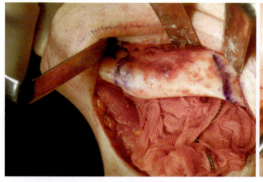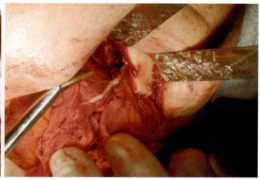

a：下顎骨離断および下歯槽神経引き抜き所見

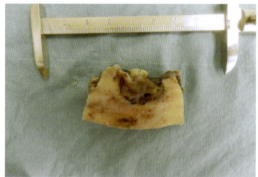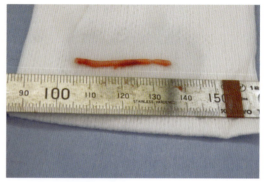

b：離断した病変部　　　　　　　　c：大耳介神経採取（約35mm）

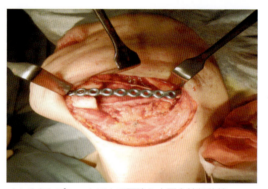

d：チタンプレートによる再建と大耳介神経移植

図❷a〜d　75歳、男性。急性下顎骨骨髄炎に対する自家神経移植（医療法人 渉仁会 佐々木歯科・口腔顎顔面ケアクリニックおよび東京歯科大学千葉病院症例）

で抜歯せず、2回法抜歯またはコロネクトミーを選択する。

2回法抜歯とは、1回目の抜歯で歯冠部を切断除去して歯根部を残し、約数ヵ月〜半年後に残存歯根が経時的に前上方へと移動して下顎管から歯根が離れたところで、残存歯根を抜去する方法である（図3a、b）。

コロネクトミーとは、歯冠部を除去後、歯根切断面の歯質の一部をさらに削去し、歯根を骨内に埋没させる方法である（図4）。2004年、Rentonらは、コロネクトミーに対してランダム化臨床比較試験を行い、通常の抜歯法と比較して神経損傷の防止に有用であると報告している[3]。

当院で2回法抜歯またはコロネクトミーを行った38症例（2009年4月1日〜2017年4月30日）で移動量の検討を行った結果、智歯の平均水平移動量は$0.45±0.34$mm、平均垂直移動量は$0.22±0.25$mmであった。年齢別では、水平移動量は39歳以下$0.51±0.32$mm、40歳以上$0.05±0.06$mm、垂直移動量は39歳以下$0.24±0.25$mm、40歳以上$0.04±0.05$mmであった。水平・垂直移動量ともに39歳以下と40歳以上において有意差（Mann-Whitney Utest）（$P<0.05$）を認め、高

症例3

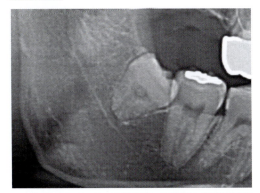
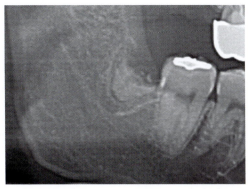

a：初診時のパノラマX線写真。下顎管と智歯根端部が近接している

b：1回目の術後パノラマX線写真。1回目の抜歯で歯冠部を切断除去して歯根部を残し、約3ヵ月後に残存歯根が経時的に前上方へと移動し、下顎管から歯根が離れたのを確認できる

図❸a、b　下顎智歯の2回法抜歯（医療法人 渉仁会 佐々木歯科・口腔顎顔面ケアクリニック症例）

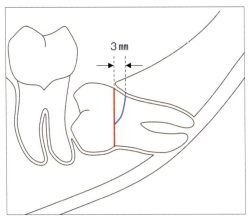

図❹　コロネクトミー術式。通法の抜歯手技を行い、CEJより歯根側を切断して歯冠を除去。さらに歯根を3〜4mmまで削去する。創は一次閉鎖とし、困難な場合は減張切開を加える

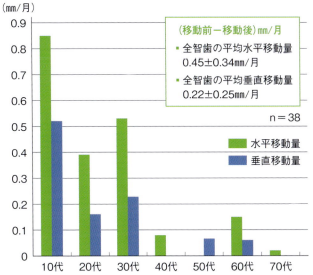

図❺　歯根の平均水平および平均垂直移動量（医療法人 渉仁会 佐々木歯科・口腔顎顔面ケアクリニック症例）

齢になるにつれて移動量の減少がみられた（図5）。また、全症例において、術後の下歯槽神経障害は認められなかった。2回法において疼痛（歯髄炎）は8％に認められたが、極めて少数であった。

この結果、39歳以下の智歯根尖と下顎管が近接し、下歯槽神経障害発現の可能性が高い症例においては2回法抜歯、40歳以上ではコロネクトミーを用いることが望ましいと考える。　　　　［八木下 健］

【参考文献】
1) 野間弘康, 佐々木研一, 山崎康夫（編）：カラーグラフィックス 下歯槽神経・舌神経麻痺 第2版. 医歯薬出版, 東京, 2010：1-305.
2) 佐々木研一, 藤本侑子, 有泉高晴, 西山明宏, 前山恵里, 白井朋之, 真名瀬崇吾, 矢島由香：神経麻痺を回避せよ！―歯科治療による神経損傷を起こさないためのポイント. 日本歯科評論, 77(12)：28-72, 2017.
3) Renton T, Hankins M, Sproate C, McGurk M: A randomized controlled clinical trial to compare the incidence of injury to the inferior alveolar nerve as a result of coronectomy and removal of mandibular third molars. British J Oral Maxillofac Surg, 43(1): 7-12, 2005.

Level Up & H!nt

3章　顎顔面の神経性疾患

[05] 舌神経麻痺への対応

東京歯科大学　口腔顎顔面外科学講座　柴原孝彦

▶ 舌神経の位置

　舌神経は、下顎神経が下顎孔に入る手前で分岐して下顎下縁の顎下腺へ向かって下行し、顎舌骨筋後方で顎下神経節を形成してから前方へ走行する。下降する舌神経は、顎下神経節の手前で智歯付近の下顎舌側皮質骨に急接近する。新鮮遺体430体による解剖所見から、舌神経の走行は智歯部舌側歯槽頂から下方へ3mm、水平距離で2mmに位置していたと報告されている。場合によっては、歯槽頂や舌側皮質骨膜上で接しているものなども散見されたとのこと。骨格の相違や人種差はあるものの、臨床医はこの非常に接近している現状を認識する必要がある。

▶ 損傷の種類

　舌神経損傷の種類として、下歯槽神経と同様に切断、熱傷、挫滅などが考えられる。切断では、軸策に限局したもの（軸策断裂）、神経線維の部分から完全切断に至ったものなど、さまざまな病態が含まれる。原因としては、遠心切開を舌側に設定した際のメスによるもの、または剝離子、歯冠分割時のタービンなどが挙げられる。熱傷には、歯冠分割時のタービンと歯肉弁切除時の電気メスがある。挫滅では、暴力的な抜歯、舌側皮質骨と骨膜の破壊、器具などによる圧迫が原因となる（**図1**）。

　2011年4月から2015年3月までで、筆者は紹介を受けた舌神経損傷の患者を75例経験した。うち完全切断が10症例、熱傷・挫滅が65例であった。熱傷と確認できた2例は電気メスによる歯肉弁切除時のもので、その他はすべて智歯抜去時に発症していた。

▶ 回避の仕方

　智歯付近を通る舌神経が、下顎枝内斜線付近から下顎骨骨膜上を通過することを踏まえ、遠心切開を内斜線に向けず外斜線上におき、深さを骨膜下での処置、すなわち骨膜を損傷しない層で処置を終始すれば回避できる。歯冠などが舌側に位置し、舌側歯肉を剝離しなければならないときは、骨膜下剝離をして骨膜と骨間に粘膜・骨膜起子を挿入し、舌神経を保護することが重要である。神経を明示する必要はなく、骨膜から舌側歯肉上皮までの組織を一塊として当該歯から離し、神経を保護する。

　タービンで歯冠分割時に、間違って舌側歯槽骨まで含めて切除してしまう場合があり、これは危険である。タービンで神経を切断しなくても、タービンによる巻き込み熱傷などで瘢痕化し、麻痺と疼痛を引き起こすこともある。事前にCT撮影などで智歯および周囲骨の方向と幅を十分に考えてから行うべきである。電気メス使用時も、歯槽頂を越えて深く挿入しないように注意しなければならない。熱による損傷は瘢痕を形成し、アロデニアのような異常疼痛を惹起することもある。

　また、縫合時は遠心切開線から舌側に向けて大きな幅をとり、結合織内まで深く縫うと舌神経を絞扼することがある。歯槽骨頂付近に縫合糸をかけるときは、十分な注意を要する。事前に画像などによって舌神経の走行を予測することは不可能で、解剖学的位置の報告（前述）を参考に対応するしかない。

　智歯抜去が原因で舌神経麻痺を発症した20例に、神経修復術を施行した。その際の智歯と下顎骨形態

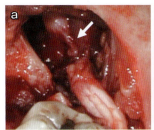
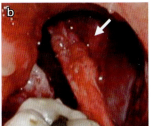

図❶ a、b 28歳、女性。8|抜去後、同側の舌知覚脱失を訴えて来院した。精密触覚機能検査を経て、舌神経修復術を行った。a：舌側歯肉を開放すると、舌神経の断裂が観察された。b：8-0ナイロン3糸で、上膜縫合による神経修復術を行った

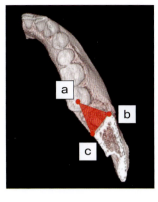

図❷ 舌神経麻痺症例の下顎骨形態。3DCTから、|7遠心頬側咬頭頂と外斜線と内斜線を結んだ面積を算出。舌神経麻痺20症例では、有意に面積が小さいことが判明した

との関係を調べると、下顎枝内斜線と外斜線および|7遠心咬頭との水平面積が小さいものに多いと判明した。すなわち、下顎枝の厚みが薄く|7に接近している骨格形態は、舌神経が近いと考えられる（図2）。

もし抜歯後舌神経麻痺を訴えたら

1．何が起きたか？

末梢神経は、神経線維と神経終末のレセプターからなる。レセプターは有被膜性小体と被膜のない樹枝状終末（自由神経）とに分類され、神経線維の連続性があって初めて機能する。有被膜性のほうが自由神経終末よりも敏感で、感受性が高いといわれている。神経線維は神経線維束を作り、これらはシュワン細胞の取り巻く軸索によって構成される。ナトリウム、カリウムチャネルを通して活動電位が神経細胞へ伝導することにより、中枢は知覚を認識する。抜歯などによる神経麻痺は、伝導する神経線維などの過程で起きた形態的な傷害で惹起される。

2．神経麻痺の程度は？

神経麻痺は一律ではなく、3種のパターンがある。一過性伝導障害（Neuropraxia）は、ランビエの絞輪部分でナトリウム、カリウムチャネルが伝導しなくなった状態で、軸索とシュワン細胞などには異常はない。投薬などの処置が必要であるが、数週間で回復する。軸索断裂（Axonotmesis）は、神経周膜や内膜に異常がなく、軸索に断裂が起きた状態である。知覚障害はやや強く、軸索や一部シュワン鞘の再生も要するので、回復に数ヵ月を要することがある。

神経断裂（Neurotmesis）では、広範囲な知覚異常がみられ、程度も強く表れる。挫滅などによって神経線維の断裂が起きているため、神経再生の環境は悪く、損傷程度によっては神経縫合や移植が必要となる。神経断裂では、損傷後経時的に終末と小体はともに染色性が低下し、構造変化が出現するため、100％の回復は得られない。発症時の知覚検査で、鈍麻か、完全麻痺（知覚脱失）かを的確に評価し、対処を選定することが重要である。

3．経過観察 or 積極的な治療

神経線維の一部露出、または接触しただけによる一過性伝導障害であれば、投薬と経過観察でもよい。神経への侵襲が大きくて軸索または神経線維断裂以上の障害であれば自然治癒の見込みはなく、積極的な神経修復術などの処置が必要となる。術者の楽観視した評価は禁物で、適切な検査法を選択し、病態の把握が求められる。

術直後では、反応性の腫脹を含めた炎症があるため、1回の検査のみで精確な診断を下すのは難しい。必ず経時的な変化を診て、症状の増悪傾向などを評価することも重要である。初回時には、副腎皮質ステロイド薬の投与も効果的である。

4．予後は？

一過性伝導障害または軽度な軸索断裂の症例であれば、投薬と理学療法だけの対応で治癒を期待できる。経過中に異感覚や錯感覚が生じたり、異常疼痛などが発症する場合もあるので、月一度程度の知覚検査は継続し、病態の把握は必ず行う。

患者はおかれた立場や障害の程度に不安を抱くので、末梢神経障害の発症と治癒メカニズムについても説明できる知識をもつことが重要である。重篤な神経障害で神経修復術を要する場合、受傷後3〜4ヵ月以内の対処であれば治癒も期待できるが、知覚機能の完全回復は難しい。ましてや長期の症例であれば、期待はできない。術者が希望的観測をして安易な表現をすると、患者との信頼関係が難しくなる。

[06] 非定型顎顔面痛（特発性口腔顔面痛）の診断と対応

日本大学歯学部　口腔診断学講座　今村佳樹

　2018年、国際疼痛学会で口腔顔面痛の分類（国際口腔顔面痛分類：ICOP）が協議された。この分類は、第11版国際疾患分類（ICD-11）、国際頭痛分類第3版（ICHD3）をもとに分類されており、そのなかで特発性口腔顔面痛は、バーニングマウス症候群、持続性特発性顔面痛、持続性特発性歯歯槽痛（仮称、日本語の正式名称はICOP発表後に決定される予定）に分類される。これら特発性口腔顔面痛に共通していることは、既知の全身的、局所的疾患をすべて除外した後に診断される病態ということである。すなわち、これらの特発性口腔顔面痛を診断するには、患者が訴える痛みの原因を説明し得る他の疾患を除外することから始める必要がある。

　鑑別すべき疾患としては、診断の難しい歯原性歯痛や特発性口腔顔面痛以外の非歯原性歯痛・顎顔面痛が挙げられる。頻度としては、咀嚼筋からの筋筋膜痛が高いが、神経血管性頭痛・歯痛、歯原性歯痛では隠れたう蝕や歯冠・歯根破折も見逃してはならない。

特発性口腔顔面痛の種類、定義、診断基準

1. バーニングマウス症候群（BMS：舌痛症）

　従来広く使われてきた用語に、舌痛症がある。舌痛症は、おもに舌の痛みを指すのに対して、バーニングマウス症候群は、口腔粘膜の広範囲の痛みを指す用語である。厳密な意味で両病態は同義ではないが、多くの場合、バーニングマウス症候群は舌痛症と同じ疾患名として使用されることが多い。

　疼痛は、粘膜表面の焼けるようなヒリヒリ、ピリピリとした不快感で、連日2時間以上自覚され、痛みの発症から3ヵ月以上経過しているものをバーニングマウス症候群と診断する。好発部位は、舌尖、舌側縁、下顎歯肉、口蓋粘膜の順である。

　いままで、口腔扁平苔癬やカンジダ症など、2次的に口腔粘膜痛を生じさせる疾患を2次性バーニングマウス症候群と呼んで広義のBMSに含んできたが、新分類ではこれらをBMSに含まないこととなった。すなわち、いままでの1次性バーニングマウス症候群のみをバーニングマウス症候群と呼ぶ。

■ 診断基準

　以下の①および②を満たす口腔痛をいう。
① 1日2時間以上、3ヵ月以上持続している
② 以下の2つの性質を伴う
ⅰ．灼熱痛である
ⅱ．口腔粘膜の表面に感じる痛みである
③ 口腔粘膜は正常所見で、感覚検査を含む臨床検査は正常を呈する
④ 他のICHD3のいずれの疾患における診断にも見合わない

2. 持続性特発性顔面痛（PIFP：非定型顔面痛）

　さまざまなタイプの顔面の痛みが、1日に2時間近く、3ヵ月以上持続するもので、臨床的に神経学的欠落症状がみられないものをいう。

■ 診断基準

　以下の①および②を満足する顔面痛をいう。
① 1日2時間以上、3ヵ月以上持続している
② 以下の2つの性質を伴う
ⅰ．局在性に乏しく、末梢の神経分布によらない
ⅱ．鈍く、ズキズキする、しつこい痛み
③ 臨床的な神経学的検査は正常である

④他のICHD3のいずれの疾患における診断にも見合わない

3. 持続性特発性歯歯槽痛（PIDAP：非定型歯痛）

前述した2つの特発性口腔顔面痛のほかに、いままで、非定型歯痛として知られた持続性特発性歯槽痛が存在する。この痛みは、さまざまなタイプの歯ならびに歯槽部の痛みが、1日に2時間以上、3ヵ月以上、歯や歯の周囲の歯槽骨に持続するもので、痛みを説明し得る先行するイベントがみられないものをいう。

■ 診断基準

診断基準は、持続性特発性顔面痛を参考に、痛みの部位が歯および歯槽骨に存在すると考える。痛みを説明し得る先行するイベントが存在するものは、外傷後三叉神経障害性疼痛（外傷後有痛性三叉神経ニューロパチー）として考えるべき病態であり、その際は、定量感覚検査による鑑別が必要になる。

持続性特発性歯歯槽痛は、今回、国際口腔顔面痛分類で初めて正式に定義される病態であり、詳細は間もなく発表される国際口腔顔面痛分類を参照されたい。

特発性口腔顔面痛への対応

特発性口腔顔面痛は、総じて原因不明の口腔顔面痛であるため、原因療法というものがない。したがって、経験上、有用である治療法を用いることになる。

1. バーニングマウス症候群

バーニングマウス症候群の場合、とくに女性の閉経と関係が深いと考えられており、過去の研究においても産婦人科におけるホルモン療法についての報告があるが、その結果は必ずしも有効なものではなかった。

一方、バーニングマウス症候群の患者では、うつや不安を有する患者の割合が高いことが知られており、しばしば抗うつ薬や抗不安薬が投与されている場合がある。これらの薬剤が、うつや不安に対してではなく、口腔の灼熱感に対して有効かという研究は、ランダム比較試験がそれほど存在せず、エビデンスという点では弱いアウトカムしか導けない。個別の症例報告やケーススタディでは、三環系抗うつ薬やセロトニン・ノルアドレナリン再吸収阻害薬のデュロキセチンが有効であるとの報告がある。システマティックレビューが行われており、クロナゼパムの有用性が示されている。

実際の治療に当たっては、クロナゼパム（リボトリール錠®）0.5mgを舌の上に置いて徐々に溶解するのを待ち、唾液も含めて飲み込まないようにして3〜5分口腔内に保持する。クロナゼパムは歯科で適用をもたないので、内科などのかかりつけ医がいる場合は、投与方法を指示して処方を依頼するとよい。クロナゼパムが無効な場合は、アミトリプチリン（トリプタノール®）5mg1錠、デュロキセチン（サインバルタ®）20mg1カプセル、ならびにプレガバリン（リリカ®）25mg 1カプセルからの処方をかかりつけ医に依頼するとよい。処方は、神経障害性疼痛に準じて行う。

2. 持続性特発性顔面痛・持続性特発性歯歯槽痛

これらの特発性口腔顔面痛についても、確立された治療法はない。不必要な歯科治療は、不幸な転帰を辿ることが多いので避けるべきである。薬物療法の多くは経験に基づいて行われるが、神経障害性疼痛に準じて投薬される。すなわち、抗うつ薬が用いられることが多い。

バーニングマウス症候群、持続性特発性顔面痛、持続性特発性歯歯槽痛に共通の治療法としては、認知行動療法の有用性が証明されている。

【参考文献】
1) Headache Classification Committee of the International Headache Society (IHS): The International Classification of Headache Disorders, 3rd edition. Cephalalgia, 38(1): 1-211, 2018.
2) Kisley S, Forbes M, Sawyer E, Black E, Lalloo R: A systematic review of randomized trials for the treatment of burning mouth syndrome. J Psychosom Res, 86(1): 39-46, 2016.
3) Gremeau-Richard C, Woda A, Navez ML, Attal N, Bouhassira D, Gagnieu MC, et al.: Topical clonazepam in stomatodynia: a randomised placebo-controlled study. Pain, 108(1-2): 51-57, 2004.

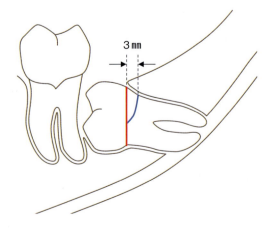

4章 腫瘍

Level Up & H!nt

- [01] 口腔軟組織に発生する腫瘍性病変の診断手順 ……… 68
- [02] 歯原性腫瘍の診断と治療 ……… 72
- [03] 口腔内の良性腫瘍の診断と治療 ……… 78
- [04] 口腔がんの診断と対応 ……… 82
- [05] 口腔がんを見逃さないために
  ——チェアーサイドにおける早期発見のためのチェックポイントと対応 … 92

Level Up & Hint

4章 腫瘍

[01] 口腔軟組織に発生する腫瘍性病変の診断手順

日本歯科大学生命歯学部　口腔外科学講座　宮坂孝弘　里見貴史

　口腔軟組織に生じる腫瘍性病変は、咀嚼などによる機械的刺激で修飾されたり、また、全身疾患や皮膚疾患を反映することもあり、多彩な病態を呈することが多い。当然、日常臨床で接する機会があまりない歯科医師は、その診断に苦慮することはいうまでもない。そこで、口腔軟組織に発生した腫瘍性病変に対して、初診から確定診断に至るまでの過程をわかりやすくステップに分け、それぞれで求められる知識について、症例写真を交えて解説する。

▶ 口腔軟組織に発生する腫瘍性病変の分類

1. 上皮性腫瘍と非上皮性腫瘍

　口腔軟組織とは、歯肉、舌、頰、軟口蓋、硬口蓋、口底、口唇であり、発生する腫瘍性病変は、皮膚や粘膜、臓器の表層にある上皮などを発生母組織とする上皮性腫瘍と、中胚葉細胞から発生し、筋肉、骨、血管、神経など主として結合組織を発生母組織とする非上皮性腫瘍に分類される（表1）。

2. 歯原性腫瘍と非歯原性腫瘍

　口腔に発生する腫瘍は、病理組織学的に歯を形成する組織に由来する歯原性腫瘍（顎骨内から発生することが多く、ほとんどが良性腫瘍で悪性腫瘍は極めて少ない）と、それ以外の非歯原性腫瘍とに分類される（表2）。

▶ 口腔軟組織に発生した腫瘍性病変の診断と治療の進め方

　45歳、男性。下顎前歯部の腫脹を主訴に来院した。1年前から同部の腫脹を自覚していたが、疼痛がないため放置していたところ、次第に腫脹が増大してきた。触診では圧痛を訴えず、既往歴・家族歴はとくになかった。図1に、初診時の口腔内写真を示す。

　一般的な口腔軟組織に発生した腫瘍性病変の診断と治療の進め方は、Step 1～6までを考えながら診察していく（図2）。

▶ Step 1：視診

　医療面接を行った後、口腔内の腫瘍性病変がどこにあり（発症部位）、正常口腔軟組織とどのように違うか（腫瘍の色調、性状、形態など）を観察し、カルテに記載する。できれば口腔内写真を撮り、必ず経時的に記録することが大切である。

表❶　おもな上皮性腫瘍と非上皮性腫瘍

上皮性腫瘍	良性	①乳頭腫、②唾液腺良性腫瘍［多形腺腫、筋上皮腫、Warthin腫瘍（腺リンパ腫）など］、③歯原性腫瘍など
	悪性	①扁平上皮がん、②唾液腺悪性腫瘍（腺がん、腺様囊胞がん、粘表皮がん、腺房細胞がん、多形性腺腫内がんなど）、③転移性（悪性）エナメル上皮腫など
非上皮性腫瘍	良性	①線維腫、②脂肪腫、③血管腫、④リンパ管腫、⑤神経鞘腫、⑥神経線維腫、⑦粘液腫、⑧軟骨腫、⑨骨腫など
	悪性	①骨肉腫、②線維肉腫、③横紋筋肉腫、④悪性線維性組織球腫、⑤悪性黒色腫、⑥悪性リンパ腫、⑦Kaposi肉腫、⑧白血病など

表❷　歯原性腫瘍と非歯原性腫瘍

おもな歯原性腫瘍
エナメル上皮腫、石灰化上皮性歯原性腫瘍、腺腫様歯原性腫瘍、エナメル上皮線維腫、歯牙腫、歯原性線維腫、歯原性粘液腫、歯原性粘液線維腫、セメント芽細胞腫など

おもな非歯原性腫瘍
扁平上皮がん、唾液腺腫瘍、肉腫、悪性黒色腫、悪性リンパ腫など

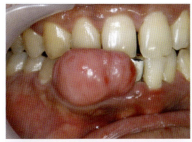
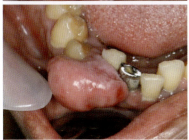

図❶ 初診時の口腔内写真（|4 3|部エプーリス）。上：咬合時

図❷ 口腔軟組織に発生した腫瘍性病変の診断と治療の進め方

Step 1	視 診	口腔内の腫瘍性病変の部位は？　正常粘膜との違いは？
Step 2	視診・触診	腫瘍の大きさ、硬結の有無、発育様式など
Step 3	臨床診断	得られた臨床情報（医療面接を含む）から臨床診断する。まず、悪性腫瘍と鑑別し、次に良性腫瘍で条件を満たす病変を考える
Step 4	検 査	細胞診・生検（病理組織診）、画像検査、生体染色、血液検査
Step 5	確定診断	確定した腫瘍性病変を理解し、治療方針を検討する
Step 6	治 療	病変に応じて治療を行う（切除、摘出など）

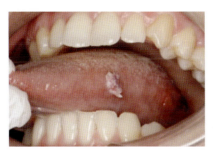

図❸ 舌乳頭腫

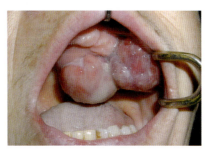

図❹ 口蓋部に発生した悪性線維性組織球腫

診察POINT

発生部位：|4 3|部歯肉（図1）
色調：やや赤色斑があるものの、ほぼ正常歯肉色
表面性状：滑沢
形態：有茎性
境界：明瞭

●他の腫瘍性病変の視診

■舌乳頭腫（図3）

診察POINT

発生部位：左側舌縁部
色調：白色斑と赤色斑が混在
表面性状：疣贅状、カリフラワー状、乳頭状
形態：有茎性・広基性
境界：明瞭

▶ **Step 2：視診・触診**

さらに腫瘍性病変について詳細に視診・触診し、得られた臨床情報（腫瘍の大きさの計測、硬結の有無、発育様式など）をカルテに記載する。病理検査依頼用紙に記載される臨床情報は、確定診断（病理検査結果）を行ううえでたいへん有用である。

診察POINT（図1）

発疹[*1]（粘膜疹）：結節[*2]
境界：明瞭
腫瘍の大きさ：15×8mm
硬結：（－）
発育様式：外向性

1．形態が類似する腫瘍性病変の視診・触診

■口蓋部に発生した悪性線維性組織球腫（図4）

診察POINT

発疹（粘膜疹）：腫脹を伴う潰瘍
境界：不明瞭
腫瘍の大きさ：47×32mm
硬結：（＋）

---

*1 発疹：皮膚や粘膜に生じた病変の肉眼的変化（皮膚では皮疹、粘膜では粘膜疹）
*2 結節：直径5mm以上の大きさの充実性隆起病変

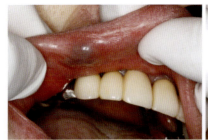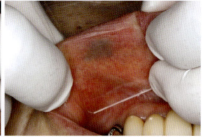

図❺　上唇部血管腫。右：スライドガラスで圧迫すると、退色性を示す

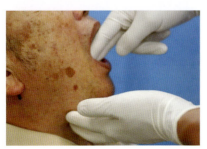

図❻　口底部を双手診で触診。左手で顎下部を上方に圧迫する

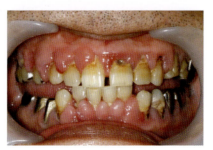

図❼　ニフェジピン歯肉増殖症

発育様式：外向性、内向性

　腫脹を伴う潰瘍で、境界は不明瞭で増殖傾向があり、周囲に硬結があるとなれば、悪性腫瘍が強く疑われる。

2．腫瘍性病変の特殊な視診・触診

■上唇部血管腫（図5）

　血管腫では、スライドガラスで圧迫することによって血行が遮断され、色調が変化（退色）する。

3．発生部位が口底に限局する腫瘍性病変の触診

　口底部の腫瘍や顎下腺唾石などが疑われるときには、双手診（口底部に指を入れて、もう一方の手を顎下部に置き、上方に圧迫する）することで、硬結を触知しやすくなる（図6）。双手診で硬結が触れた場合、口底粘膜が正常であっても唾液腺がんの可能性があるので、専門医療機関に紹介することが大切である。

▶ Step 3：臨床診断（良性腫瘍疑い）

　得られた臨床情報（医療面接を含む）から臨床診断する。まず、悪性腫瘍と鑑別する。次に、良性腫瘍で歯肉腫脹を来す病変について考える。自分のなかで、さまざまな病変の特徴を整理できていない場合は、口腔外科（画像など）の教科書を活用する。

　"絶えず悪性腫瘍を念頭においておく"ことを忘れてはならない。また、臨床情報が少ないと鑑別が困難になり、安易な誤った診断に繋がる。

1．形態が類似する鑑別を要する歯肉の腫脹

■ニフェジピン歯肉増殖症（図7）

　薬剤性歯肉増殖症（ニフェジピン歯肉増殖症、フェニトイン歯肉増殖症など）は、歯肉の腫脹を示す疾患であり、鑑別が必要となる。

　上顎、下顎前歯部を中心に連続して歯肉の腫脹を来し、薬剤の内服を医療面接で確認できれば、容易に診断がつく。

2．形態が類似する口蓋の腫脹

■口蓋隆起、多形腺腫

　口蓋に腫脹を来すのは、口蓋正中部であれば口蓋隆起（図8）、口蓋の片側であれば多形腺腫（図9）などの唾液腺腫瘍を疑う。波動を生じる場合は内容液を伴っているので、嚢胞性疾患や膿瘍などが考えられる。

▶ Step 4：検査

　病理細胞診・生検（病理組織診）、画像検査、生体染色、血液検査などが行われる。画像検査で骨破壊が観察されれば、悪性腫瘍が強く疑われる。最終的に、生検を行うことで、確定診断が得られる。

　乳頭腫では、ヒトパピローマウイルス（HPV）感染による場合がある。

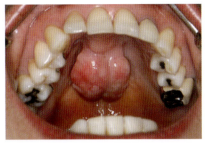
図❽ 口蓋隆起。口蓋正中部に発生し、骨様硬

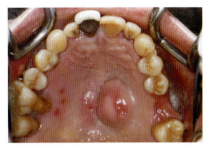
図❾ 多形腺腫。口蓋の片側に生じ、弾性硬

▶ Step 5：確定診断（肉芽腫性エプーリス）

確定した腫瘍性病変を理解し、治療方針を立てる。本項「口腔軟組織に発生する腫瘍性病変の診断手順」の終点である。本症例の切除後の病理組織検査では、肉芽腫性エプーリスであった。

▶ Step 6：治療

疾患の病態に応じて治療を行う。

本症例（エプーリス）の治療方針としては、原因歯を含め、切除と歯槽骨の一部の削除、あるいは十分な掻爬が原則とされているが、骨植状態がよい場合には歯の保存が可能なこともある。また、妊娠性エプーリスは、経過中に出血や著しい増大がない場合は、分娩後まで処置を控えて経過観察とする。先天性エプーリスの場合は、授乳、成長、発育、乳歯の萌出を考慮し、切除する（詳細は本章03を参照）。

▶ 診断を行ううえでの診察のプロセス

通常の診察を行っていくうえで、診療録に記載された患者の年齢や性別、住所などの情報から、診断のプロセスが始まる。これは、年齢や性別、出生地などから、頻度があきらかに異なる疾患がある。たとえば上咽頭がんなどは、東アジア（とくに中国南部）に多く、西洋諸国では比較的稀である。

診断を行ううえでの診察のプロセスとして、以下の6項目が挙げられる。
①患者基本情報（年齢、性別、出生地、居住地）
②患者観察（精神神経疾患など）
③医療面接
④口腔内および口腔外の診察
⑤検査の選択と結果の解釈
⑥診療のスパイラル

選択した治療を実行して患者の反応を観察し、治療が適切か否か、期待した結果が得られないときは、医療面接、身体診察、検査、治療選択というプロセスを、必要に応じて何度も繰り返すことがある。

また、診療のスパイラルとして大切なことは、
- 何となくすべての疾患を対象とするような、むやみな検査を行ってはならない。
- 考えていた診断や病態が確かめられれば、治療に移行する。
- 考えていた疾患が否定された検査結果が出た場合は、もう一度、病歴や身体的所見に基づいた仮説を設定し、確率予測をやり直さなければならない。
- 治療のプロセスでは、治療をした場合としなかった場合、メリットやデメリットなどを考慮する必要がある。

口腔軟組織に発生する腫瘍性病変の診断では、良性と悪性の鑑別が重要なポイントである。とくに悪性腫瘍を見逃してはならない。そのためには、絶えず悪性腫瘍を念頭において「診る」、そして「触る」ことが大切で、硬さ"硬結"の有無、病変の拡がりを平面的・立体的に評価する必要がある。そのうえで、表在型、外向型、内向型、潰瘍型、混合型といった発育様式ごとに分類する。表在がんでは、白板症や口腔扁平苔癬と病態が類似しているので、注意を要する。

自覚症状がない口底部や舌下面の腫瘍性病変は、長期にわたり歯科医院を受診しているにもかかわらず、見落とされがちである。そのため、初診時から口腔全体を診察する習慣を身につけると同時に、歯科衛生士を含めたスタッフ教育も肝要である。

[02] 歯原性腫瘍の診断と治療

東京歯科大学　口腔顎顔面外科学講座　恩田健志　柴原孝彦

　歯原性腫瘍は、歯を形成する組織に由来する腫瘍の総称である。歯の発生・発育は顎骨内で進行するため、大部分は顎骨内（顎骨中心性）に生じるが、一部では、歯の萌出部位である歯肉（周辺性）に起こることもある。一般に発育は緩慢で、良性腫瘍が圧倒的に多く、悪性腫瘍は極めて少ない。一方で、再発を繰り返す症例や、稀ではあるが、悪性転化を来す症例も報告されている。わが国では、エナメル上皮腫の発生頻度が最も高く、歯科口腔外科領域における重要な疾患の一つとして認知されている。

　本項では、歯原性腫瘍のなかでも代表的なエナメル上皮腫の診断と治療について、その診療ガイドラインの内容も含めて解説する。

▶ 診断

1．WHO新分類（第4版）

　2017年に歯原性腫瘍のWHO分類は、2005年以来12年ぶりに改訂された。旧分類（第3版）では、エナメル上皮腫を、充実型／多嚢胞型、骨外型／周辺型、類腺型、単嚢胞型の4型に分類し、さらに単嚢胞型は、壁面への増殖がある壁在型と増殖のない内腔型とに分けられていた。改訂版では、より臨床に即した簡潔な分類にするために、エナメル上皮腫のほとんどを占める、充実型／多嚢胞型がエナメル上皮腫（通常型）となった[1]。単嚢胞型で壁在型と分類されていたものは、通常型と同様に周囲骨への浸潤や再発が生じることがあり、通常型に準じて治療すべきで、通常型と比較して良好な予後を示す従来の内腔型に相当するものだけが単嚢胞型とされた[1]。

2．臨床像

　エナメル上皮腫は、発症初期には自覚症状がないまま経過することが多く[2,3]、歯科治療の際に撮影されたX線写真上で、顎骨内の単房性あるいは多房性のX線透過像として偶然発見されることも多い[2]。自覚症状や他覚的な病的所見は、ある程度病変が進展するまではほとんど観察されない。進展例では、顎骨の膨隆による顔貌の非対称が観察される。口腔内所見としては、歯槽部の膨隆や歯の移動などが認められるが、病変を被覆する口腔粘膜には、あきらかな変化を認めないことが多い[2]。また、腫瘍が顎骨や歯肉を越えて進展した場合や、感染を来した場合には、瘻孔形成、排膿、潰瘍形成を認める場合がある。このような腫瘍の進展や感染などの二次的な原因により、疼痛や腫脹、知覚鈍麻、歯の動揺、出血などの臨床症状を伴う場合もある。触診では、皮質骨の菲薄化による羊皮紙様感や嚢胞様の場合で骨外に進展した際には、波動の触知などが認められる。

3．画像診断

　エナメル上皮腫は顎骨内に発生するため、画像診断の役割は大きい[2]。診断に有用な画像は、口内法X線撮影、パノラマX線撮影、CT、MRIである。画像所見からは、X線透過性、隔壁構造の有無、辺縁形態、骨膨隆の有無、隣在歯の状態、埋伏歯の有無、病変の大きさ、周囲組織への進展範囲などを読影する[2]。エナメル上皮腫に類似した画像所見を示す疾患は、他の歯原性腫瘍と歯原性角化嚢胞、含歯性嚢胞、歯根嚢胞などの嚢胞が挙げられ、鑑別を要す[2,3]。

症例1　摘出・掻爬術

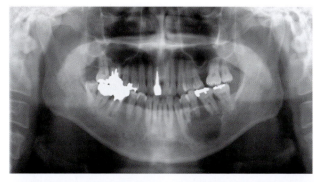
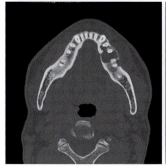
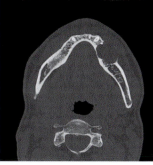
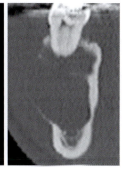

図❶a　47歳、男性。初診時のパノラマX線写真。3～6部にかけて、境界明瞭な単房性のX線透過像を認める

図❶b　3D-CT画像。3 4部にかけて境界明瞭、単房性のX線透過像を認める。病変によって頬側皮質骨は膨隆し、菲薄化している。下顎管は病変によって圧迫され、下方へ偏位している

4．確定診断

生検は、術前の診断の確定に最も有効であり、良悪性を含めた組織型に関する情報が得られるので必ず行わなければならない[2]。組織採取方法は、保存不可能な歯を抜去して抜歯窩から採取する方法や、歯は保存して頬側歯肉に切開を加え、歯肉粘膜を骨膜下で剥離して頬側の皮質骨を一部除去し、採取する方法などがある。

▶ 治療

わが国におけるエナメル上皮腫の治療法は、顎骨切除を行わずに腫瘍の根治を目指す顎骨保存療法と、腫瘍とともに一定の健常組織を含めて顎骨を切除する顎骨切除法の2つに大別される[2～4]。前者は、顎骨の連続性を保ち、形態や機能を温存して腫瘍の根治を目指す治療法である[2,4]。いくつかの術式が報告されているが、再発が問題となる。また、再発に伴い、頭蓋底への浸潤や切除不能例の出現、悪性化、転移なども報告されている[2,4]。一方、後者の顎骨切除法は一般的に根治術といわれており、再発率が低く、根治性が高いのが特徴であるが、形態や機能、審美的問題、神経麻痺、再建、発育期の患者への適応などに問題がある[2,4]。

1．顎骨保存療法

局所麻酔の後、メスにて歯肉歯槽粘膜に骨膜に達する切開を加える。歯肉歯槽粘膜の骨膜下剥離を進め、腫瘍相当部の顎骨を明示する。エンジンバーなどを用いて皮質骨の開削を行い、腫瘍全体を明示する。その後、腫瘍を掻爬、除去する術式が掻爬術である[2,4]。摘出術は腫瘍を単に摘出するものであり、摘出後に周囲骨に対する処置を行わない[2,4]。摘出後に処置を行う場合は、摘出・掻爬術、凍結療法、化学的焼灼法、反復処置法、開創療法などの方法に分類される[2,4]。

摘出・掻爬術は、腫瘍を摘出後、周囲骨を鋭匙やエンジンバーなどで一層削除する（図1a～i）。凍結療法は、腫瘍を摘出後に周囲骨を液体窒素で凍結する[2,4]。化学的焼灼法では、腫瘍を摘出後に周囲骨をCarnoy's solutionなどの化学的薬剤で処理する[2,4]。反復処置法[2,4,5]は、腫瘍を摘出した後は開放創とし、一定期間後に新生骨上に形成された瘢痕組織の除去を繰り返し行う。開創療法[2,4]は、腫瘍の一部を被覆する口腔粘膜や歯槽骨とともに切除し、腫瘍腔を口腔内に開放する。腫瘍腔には抗菌

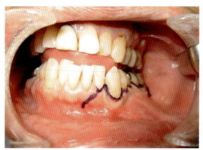
図❶c 摘出・掻爬術の術中写真。写真のように切開線を設定した

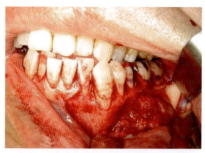
図❶d 切開後、骨膜下剝離を行い、病変相当部の皮質骨を除去し、病変を明示した

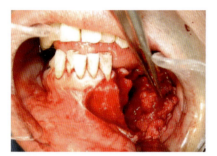
図❶e 病変を摘出

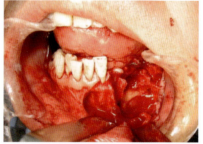
図❶f 病変を摘出後、周囲骨をエンジンバーで一層削除し、閉創した

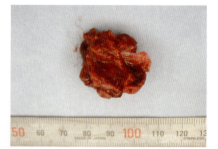
図❶g 切除物

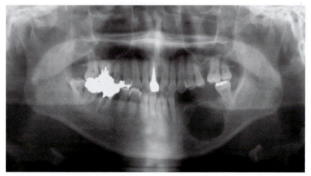
図❶h 術後1日目のパノラマX線写真

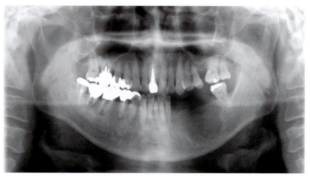
図❶i 術後1年経過時のパノラマX線写真

薬軟膏含有ガーゼドレーンを挿入し、腫瘍の切除断端と粘膜骨膜との間を縫合した糸を用いてタイオーバーする。減圧を図り、腫瘍の縮小を期待する方法であるが、最終的には摘出掻爬や辺縁切除などの二次手術が必要となる。

2．顎骨切除法

下顎では、下顎亜全切除、同半側切除、同区域切除、下顎辺縁切除などの術式がある[2, 4]。下顎亜全切除は下顎骨の半側を越える切除で、通常、下顎枝から対側下顎枝の範囲以上を切除する。関節突起を含める場合と含めない場合がある。下顎半側切除は、一側の関節突起を含めた下顎骨の半側切除をいう（**図2a～j**）。下顎骨区域切除は、下顎骨の一端を歯槽部から下縁まで連続的に切除し、下顎体が部分的に欠損する手術法で、離断された下顎骨断端と断端は、再建用金属プレートや移植骨などで下顎骨の連続性を回復する必要がある（**図3a～k**）。下顎辺縁切除は下顎骨下縁を保存し、下顎骨体を離断しない部分切除である（**図4a～f**）。

上顎では、上顎全摘出、同亜全摘出、同部分切除などがある[2, 4]。上顎全摘出は、上顎骨すべてとその周囲組織を含めて切除する。上顎亜全摘出は、眼窩底のみを温存して上顎骨を切除する。上顎部分切除は、上顎歯肉部や上顎洞内の一部、上顎洞正中側、固有鼻腔の一部などを切除する。顎骨切除法では、欠損部の骨再建や、場合によっては軟組織再建も必要となる。歯の欠損や顎骨の欠損部には、デンタルインプラントや顎義歯による補綴も行われる。

3．治療法の選択

根治性を重視した顎骨切除法を選択するのか、再

| 症例2 | 下顎半側切除術 |

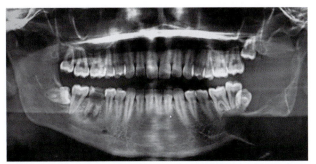

図❷a 21歳、男性。初診時のパノラマX線写真。左側下顎大臼歯部から、下顎頭に及ぶX線透過像を認める

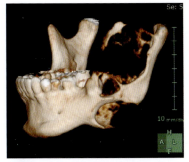 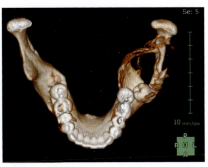 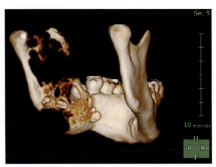

図❷b 3D-CT画像。左側下顎下縁から筋突起、下顎頭に至る圧迫吸収を認める

図❷c 3D-CT画像。腫瘍により、頬舌的に顎骨の膨隆を認める

図❶d 3D-CT画像。舌側皮質骨も、腫瘍によって圧迫吸収が認められる

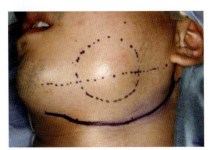 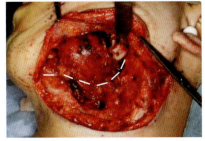 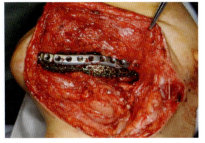

図❷e 下顎骨半側切除術の術中写真。左側顎下部に切開線を設定した

図❷f 顎下部切開から頬側の皮弁を挙上し、腫瘍を明示した

図❷g 半側切除後、チタンメッシュプレート、腸骨海綿骨細片、人工骨頭付き再建プレートを用いて、顎骨の再建を行った

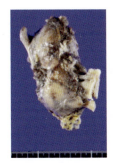 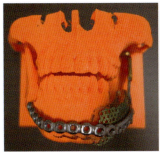 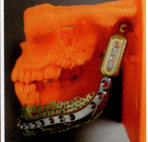

図❷h 切除物

図❷i CT画像より、パーソナル3Dプリンターを用いて実物大臓器立体模型を作製し、それを元にカスタムメイドチタンメッシュトレーを作製した。チタンメッシュトレーの外側に合わせて再建プレートをプレベンディングした

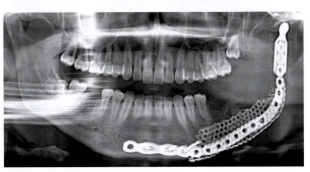

図❷j 術後1日目のパノラマX線写真

症例3 下顎骨区域切除術

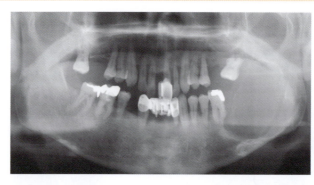

図❸a 63歳、男性。初診時のパノラマX線写真。左側下顎大臼歯部から下顎枝に及ぶX線透過像を認める

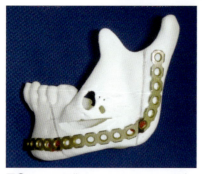

図❸b CT画像より、パーソナル3Dプリンターを用いて実物大臓器立体模型を作製し、再建プレートをプレベンディングした

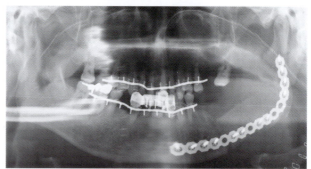

図❸c 術後1日目のパノラマX線写真

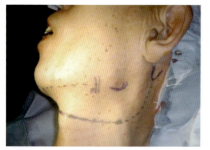

図❸d 下顎骨区域切除術の術中写真。左側顎下部に切開線を設定した

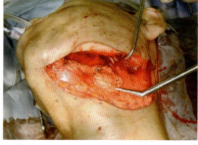

図❸e メスにて皮膚に切開を加え、止血しながら下顎下縁を明示

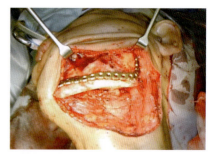

図❸f 切除部を明示後、プレベンディングした再建プレートを指摘して仮止めし、一度外す

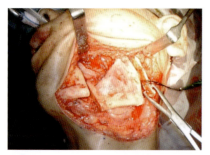

図❸g ボーンソーにて区域切除

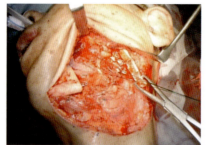

図❸h 切除後

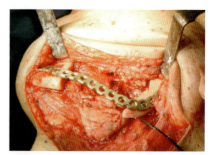

図❸i 再度、再建プレートを同部位に装着

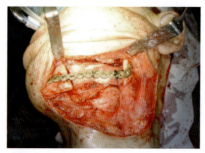

図❸j 顎骨欠損部に腸骨ブロック骨移植

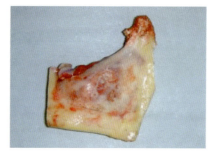

図❸k 切除物

症例4　下顎辺縁切除術

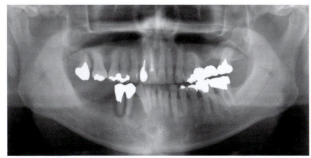

図❹a　52歳、男性。初診時のパノラマX線写真。4 3 部にX線透過像を認め、腫瘍により歯根が離開している

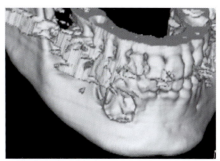

図❹b　3D-CT。4 3 部にX線透過像を認めるが、下顎下縁は保存されている

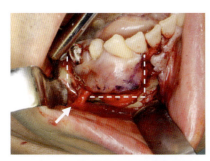

図❹c　下顎辺縁切除術の術中写真。矢印は、オトガイ神経をさす。オトガイ神経の下方移動術後、2 および 5 を抜歯し、同部位からボーンソーを用いて辺縁切除を行った

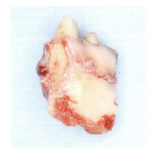

図❹d　切除物

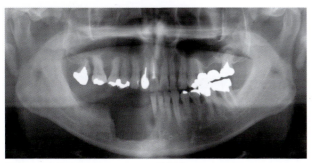

図❹e　術後1日目のパノラマX線写真

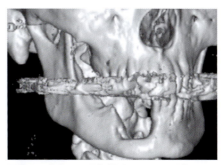

図❹f　術後3ヵ月経過時の3D-CT画像

発のリスクを負うが、顎骨機能温存を目的とした顎骨保存外科療法を選択するのかなど、現在も多くの議論が行われている[2,3,5]。

一般的に顎骨保存療法は、エナメル上皮腫（通常型）の一部や骨外型／周辺型、単嚢胞型などが適応と考えられる。顎骨保存療法を行う際には、単純な掻爬術や摘出術では高い再発率が報告されている。このため、腫瘍を摘出した後に周囲骨に対して追加の処置を行うことが推奨されている。新分類で、単嚢胞型から除外された壁在型では、単嚢胞型（内腔型）と比較して再発率が高く、X線写真上の単房性のX線透過像から、安易に単嚢胞型と判断して、単純な摘出術や開窓が行われると高頻度に再発や治癒不全を来す。そのため、治療法の選択に際しては、生検によって組織型を把握したうえで、慎重に検討することが重要である[2]。

顎骨切除術は、エナメル上皮腫のいずれの症例にも適応可能で、根治性の高い治療法であるが、年齢や性別、全身状態などを考慮する必要がある[2]。

患者の年齢が若年の場合、または全身疾患を有して積極的な手術を実施できない場合は、顎骨保存療法を選択する。

【参考文献】
1）髙田　隆：歯原性腫瘍のWHO分類改訂について．病理と臨床，36(4)：300-304，2018．
2）日本口腔腫瘍学会ワーキンググループ（編）：科学的根拠に基づくエナメル上皮腫のガイドライン2015年度版．学術社，東京，2015：6-54．
3）日本口腔腫瘍学会学術委員会「歯原性腫瘍治療のガイドライン」ワーキング・グループ（編）：本邦におけるエナメル上皮腫の病態と治療法に関する疫学的研究．口腔腫瘍，21(3)：171-181，2009．
4）森田章介：エナメル上皮腫の治療．口腔腫瘍，28(4)：270-277，2016．
5）野村武史：歯原性腫瘍ガイドラインWG3の活動報告．口腔腫瘍，28(4)：246-255，2016．

Level Up & H!nt
4章 腫瘍

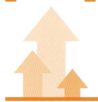

[03] 口腔内の良性腫瘍の診断と治療

東京歯科大学　口腔病態外科学講座　菅原圭亮

良性腫瘍の診断のポイント

　良性腫瘍は、転移や浸潤を示さない膨張性増殖を示す腫瘍である。自律的な増殖をするが、発生した場所で増殖するのみで母組織との類似性が高い。良性腫瘍の多くは腫脹（腫瘤）が主訴であり、感染や疼痛を伴うことは少ない。鑑別を要する疾患は、悪性腫瘍や囊胞、炎症性疾患で、最終的な確定診断には病理組織診が必要となる。

1．臨床所見
1）問診
- 時間的経過

　良性腫瘍は月（年）単位の早さ、悪性腫瘍は週単位、急性炎症は日単位である。

2）視診
- 特徴的な形態

　乳頭状：乳頭腫

　歯肉部の有茎性：エプーリス
- 特徴的な色調

　暗紫色：血管腫

　黄色：脂肪腫、リンパ管腫

3）触診
- 硬さ

　骨様硬：骨腫・軟骨腫

　弾性硬：線維腫
- 圧痛の有無

　基本的にない。悪性腫瘍は疼痛を伴うことが多い。強い圧痛がある場合は急性炎症を疑う。
- 波動の有無

　なし：良性腫瘍（充実性）

　あり：囊胞

　診察には水平双指診を用いる。
- 健常組織との境界

　明瞭：良性腫瘍

　不明瞭：悪性腫瘍

　良性腫瘍と悪性腫瘍の臨床的な違いを**表1**に示す。

2．画像検査・病理検査
1）X線所見

　顎骨内の良性腫瘍。

　例外：血管腫にみられる静脈石。

2）超音波検査

　軟組織内の腫瘍、唾液腺腫瘍。顎骨内病変は観察

表❶　良性腫瘍と悪性腫瘍の臨床的な違い

性状	良性腫瘍	悪性腫瘍
発育速度	遅い	速い
発育様式	膨脹性	浸潤性
転移	なし	多い
再発	なし／少ない	あり
疼痛・麻痺	なし／少ない	あり
機能障害	なし／少ない	あり

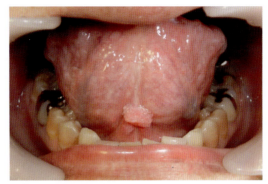

図❶　舌小帯部の乳頭腫

できない。境界明瞭で、内部エコーが均一性であることが多い。

3）造影検査

水溶性、ヨード系造影剤。血管造影法（血管腫）。

4）CT検査

顎骨内病変、軟組織疾患の描出も可能。

5）MR検査

軟組織の病変、顎骨内病変の描出も可能。

6）病理組織診

確定診断。

口腔内に発生する非歯原性良性腫瘍

1．上皮性腫瘍

1）乳頭腫（Papilloma：図1）

真の成因は不明。舌・口唇・軟口蓋に好発する。乳頭状の発育、扁平上皮がん（乳頭型）との鑑別が重要である。

2）口腔乳頭腫症

多発性の乳頭腫。カリフラワー状で悪性化の報告もあり、切除しても再発しやすいのが特徴である。

2．非上皮性腫瘍

1）脂肪腫（Lipoma）

頰部や舌に好発する。表面粘膜は黄色で、触診にて弾性軟である。MRIによる診断が重要である。

2）血管腫（Hemangioma）

- 血管内皮細胞の増殖。表面粘膜は暗紫色で、弾性軟、圧縮性（病変を押したあと、形態が戻る）を認める。
- ガラス板試験で退色性を示すのが臨床上の最大の特徴で、血腫との違いである。
- X線像で静脈石の存在、血管造影により輸入血管を診断する。
- さまざまな病態があり、毛細血管性＞海綿状＞蔓状の順である。
- 顎骨中心性血管腫では骨膨隆が生じ、X線所見では多房性の境界不明瞭な透過像を認める。
- 病理組織診は、出血の可能性があるため、禁忌である。

3）リンパ管腫（Lymphangioma）

- 半透明の小顆粒状膨隆を呈する。
- Killian（キリアン）舌炎：舌に発現するリンパ管腫のこと。

4）神経鞘腫・神経線維腫
　　（Neurilemmoma・Neurofibroma）

- 舌・頰粘膜・口蓋に発生する。類球形の腫瘤で、境界明瞭で比較的硬い。
- 病理学組織的所見：神経鞘腫 Antoni A型→観兵式様配列。
- von Recklinghausen病→皮膚・口腔に多発性神経線維腫。

5）線維腫（Fibroma）

- 舌・歯肉・頰粘膜に好発する。
- 慢性刺激によるポリープ性病変（線維性ポリープ）が多く、真の線維腫は稀である。やや弾性硬である。

6）骨腫・軟骨腫（Osteoma・Chondroma）

顎骨の外骨膜より発生する周辺性骨腫（外骨腫）と、内骨膜より発生する中心性骨腫（内骨腫）に分

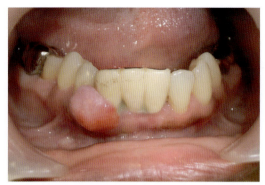

図❷　下顎右側前歯部のエプーリス

▶ 口腔内に発生する腫瘍類似疾患

1．線維性骨異形成症

骨形成を伴う線維性組織の腫瘍性増殖物で、骨の肥大と変形を認める。大きくなると顔貌にも変化を認めるようになる。

- 好発年齢：若年者。
- X線所見ですりガラス不透過像を認める。
- 単骨性線維性骨異形成症が80％、顎骨（上顎＞下顎）に多い。
- McCune-Albright症候群→多発性に線維性骨異形成症を認める。

2．巨細胞腫

稀な病変で、ほとんどは巨細胞性肉芽腫である。

- 好発年齢：20～40歳の女性、下顎正中・小臼歯部に多い。
- X線写真で多房性透過像を示すが、診断は困難である。

3．巨細胞性肉芽腫

外傷などにより、巨細胞を含む骨肉芽が過剰増殖したものである。

4．骨増生

成熟した骨の反応性増殖で、内骨症と外骨症（骨隆起）に分類される。

下顎隆起を切除する際は、歯頸部を切開してフラップの血流を十分に確保し、舌側に存在する舌神経や舌下動静脈、Warton管、舌下腺に注意する。

5．Langerhans細胞性組織球症

以前は、骨好酸球肉芽腫、Hand-Schüeller-Christian病、Letterer-Siwe病を包括し、Histiocytosis Xと呼ばれていた。現在は、Langerhans細胞性組織球症と呼ばれ、次のように分類される。

1）単臓器型

単病変、もしくは多病変（従来の好酸球肉芽腫に相当）。

2）多臓器型

リスク臓器なし（従来のHand-Schüeller-Christian病に相当）。

3）多臓器型

リスク臓器あり（従来のLetterer-Siwe病に相当）。

- リスク臓器：肺、肝臓、脾臓、造血器など。
- 10歳以下の男児に多い。
- 口腔症状：歯肉腫脹や口内炎、歯の動揺や脱落を認める。
- X線写真：打ち抜き状透過像。
- 治療法：顎骨の単臓器型では摘出と周囲骨搔爬、多臓器型では化学療法が主体である。

6．エプーリス（図2）

歯槽突起部に生じた歯肉や歯根膜、歯槽骨膜由来の良性の有茎性腫瘤。つまり、歯肉以外に発生した腫瘤はエプーリスとは呼ばない。

1）原因

- 全身的因子：卵胞ホルモン、黄体ホルモンの異常。
- 局所的因子：不適合な金属冠・充塡物・補綴物の機械的慢性刺激。歯石・残根・歯肉炎などの慢性疾患の炎症性刺激。

2）妊娠性エプーリス

初期は肉芽腫性→後期は線維性の病理組織像を示す。出産後に自然消失することが多い。

3）先天性エプーリス

新生児の歯肉に生じる良性の限局した腫瘤。女児に多く、発現部位は上顎前歯部に最も多くみられる。

 良性腫瘍の治療法

1．非歯原性良性腫瘍、腫瘍類似疾患の治療

1）乳頭腫

切除術。一般的には、健常部を含めて紡錘形に切開する。

2）線維腫

切除術。一般的には、健常部を含めて紡錘形に切開する。

3）脂肪腫

切除術。

4）血管腫

切除術、梱包療法、塞栓療法、凍結療法。

5）リンパ管腫

切除術（境界が不明瞭）、OK-432（ピシバニール®）による硬化療法。

6）神経鞘腫、神経線維腫

切除術（原発の神経を追求し切除→神経麻痺）。

7）骨腫・軟骨腫

切除術。下顎頭に発生した場合は耳前切開、耳前側頭切開が必要となる。

8）線維性骨異形成症

減量手術。

9）エプーリス

切除術。ただし、歯肉や歯根膜、歯槽骨膜のいずれかの由来により、これらを除去しないと再発の原因となるため、エプーリス切除とともに抜歯が必要な場合もある。妊娠性エプーリスは、出産後に自然に消失することもあるので、初期に切除せずに様子をみてよい。

Level Up & Hint

4章 腫瘍

[04] 口腔がんの診断と対応

東京歯科大学　口腔顎顔面外科学講座　山本信治　柴原孝彦

　口腔がんは世界保健機関（WHO）および国際対がん連合（UICC）によって、舌、口底、頬粘膜、上顎歯肉歯槽粘膜、下顎歯肉歯槽粘膜、硬口蓋の6部位から発生する上皮性悪性腫瘍と規定されている。また、他臓器の悪性腫瘍と比較すると、ほとんど肉眼で直視可能であり、一見すると早期発見に有利な条件下にあると考えられがちである。しかし、現実には必ずしも早期発見、早期治療が行われているとは限らない。その原因の一つとして、悪性腫瘍の初期症状の肉眼的病像は、良性腫瘍の病像と類似した様相のことがしばしばある。さらに同一組織でも、部位や病期によって肉眼的臨床像は異なり、多種多様となる[1,2]。

　そこで、本項では口腔がんの診断と対応を「科学的根拠に基づく口腔癌診療ガイドライン 2013年版」[3]に基づいて解説する。

口腔がんの疫学[3]

　口腔がんは、口腔内に発生する悪性新生物の90％以上が扁平上皮がんであり、その他、小唾液腺に由来する腺系がんや肉腫、悪性リンパ腫、転移性がんがある。わが国における口腔がん罹患者は、1975年には2,100人、2005年には6,900人であったが、2015年には7,800人と増加し続けている。男女比は3：2と男性に多く、口腔がんの罹患率は先進各国で減少傾向を示すなか、人口の高齢化に伴ってわが国だけが増加しつつある。発生部位は舌がんが最も多く、40％を占める。発生原因は、う歯や不良補綴物による機械的刺激のほか、喫煙や飲酒、食物による化学的刺激の曝露とされているが、発がんにかかわる特殊な環境と危険因子が複数存在することが特徴である。口腔がんを含む頭頸部がんの重複がんは、60～70％が上部消化管または肺に認められる。臨床視診型（**図1**）は内向型と外向型の2つに分けられ、内向型には膨隆型、潰瘍型、びらん型が、外向型には肉芽型、白板型、乳頭型があり、6型に分類される。

TNM分類[4]

　TNM分類（**表1**）による評価方法は、初診時における腫瘍の進展度を表す。とくにT分類は原発腫瘍の大きさ、N分類は所属リンパ節の有無と大きさおよび転移の範囲、M分類は遠隔転移の有無を表す。組織学的に確証されていること、臨床的に評価して各々の項目において分類することを原則とし、分類に必要な臨床的な検索と画像診断を加えて評価すると規定している。TNM分類では、T分類は原発巣の大きさを評価し、N分類は頸部リンパ節転移の有無、すなわち片側あるいは両側の頸部リンパ節転移の状態で評価し、M分類の遠隔転移は、解剖学的に上方は頭蓋底より上、下方は鎖骨より下への臓器転移の有無で評価する。さらにTNM分類に基づいて病期分類（Stage I～IV期：**表2**）を行い、腫瘍の進展度を評価する。

発生部位別の症状、診断、外科療法（口腔がん診療アルゴリズム：図2）

1．舌がん

　舌がんは口腔がんの約40％を占め、口腔がんのなかで最も多い。舌縁あるいは舌下面に好発し、舌背や舌尖にはほとんど発症しない。進展すると口底や舌根部に拡がり、癒着や舌運動障害、咀嚼障害、嚥

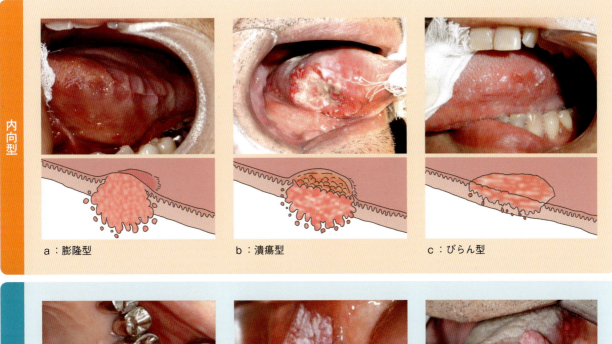

図❶ 口腔がんの臨床視診型

a：膨隆型　b：潰瘍型　c：びらん型
d：肉芽型　e：白板型　f：乳頭型

内向型 / 外向型

表❶ TNM分類

● T分類

TX	原発腫瘍の評価が不可能
T0	原発腫瘍を認めない
Tis	上皮内がん
T1	最大径が2cm以下かつ深達度が5mm以下の腫瘍[*1]
T2	最大径が2cm以下かつ深達度が5mmを超えるが10mm以下の腫瘍、または最大径が2cmを超えるが4cm以下で、かつ深達度が10mm以下の腫瘍
T3	最大径が4cmを超える、または深達度が10mmを超える腫瘍
T4	T4a	口唇：下顎骨皮質を貫通する、下歯槽神経、口腔底、オトガイ部または外鼻の皮膚に浸潤する腫瘍
	T4a	口腔：下顎または上顎洞の骨皮質を貫通する、または顔面皮膚に浸潤する腫瘍
	T4b	口唇および口腔：咀嚼筋間隙、翼状突起、または頭蓋底に浸潤する腫瘍、または内頸動脈を全周性に取り囲む腫瘍

● N分類

NX	領域リンパ節の評価が不可能
N0	領域リンパ節転移なし
N1	同側の単発性リンパ節転移で最大径が3cm以下かつ節外浸潤なし
N2	N2a	同側の単発性リンパ節転移で、最大径が3cmを超えるが6cm以下、かつ節外浸潤なし
	N2b	同側の単発性リンパ節転移で、最大径が6cm以下、かつ節外浸潤なし
	N2c	同側あるいは対側のリンパ節転移で最大径が6cm以下、かつ節外浸潤なし
N3	N3a	最大径が6cmを超えるリンパ節転移で、節外浸潤なし
	N3b	単発性または多発性リンパ節転移で、臨床的節外浸潤[*2]あり

● M分類

M0	遠隔転移なし
M1	遠隔転移あり

*1 歯肉を原発巣とし、骨および歯槽のみに表在性びらんが認められる症例はT4aとしない
*2 皮膚浸潤の存在や下層の筋肉または隣接組織に強い固着や結合を示す軟組織の浸潤がある場合、または神経浸潤の臨床的症状がある場合は、臨床的節外浸潤として分類する。正中リンパ節は同側リンパ節である

表❷ TNM分類に基づいた病期分類（Stage）

	N0	N1	N2	N3	M1
Tis	0期				
T1	Ⅰ期	Ⅲ期	ⅣA期	ⅣB期	ⅣC期
T2	Ⅱ期	Ⅲ期	ⅣA期	ⅣB期	ⅣC期
T3	Ⅲ期	Ⅲ期	ⅣA期	ⅣB期	ⅣC期
T4a	ⅣA期	ⅣA期	ⅣA期	ⅣB期	ⅣC期
T4b	ⅣB期	ⅣB期	ⅣB期	ⅣB期	ⅣC期

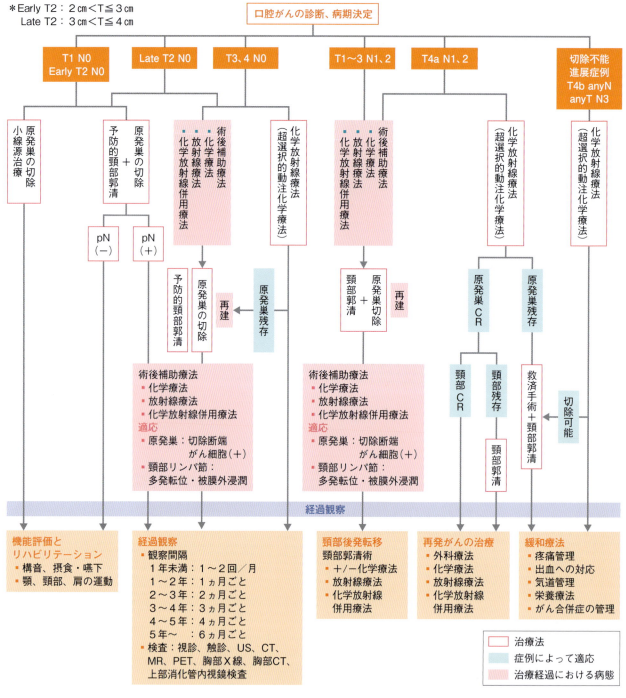

図❷ 口腔がん診療アルゴリズム

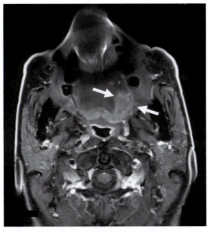
図❸a 舌がんの画像診断。左側舌がん（T1強調画像）。左側舌縁部に25×20mm大のガドリニウム（造影剤）の取り込みを認める（矢印）

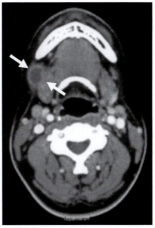
図❸b 右顎下リンパ節転移。20mm大のrim-enhancement像

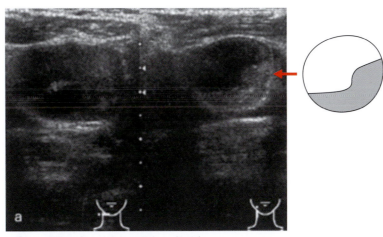
図❸c 形態が丸く、内部が不均一（矢印）

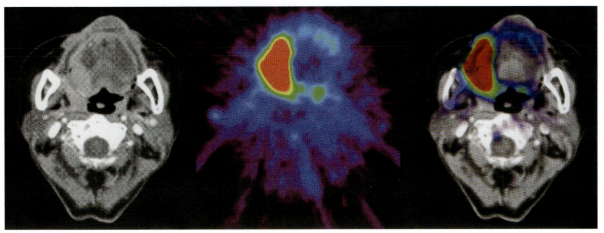
図❸d PET-CT

下障害、構音障害、開口障害、さらに咽頭部へ達すると呼吸困難を来す。

原発巣の診断は軟組織が中心となるため、造影CT、造影MRI（図3a）、超音波検査（US）が主となる。頸部リンパ節転移の診断は、造影CT（図3b）、超音波検査（図3c）が一般的で、PET-CT（図3d）も有用性を示す。頸部リンパ節転移の特徴としては、中心壊死が挙げられ、造影CTで内部に低濃度域がみられ、辺縁部が強く造影されるrim-enhancement像を示せば転移とほぼ確定する（図3b）。

遠隔転移の診断は、最も多い肺転移の検索として、

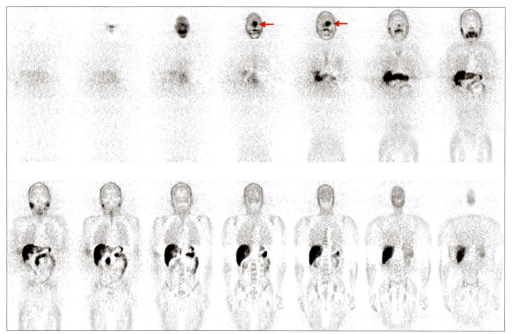

図❸e　PET-CT（全身像）。左側上顎がん（矢印）。PET-CT は、原発巣や頸部リンパ節転移の診断のほか、全身転移検索も同時に行える

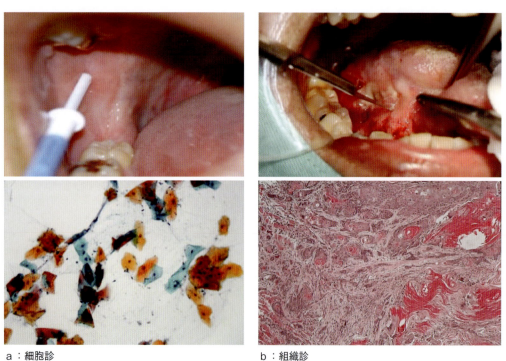

a：細胞診　　　　　　　　　　　　　　　　　b：組織診
図❹a、b　病理診断

胸部 X 線、造影 CT、67Ga シンチグラフィ、骨シンチグラフィが一般的であったが、最近では PET-CT（図3e）による全身転移検索が主流となっている。

病理診断は、擦過細胞診（図4a）を最初に行うのが主体である。部位に関係なく、口腔内は歯間ブラシや婦人科頸管ブラシ、鋭匙を用いて、患部から直接擦過する。次に、生検（組織診：図4b）で確定診断を行う。病変および隣接する組織を含めて病変の一部を切除する方法が一般的であるが、小さな病変では病変部をすべて切除する切除生検も有効である。

治療は、early T2N0 および表在性 T3N0 まではヨード生体染色を行って舌部分切除を行う（図5a、b）。Late T2〜T4N0 は、原発巣切除と予防的頸部郭清を行う。Early T2N1〜3 までは、pull-through 法にて原発巣と頸部郭清組織を一塊として切除する。

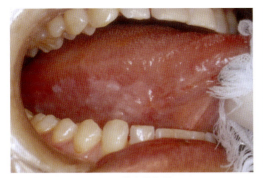
a：右側舌がん。ヨード染色施行前

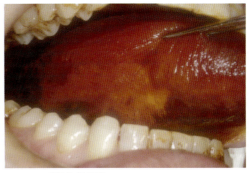
b：ヨード染色施行後

図❺a、b　早期舌がん。原則として、切除範囲は腫瘍断端から10mm外周、ヨード染色の不染帯から5mm外周を安全域として設定する

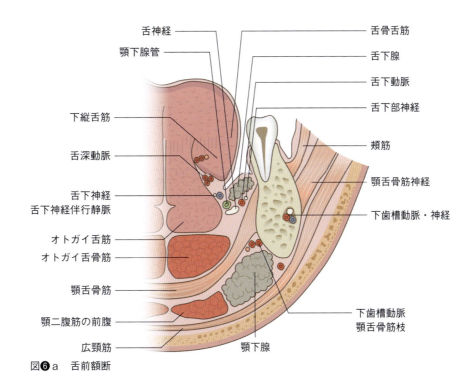
図❻a　舌前額断

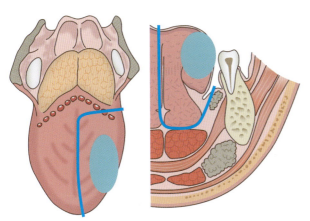
図❻b　Late T2、舌可動部半側切除。再建：前腕皮弁

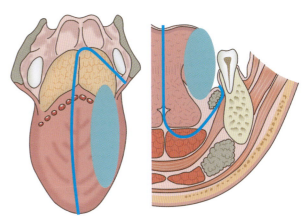
図❻c　T3、舌半側切除。再建：前腕皮弁

Late T2N+ 以上は、原発巣切除と頸部郭清、再建術を同時に行う（図6a〜f）。再建方法は組織欠損量に応じて決定されるが、遊離皮弁では前腕皮弁や前外側大腿皮弁、腹直筋皮弁、有茎皮弁ではD-P皮弁や大胸筋皮弁が用いられる。

2．下顎歯肉がん

下顎歯肉がんは口腔がんの約20％を占め、舌がんの次に多い。義歯不適合あるいは歯肉の腫脹や潰瘍

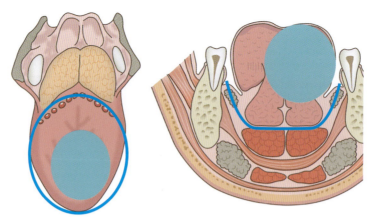

図❻d　T4a、舌可動部全摘出術。大型再建：腹直筋皮弁

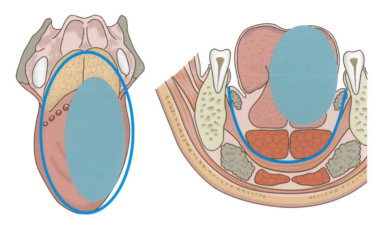

図❻e　T4a、舌全摘出術。T4、大型再建：腹直筋皮弁

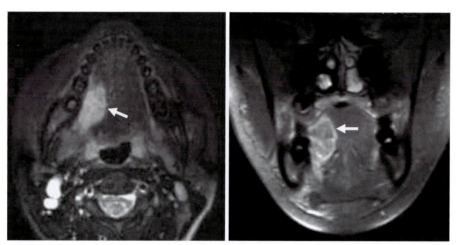

図❻f　T4a、舌半側切除＋前腕皮弁。通常は遊離皮弁。糖尿病など特殊な患者の場合はDP皮弁（有茎皮弁）

形成、歯の動揺などによって自覚されることが多い。歯周疾患や口内炎などの診断のもとに、抜歯や消炎術、漫然とした義歯調整などの誤った治療がしばしば行われることもある。

腫瘍は骨膜に沿って浸潤するため、比較的早期に下顎骨の骨破壊吸収を来しやすい。浸潤の特徴としては、圧迫型（図7a）、浸潤型（図7b）、虫くい型（図7c）の3型に分類されている。がんの急速な浸潤によって歯槽骨が急激に吸収、破壊され、歯の周囲が腫瘍増殖して歯が浮いた状態となる浮遊歯（図7d）も、歯肉がんの特徴である。

原発巣の診断は、パノラマX線、デンタルX線、歯科用コーンビームCTでまず検索する。さらには、下顎管への浸潤の有無を正確に診断することが、治

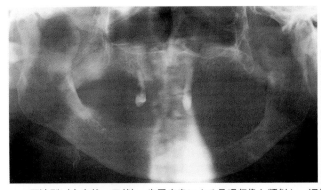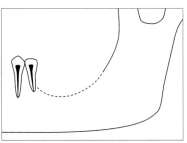

a：圧迫型（舟底状、皿状）。歯周疾患による骨吸収像と類似し、辺縁性歯周炎との鑑別が難しい

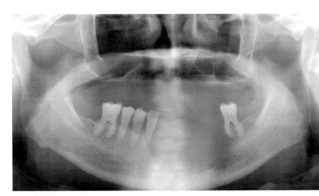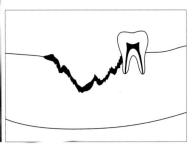

b：浸潤型

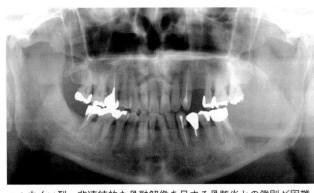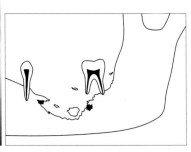

c：虫くい型。非連続的な骨融解像を呈する骨髄炎との鑑別が困難

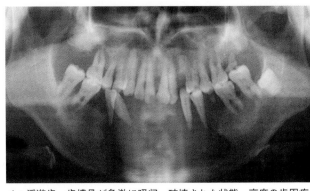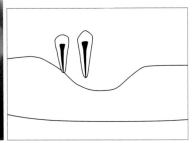

d：浮遊歯。歯槽骨が急激に吸収、破壊された状態。高度の歯周疾患でも認められる所見

図❼a〜d　歯肉がんの画像診断

療法を決定するために重要となる。頸部リンパ節転移と遠隔転移の検索は、舌がんと同様である。

治療は、T1は辺縁切除を行う。T2、T3は骨吸収の深達度と骨吸収型との関連を考慮し、下顎骨辺縁切除か区域切除を行う。T4は下顎区域切除か半側切除が選択される。顎骨の再建方法は、血管柄つき骨移植あるいは再建プレート（図8）による一次（即時）再建を行う。再建プレートを用いた場合、

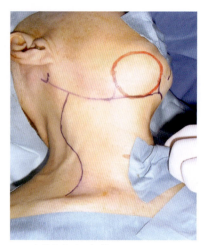
a：皮膚を含めて切除

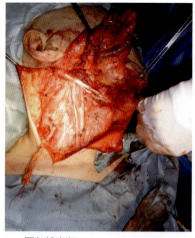
b：頸部郭清術

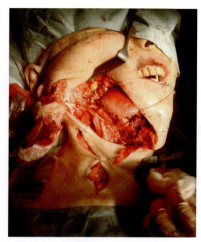
c：リンパと腫瘍を一塊として切除

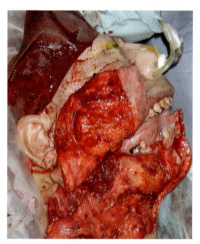
d：下顎区域切除

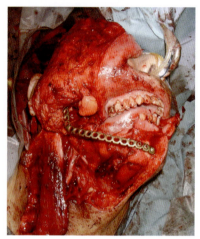
e：再建プレートによる一次再建

図❽a〜e　下顎歯肉がん（T4症例）

再発や転移がないのを確認し、1〜2年後に血管柄付き骨移植あるいは自家骨片移植（PCBMやブロック骨）を用いて二次再建を行う。

3．頰粘膜がん

頰粘膜がんは、わが国では約18％と比較的少ないが、インドでは約50％で最も多い。理由としては、ビンロウジュや咬みタバコが発がんの重要な因子と考えられている。大臼歯部に相当する頰粘膜面から臼後部に好発する。大部分が高分化型で、白板症を伴うことも多い。

治療は、T1、T2は頰粘膜切除あるいは放射線治療を行う。進展例は、頰粘膜切除、下顎合併切除、上顎合併切除、皮膚切除、あるいは臼後三角部より上・後方の拡大切除が行われる。

4．口底がん

口底がんの発生頻度は約12％と比較的少ないが、口底部に潰瘍と硬結を伴う腫瘤形成を自覚する場合が多い。顎下腺開口部あるいは腺管に浸潤し、唾液の流出障害や顎下腺の腫脹を伴うこともある。舌や歯肉、下顎骨に近接しているため、比較的早期に舌や歯肉への進展、顎骨骨膜への癒着、底部を形成する舌骨上筋群へ浸潤しやすい。摂食時や会話時の疼痛、違和感が著明で、義歯不適合も生じやすい。

治療はEarly T2N0までは口底部切除（口内法）を行う。Late T2、T3、T4は、原発巣切除（口底全切除）と頸部郭清を同時に行う。舌や下顎骨に浸潤したものは、舌や下顎骨の合併切除を行う。

5．上顎歯肉がん

上顎がんは、歯肉から発生する上顎歯肉がんと上顎洞粘膜を原発とした上顎洞性がんとがあり、頻度は約9％と比較的少ない。上顎歯肉がんの自覚症状は、腫脹や潰瘍、疼痛などであるが、歯痛は少ない。進展すると、頰粘膜や口蓋粘膜、さらには鼻腔や上顎洞底を浸潤、破壊する。

診断は、下顎歯肉がんと同様である。上顎洞への進展を把握するために、Waters法X線を追加する場合もある。

治療は、外向性の早期がんは骨膜を含めた歯肉切除を行う。多くは上顎部分切除（上顎歯肉、上顎洞内の一部、上顎洞正中側、固有鼻腔の一部など、上顎骨の一部を切除）や上顎亜全摘出（眼窩底のみを温存して上顎骨を切除）が行われる。

6．口蓋がん

口蓋がんの発生頻度は約2％と少ない。発現部位は一般に硬口蓋の歯肉寄りであるが、進展したものでは正中線を越えたり、軟口蓋、歯肉あるいは口蓋骨の吸収、破壊を来す。自覚症状は、口蓋部の腫脹が主で、次いで潰瘍、疼痛を生じる。

診断は、基本的に上顎歯肉がんと同様の検査を進める。

治療は上顎歯肉がんと同様の術式を行う。

放射線療法

1．小線源治療

針状線源には^{192}Irがあり、通常、1週間で70Gyを照射する。粒状線源には^{198}Auがある。両者ともearly T2N0、腫瘍の厚さ1cm未満の舌がんが適応となる。^{198}Auは永久刺入線源で舌の可動も妨げないため、^{192}Irの使用が困難な症例にも適応される。

2．外部照射

X線を用いた従来の外部照射単独では根治を期待できない。そのため、最近では、強度変調照射法（IMRT）や粒子線治療が、進行がんの治療において期待されている。

化学放射線療法

進行がんに対して行う放射線療法（2Gy／日で週5回、計70Gy）の同時併用化学療法（Concurrent chemoradiotherapy：CCRT）が根治療法として多く施行されている。併用される抗がん剤は、白金化合物であるシスプラチンがkey drugとなり、これに5-FUやドセタキセルなどとの併用治療が多く行われている。また、術前にペプロマイシンを、術後補助的にS-1を単剤投与することもある。さらに最近、口腔がんに唯一適応となった分子標的薬であるセツキシマブやニボルマブが登場し、再発、転移症例に分子標的薬と化学療法や放射線療法との併用による有用性があきらかにされつつある。

支持療法とリハビリテーション

支持療法とは、がんそのものに伴う症状や治療による副作用に対しての予防策や症状を軽減させる治療のことで、口腔がんでは、摂食・嚥下リハビリテーションや口腔ケア、精神的ケア、患者自身による上肢挙上訓練などがそれにあたる。口腔がん治療においては、積極的な支持療法の介入が、術後の機能の向上や合併症の予防、QOLの向上に有用であるため、多職種による包括的なチーム医療の重要性が認識されている。

緩和療法

口腔がんを含むがん治療は、早い段階から緩和医療を開始する必要がある。さらに、がんの終末期では、がん性疼痛や呼吸器症状、消化器症状、精神症状、出血などが生じる。口腔がんではそれ以外に、呼吸困難や栄養障害、構音障害、整容的障害を生じることがあるため、緩和ケアチームや緩和ケア科との密接な連携が重要となる。

【参考文献】
1）白砂兼光，古郷幹彦（編）：口腔外科学 第3版．医歯薬出版，東京，2014.
2）角 保徳，樋口勝規，梅村長生，柴原孝彦（編）：臨床口腔外科学 一からわかる診断から手術．医歯薬出版，東京，2016.
3）日本口腔腫瘍学会，日本口腔外科学会合同委員会（編）：科学的根拠に基づく口腔癌診療ガイドライン 2013年版．金原出版，東京，2013.
4）Brierley JD, Gospodarowicz MK, Wittekind, C（eds）: TNM classification of malignant tumours, 8th ed. JOHN WILEY & SONS, New Jersey, 2017.

Level Up & H!nt
4章 腫瘍

[05] 口腔がんを見逃さないために
── チェアーサイドにおける早期発見のためのチェックポイントと対応

東京歯科大学　口腔病態外科学講座　片倉 朗

 口腔がんの早期発見は見て疑うことから

　口腔は、発生した病変を内視鏡などを使うことなく直視できる臓器である。口腔がんの視診による感度（疾患罹患者中の検査陽性者の割合）と特異度（疾患非罹患者中の検査陰性者の割合）は、いずれも80%以上であると報告されている。したがって、口腔がんは口腔粘膜の色や形態、大きさの変化を観察することにより、妥当なスクリーニングができる。口腔粘膜病変の診察方法は8章02に詳述されているので、本項と合わせて確認してほしい。

　口腔がんとして疑わしい病変を見つけた場合、歯科医師が患者に二次医療機関での精査を促さなければ、患者は口腔がんの早期発見と早期治療の機会を失うことになってしまう。一般の歯科診療所は、口腔がんの早期発見の最前線であることを忘れてはならない。

 Oral potentially malignant disorders（口腔潜在性悪性疾患）という考え方

　これまで口腔白板症と口腔紅板症は、病変自体ががん化のリスクが高い「前がん病変」として扱われてきた。また、口腔扁平苔癬、口腔粘膜下線維症、鉄欠乏性貧血によるPlummer-Vinson症候群や、円板性エリテマトーデス、梅毒、色素性乾皮症、表皮水疱症は、がんを生じやすい生体環境を作っている「前がん状態」として扱われてきた。最近では、両者をまとめて「Oral potentially malignant disorders（OMPD：口腔潜在性悪性疾患）」と呼ぶようになっている。

 病変は色で見分ける

　口腔粘膜に現れる病変の色は、大きく分けて赤・白・黒・黄の4色に分類できる。口腔を覆う上皮は厚さ0.5mmの重層扁平上皮で、その下層は、線維、筋肉、脂肪などの結合組織である。口腔がんは重層扁平上皮から発生することがほとんどで、この部分の病理組織学的変化の違いによって病変の色が異なってくる。

　初期の口腔がんを見分けるためには、まず白色と赤色の色調の変化に注意すべきである。

1. 白色の病変
■ 白板症

　重層扁平上皮を構成する角化細胞は、基底細胞層で発生すると、約14日かけて最表層の角質層に達して角質となり、脱落する周期で代謝している。この角質が脱落することなく肥厚することで、口腔粘膜は透過性を失い、白く見える。したがって、白く見える病変は、正常な角化細胞の代謝機転が失われていることになる。また、慢性的な刺激によっても角質層は肥厚して白く見える。

　白板症は白い病変のなかでも、がん化する可能性が高い病変である。同様に、白色を呈する口腔カンジダ症（8章04参照）、口腔扁平苔癬（8章03参照）などと鑑別する必要がある。

　白板症は、擦過しても除去できない白斑を認め、原因が特定できない病変をいう。臨床的な所見が白板症であっても、病理組織学的には上皮の過角化から上皮性異形成を伴うもの、さらには上皮内がん、早期浸潤がんも含まれていることがある。白板症の

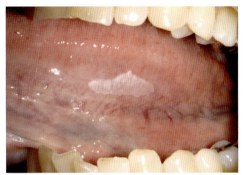

図❶ 均一型白板症。白斑の範囲が明瞭で、その色調・性状が均質

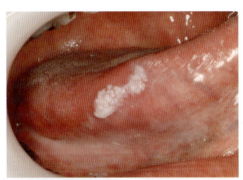

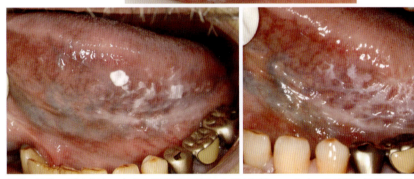

図❷ 不均一型白板症。白斑の範囲が不明瞭、色調が不均一、あるいは疣贅、結節、潰瘍、紅斑が混在する

がん化率は、わが国では3.1〜15.6％と報告されているが、女性の白板症や50歳以上の白板症はがん化しやすい。

　白板症は、視診で均一型（白斑の範囲が明瞭で、その色調・性状が均質：図1）と不均一型（白斑の範囲が不明瞭、色調が不均一、あるいは疣贅、結節、潰瘍、紅斑が混在する：図2）に分類される。不均一型や舌・頰粘膜・口底に発生するもの、多発性に発生するもの、病理組織学的に上皮性異形成を有する病変はがん化しやすいので、これらに該当する病変は二次医療機関で精査のうえ、対応を決めるべきである。

2．赤色の病変

■紅板症

　粘膜に炎症反応が起こると、粘膜直下の結合組織にある毛細血管が拡張して血管の密度が高くなり、血流量が増加する。また、腫瘍性に変化を来した場合も、毛細血管が増殖する。その結果として、粘膜の病変は赤から鮮紅色を呈することになる。また、重層扁平上皮の最表層の角化層が剥離した場合も、粘膜下の毛細血管が透過しやすくなることで発赤を呈する。

　赤色を呈する病変のなかで紅板症（図3）は鮮紅色を呈するビロード状、あるいはびらんを呈する限局性の紅斑で、舌や軟口蓋、口底に好発する。病理組織学的には、上皮性異形成を伴っていること、あるいはすでに一部分ががん化していることもあり、がん化率は50％と高いので、早期に精査のうえ、適切な対応が必要となる。鑑別すべき疾患としては、

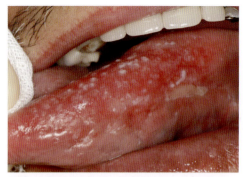

図❸ 紅板症。鮮紅色を呈するビロード状、あるいはびらんを呈する限局性の紅斑で、舌や軟口蓋、口底に好発する

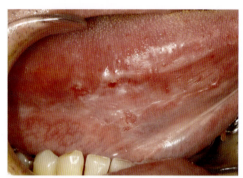

a：白斑とびらんが混在する

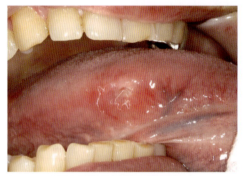

b：アフタ様の潰瘍だが周囲に隆起がある

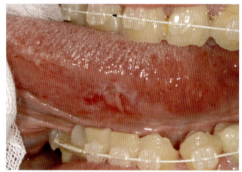

c：難治性の潰瘍で白斑を伴っている

図❹ a〜c　早期の舌がん

天疱瘡、正中菱形舌炎、口腔カンジダ症（萎縮性）（8章02、04参照）などがある。

病変は形でも見分けられる

　早期の口腔がんの形態は、白斑を呈する白斑型、発赤が著明なびらん型、上皮の欠損を認める潰瘍型、粘膜表面は正常で盛り上がった形態の膨隆型、カリフラワー状を呈する乳頭型、表面が粗造な肉芽型の6型がある。しかし、口腔がんでこれらの典型的形態をとるのは、ある程度病変が進行してからである。したがって、上皮内に留まる早期の口腔がんをスクリーニングするためには、これらの形態を十分に目に焼きつけたうえで診察を行い、極めて小さいびらん、白斑、潰瘍などの変化や、2週間以上治らないアフタ性病変や褥瘡性潰瘍を見逃してはならない（図4）。

大きさの変化に注意する

　一般に、病変の変化は、良性腫瘍は緩徐で、悪性腫瘍は早い。口腔がんの場合、発育速度が週単位で拡大することを視認できる。したがって、経過観察を行っていて週単位で拡大傾向が認められる病変は、口腔がんを疑うべきである。

　また、一つの病変でも、そのなかで上皮性異形成

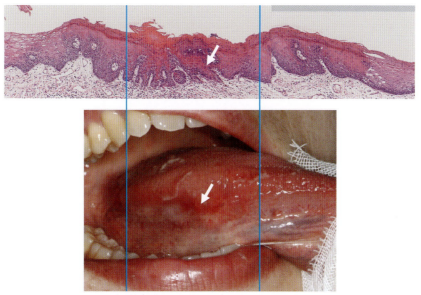

図❺ 初期の扁平上皮がんでは、同一病変内でも異形成の程度が異なる。矢印の部分は基底膜が破壊され、初期の浸潤がんとなっている

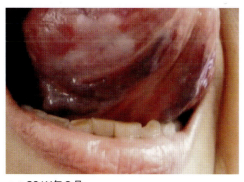

a：201X年3月

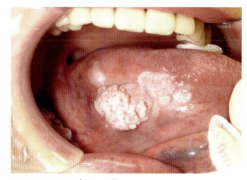

b：201X＋5年10ヵ月

図❻a、b　75歳、女性。白板症で経過観察していたが、中断した5年間の間にがん化。当初の病変から範囲は拡大し、形態も異なっている

の程度が異なっていて、一部の範囲でがん化が進行していることがある。病変が広範囲に及んでいる白板症などでは、すでにその一部ががん化しているリスクが高い（図5）。注目すべき病変があり、経過観察を行う際は1週間単位とし、増大傾向や色調・形態の変化を認めた場合には、ただちに精査を依頼すべきである（図6a、b）。

疑わしい病変をみつけたら

　口腔がんは、生検による病理組織学的診断をもって確定診断を行うので、前述のような口腔がんを疑う病変をみつけたら、地域の基幹病院の口腔外科に精査を依頼する。その際、患者への説明は、「疑わしい病変があるので、二次医療機関で精査してもらいましょう」という範囲に留めて、確定診断の前に詳細に説明することは避けるべきである。

　最近では、口腔粘膜病変を観察するための蛍光観察装置（イルミスキャン®：松風）や、インターネットを介して口腔外科や口腔病理の専門医がチェアーサイドでの対応をサポートするシステムも運用されているので、それらを補助的手段として利用するのも一案である。

　自院で経過観察を行う場合には、①経過観察すべき病変があること、②病変に対して、その後にどのような懸念があるのか、③どのような点を観察し、どのような変化があったときに精査が必要なのか、を患者に説明することが重要である。また、併せて口腔がんの疫学や予防、早期発見のために日常からできるセルフチェックの方法なども説明する必要がある。

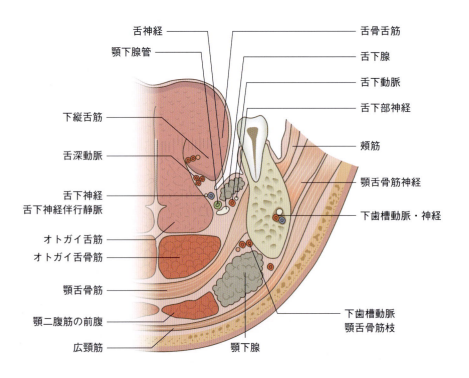

5章 先天異常

Level Up & H!nt

[01] 口唇裂・口蓋裂の障害・継発症・
治療の流れ …………………… 98

[02] 顎変形症の診断と治療の流れ ……………… 106

[03] 顎変形症手術
（下顎枝矢状分割法・Le Fort I型骨切り術）… 112

[04] 顎変形症の手術（顎骨延長法）……………… 118

Level Up & H!nt

5章 先天異常

[01] 口唇裂・口蓋裂の障害・継発症・治療の流れ

東京歯科大学　口腔顎面外科学講座　渡邊 章

　わが国では、口唇裂・口蓋裂は約500人に1人の割合で発症し、最も発症頻度の高い先天的外表奇形である。この疾患の治療には両親の協力が不可欠であり、医療従事者は、患者本人とその両親に対して十分なコミュニケーションとさまざまな配慮が必要となる。成長のいくつかのタイミングで治療する歯科医師は、その障害を把握し、治療の流れを説明できることが必須である。本項では、基礎的な事項と治療の流れについて、必要な知識を整理したい。

▶ 口唇裂・口蓋裂はどのような疾患なのか？

1．口腔・顔面の発生（図1）

　中顔面の発生には、内側鼻隆起、外側鼻隆起、上顎隆起、下顎隆起が関与し、胎生4週ごろからそれぞれの隆起の癒合が開始する。一方、口蓋は胎生6週ごろから始まり、一次口蓋と二次口蓋が癒合する。一次口蓋は、両側の内側鼻隆起の癒合によって顎間部（上唇の人中部、上顎4切歯、切歯孔前方の口蓋）が形成され、二次口蓋（上顎隆起由来の左右の口蓋板）の癒合により、切歯孔後方の硬口蓋、軟口蓋、口蓋垂を形成し、鼻腔と口腔を隔てる。

2．分類（図2）

　病状は、視診によって「どこに」、「どの程度」披裂があるかを把握できるので、一般的な臨床では披裂形態による裂型分類を用いて診断される。前述の口腔・顔面の発生を思い浮かべると、簡単に分類できる。

　口唇裂と口蓋裂の発症の機序は異なり、これらを分けて考えるのが一般的である。つまり、顎裂の有無にかかわらず一次口蓋の披裂が口唇裂、二次口蓋の披裂のみが不完全口蓋裂、もしくは口蓋裂単独に分けられる。口唇裂では、披裂が外鼻孔に達しているか否かで完全裂、不完全裂、そして左右側、両側に分けられる。不完全口蓋裂では、披裂が硬口蓋と軟口蓋に及ぶものを硬軟口蓋裂、軟口蓋のみのものを軟口蓋裂、そして、口蓋垂裂、粘膜下口蓋裂となる。一次口蓋から二次口蓋にわたる披裂は、唇顎口蓋裂（完全口蓋裂）である。

3．疫学・発症原因

　口唇裂・口蓋裂の裂型分類における割合は、唇顎口蓋裂、口唇裂、口蓋裂の順に多く発症する。口唇裂、唇顎口蓋裂は男性に多く、口蓋裂は女性に多い。

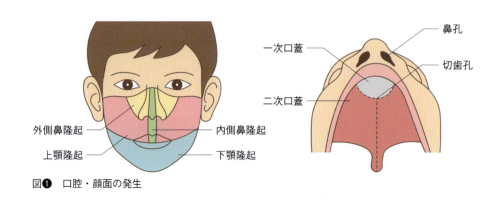

図❶　口腔・顔面の発生

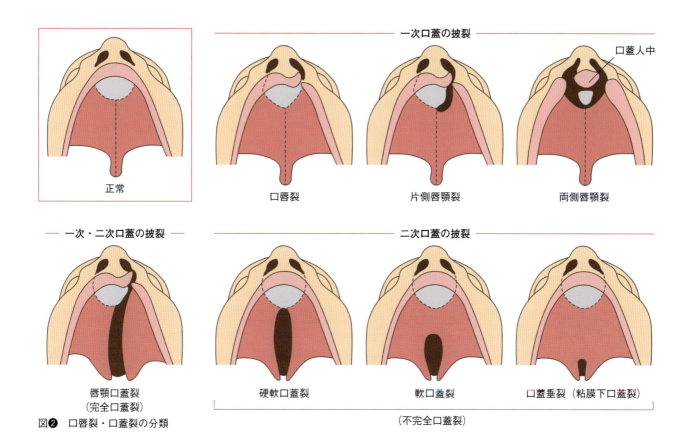

図❷　口唇裂・口蓋裂の分類

　左右差は左側が多く、統計学上、最も多い裂型は左側唇顎口蓋裂である。口蓋裂単独は症候群の一部症状としてみられることがあり、他の症状の検索が必要となる。家族内の発現率は、両親のいずれか一方が罹患している場合、その子が発症する確率が2〜4％で、同胞内で本症が発現する割合は1〜2％と報告されている。

　口唇裂・口蓋裂は前述の顔面隆起の癒合不全によって発症し、原因となるさまざまな遺伝子と多数の環境要因が絡み合う「多因子遺伝病」とされている。環境要因は、おもに子宮を取り巻くさまざまな環境のことで、サリドマイド、ウイルス感染、ビタミン摂取異常、喫煙などが挙げられる。

　これまでの再発危険率や罹患率などの報告から遺伝傾向が強く、他人種においても家族集積性が指摘され、遺伝要因が強く関与していると考えられる。さまざまな研究施設で遺伝子研究が行われ、いくつかの関連遺伝子が発見されているものの、いまだ決定的な原因は不明のままである。最近では、次世代シークエンサーを用いた網羅的な解析が進んでおり、その結果が期待されている。担当の医療従事者は、患者や家族への説明の際は最新の情報をつねに入手しておきたい。加えて、「奇形」や「遺伝」などの用語は、誤解のないように十分に配慮する必要がある。

口唇裂・口蓋裂の障害・継発症

1. 出生直後の障害

　口唇裂では披裂が赤唇から白唇部にかけて存在し、外鼻や口唇の変形がみられ、下顔面中央部の形態異常による美的障害が挙げられる。唇顎口蓋裂では哺乳時に乳首を口蓋に圧迫することや口腔内を陰圧にすることができず、哺乳障害を認める。口蓋裂では直接咽頭部が露出するため、咽頭炎や誤嚥による気管支炎などの呼吸器疾患を伴うことがあり、鼻中隔弯曲による鼻炎、耳管開口部の位置異常、狭窄による滲出性中耳炎などの耳鼻科疾患が合併症として挙げられ、他科との連携が必要である。

2. 口唇裂の一次手術後（口唇形成術）の障害・継発症

　口唇裂の一次手術後に手術部の瘢痕や変形が残ることがあり、美的障害が継発症の一つとして挙げられる。また、口唇を閉じることにより上唇の過緊張、

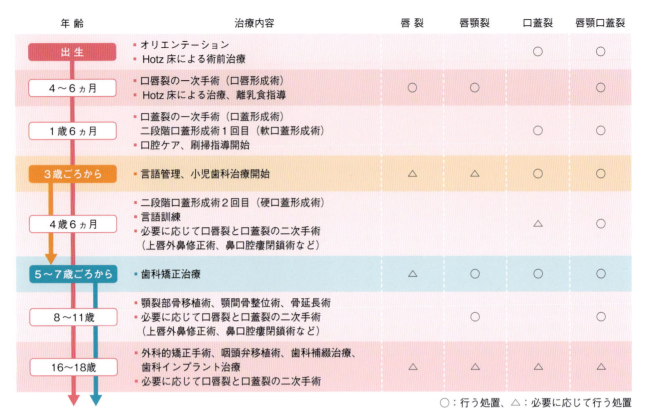

図❸　口唇裂・口蓋裂の治療の流れ

口唇運動不全、口腔前庭狭小などが挙げられる。顎裂が存在する場合には、隣接歯の捻転、側切歯の先天欠如による歯列不正などがあり、そのためブラッシングが困難でう蝕や歯周疾患を伴うこともある。

3．口蓋裂の一次手術後（口蓋形成術）の障害・継発症

口蓋裂の一次手術後に、何らかの影響で鼻咽腔閉鎖不全による言語障害（口蓋裂言語）や鼻口腔瘻を認めることがある。また、手術後の瘢痕などによって上顎劣成長といった顎発育障害が継発症として挙げられる。

口唇裂・口蓋裂の治療の流れ

1．チーム医療による一貫治療（図3）

口唇裂・口蓋裂の障害は多岐にわたるため、将来、社会生活を営むためには、出生直後から顎発育が終了する成人まで、一貫した方針に基づく専門各科によるチーム医療が求められる。当科では、一貫治療にスイスのチューリッヒ・システムを導入している。それは、Hotzのレジン口蓋床（以下、Hotz床）を用いた術前治療と顎発育を考慮したPerko法による二段階口蓋形成術が特徴である。

口唇裂・口蓋裂の治療チームは施設により異なるが、手術にかかわる口腔外科、とくに矯正歯科は必須で、歯科麻酔科、小児歯科、補綴科、歯科インプラント科、摂食嚥下リハビリ科、歯科衛生士ならびに産婦人科、小児科、耳鼻咽喉科、言語聴覚士、臨床心理士、臨床遺伝科、看護師、栄養士、ケースワーカーなどで構成され、互いに尊重し合いながら連携するチーム医療が望ましい。

一貫治療を行っている施設では、エビデンスに基づいて適応裂型や適応年齢に対して治療内容が決まっており、図3のようなレジメンを患者へ公開している。

2．術前治療

1）オリエンテーション

治療を円滑に進めるには、両親の協力が不可欠である。しかし、両親にとっても初めてのことばかりで戸惑いや不安を伴うので、両親の心理状況についても把握する必要がある。

Drotarらが、先天奇形をもつ子どもを出産した直後の親の反応を報告している。そこには、出産直

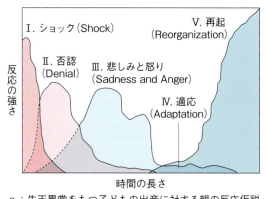
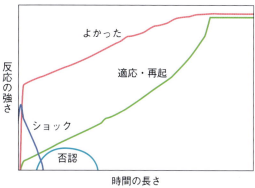

a：先天異常をもつ子どもの出産に対する親の反応仮説　　b：唇顎口蓋裂の子どもを出産した親の心理的推移
図❹a、b　先天異常をもつ子どもを出産した親の心理的推移（参考文献[1]より引用改変）

後に親が示す「ショック」、「否認」、「悲しみや不安」から、時間とともに「適応」、「再起」といった心理的推移がみられ、出産直後の多様かつ否定的反応から再起していくのが正常な反応である（図4a）。これと比較し、唇顎口蓋裂の子どもを出産した親の場合は、まず顔面奇形で目立つこと、口腔内にも披裂があり病状の不安などによる「ショック」を受け、その後、生死にはかかわらない病気、手術できる疾患であることを知り、「よかった」という心境が出現するのが特徴である。その後、一部「否認」する時期もあるが、前向きに進み「適応・再起」へと繋がる（図4b）。「再起」へと早く向かうには、担当医の説明が重要なポイントとなる。

最近は唇顎口蓋裂の40％以上が出生前診断され、出生前に両親が来院して説明を受ける機会が増えた。母親、家族へ正しい情報の提供、精神的ケアが重要である。

2）小児科によるスクリーニング

口唇裂・口蓋裂に他の先天異常が合併する頻度は、唇顎口蓋裂で2～5％程度みられる。口蓋裂では約10％ともいわれている。合併する外表奇形は手足の異常が多く、内臓奇形では心疾患が多い。小児科などの専門家による診察は必須であり、先天異常スクリーニングが重要である。

3）哺乳管理：術前顎矯正（図5a～c）

生後間もない時期から口唇裂の一次手術を行うまでの間、唇顎口蓋裂児にみられる哺乳障害に対してHotz床が有効である。Hotz床は軟性レジンと硬性レジンで構成され、鼻腔側と口腔側に隔たりを作り、逆流防止弁付きの哺乳瓶などを併用することで哺乳が容易になる。また、Hotz床の内面を削合することにより顎発育も誘導され、口唇裂・口蓋裂の一次手術の難易度が低くなる。また、口唇形成術後の口唇の筋形成や瘢痕による上顎歯槽部への圧迫などで、顎堤が偏位することを防ぐ目的もある。

他には哺乳障害に対してPNAM（presurgical nasoalveolar molding）を用いている施設があり、鼻軟骨周囲軟組織の形態改善を期待できる。

3．一次手術

1）口唇裂の一次手術（口唇形成術：図6a、b）

口唇裂初回手術の目的は、「左右対称で自然に見える機能的な赤唇と白唇および外鼻を形成する」ことである。わが国での手術時期は、生後2～6ヵ月ごろであり、施設により若干の差がある。当科では、哺乳運動によって口輪筋の発達から組織量が増加し、組織が明瞭になって歯槽弓の成長が旺盛な時期である生後4～5ヵ月に行っている。これは、体重が6kgを超えて首がすわる時期で、術後管理上の安全性も増す。手術法は、三角弁法、Millard法、Millard変法、さらに最近ではFisher法が用いられ、白唇部の切開に加えて鼻腔底、外鼻、赤唇を形成する（図7）。術式にはそれぞれ特徴があり、病状や術者の方針によって選択される。

2）口蓋裂の一次手術（口蓋形成術）

口蓋形成術の目的は、「良好な鼻咽腔閉鎖機能と歯列弓をもつ口蓋を形成し、正常な言語を獲得する」ことである。口蓋形成術は、一般的にWardill法による口蓋を後方に移動させる術式が行われる。

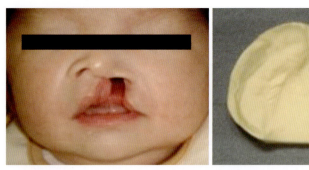

a：出生直後

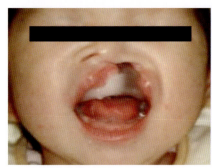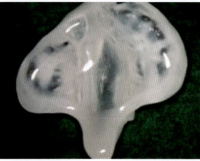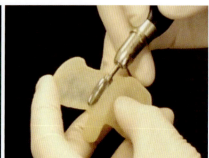

b：Hotz床装着時（左）、Hotz床（中央）、Hotz床の調整（右）

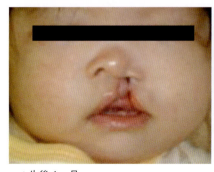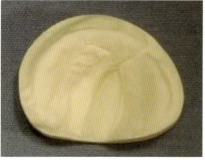

c：生後4ヵ月
図❺a〜c　Hotz床による哺乳管理。術前顎矯正

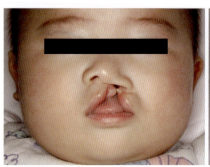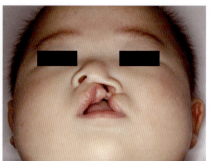

a：術前

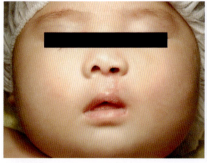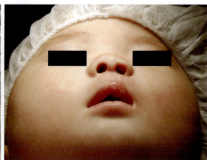

b：術後
図❻a、b　口唇裂の一次手術（口唇形成術）

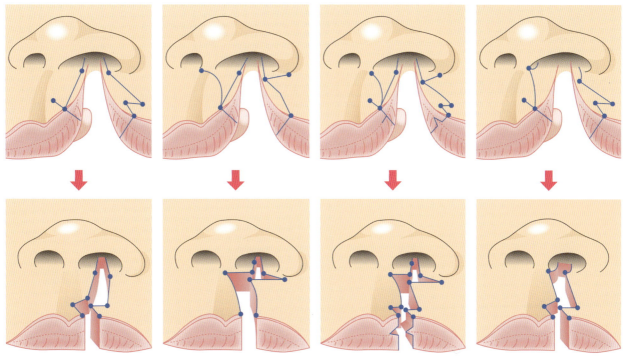

a：三角弁法　　b：Millard法　　c：Millard変法　　d：Fisher法

図❼　口唇裂の一次手術

この術式は、口蓋の前方部に骨面が露出するため、顎発育障害を出現させることがある。顎発育を考慮すると手術を遅らせるべきではあるが、言語の面を考慮すると早期に手術を行いたい。この二律背反に対して国内外を問わず度々議論となっている。

当科では、術後の骨面の露出が比較的小さい不完全口蓋裂に対しては、Wardill法に準じた口蓋形成術を選択している（図8a）。唇顎口蓋裂に対しては、Perko法による二段階口蓋形成術を採用している。1回目の手術は1歳6ヵ月ごろに軟口蓋のみを閉鎖し、骨を露出させない手術法を行う（図8b）。2回目の手術は4〜5歳ごろに硬口蓋の完全閉鎖を行う（図8c）。この際に一部骨が露出するが、大きなものではない。これまでのデータから、言語障害や上顎の劣成長になったケースはなく、良好な鼻咽腔閉鎖機能と歯列弓の2つを同時に得られる術式である。

また、他施設では、Furlow法を組み合わせる二段階口蓋形成術など、顎発育を考慮した術式や手術時期の工夫も行われている。

4．口腔ケア（図9）

口唇裂・口蓋裂の幼児は、口腔内の披裂や術後の瘢痕、口唇の緊張、歯列不正などによって、歯の刷掃が困難なことがある。当科では、口蓋裂の一次手術後から歯科衛生士による歯の刷掃指導を行っている。まずは、患児を両親の膝の上に座らせ、両親への指導から始める。

5．口蓋裂の一次手術後の言語

手術技術の進歩により、鼻咽腔閉鎖が機能せずに言語障害となる患者は減少している。小学校就学時には正常な言語を獲得していることを目標とし、口蓋裂の一次手術後に言語聴覚士による鼻咽腔閉鎖機能や言語の評価・訓練を行う。言語障害には、鼻咽腔閉鎖機能不全による開鼻声（鼻に息が抜ける）や「口蓋裂言語」といわれる開鼻声、誤った構音操作による口蓋裂特有の構音異常がある。

鼻咽腔閉鎖機能検査と言語評価においては、聴覚的判定、ブローイング（吹き出し）検査、鼻息鏡による呼気鼻漏出検査、セファロX線検査、鼻咽腔ファイバー検査などがある。いくつかの検査から、総合的に判断し、構音異常がある場合には言語訓練を行い、鼻咽腔閉鎖機能不全が存在する場合には、スピーチエイドの作製や再口蓋形成術、咽頭弁形成術などの計画を立てる。

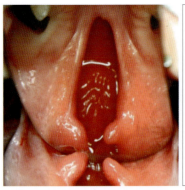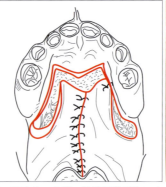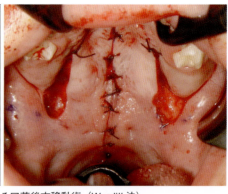

図❽a　口蓋裂の一次手術（口蓋形成術）。不完全口蓋裂：粘膜骨膜弁法による口蓋後方移動術（Wardill法）

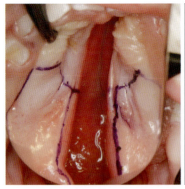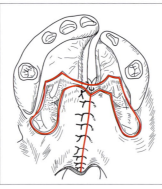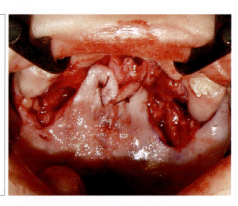

b：Perko法1回目。唇顎口蓋裂。軟口蓋形成術（粘膜弁法）

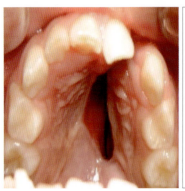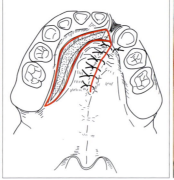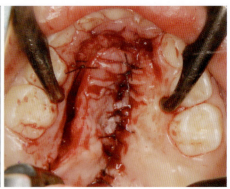

c：Perko法2回目。硬口蓋形成術（粘膜骨膜弁法）
図❽b、c　唇顎口蓋裂：二段階口蓋形成術（Perko法）

6．二次手術

1）口唇裂の二次手術

　小学校就学時前に口唇や鼻の変形が強い場合には、上唇外鼻修正術を行うことがある。また、一貫治療が行われていない成人の患者に行うケースも多い。手術は、軟組織だけの局所の修正で済むものもあれば、軟骨や軟組織を移植するもの、顎骨に骨移植が必要なものも存在する。そのため、慎重に診断し、修正手術を選択する必要がある。

● **顎裂部骨移植術（図10）**

　顎裂部骨移植術の目的は、「鼻口腔瘻を閉鎖し、連続した歯槽堤の顎裂部に歯の移動や萌出を可能にさせる」ことである。また、鼻翼基部の骨支持により顔面の対称性を修復することもできる。犬歯萌出前のHellmanのdental age ⅢBの時期に顎裂部に骨移植術を行い、側方歯肉弁（Lateral gingival flap）や口唇粘膜弁（Burian flap）で閉鎖する。その後、矯正歯科で犬歯を誘導する。

　最近では、生後3〜6ヵ月の口唇形成術時に顎裂を閉鎖する歯肉骨膜形成術（Gingivio-periost-plasty：GPP）が、顎裂部骨移植の侵襲軽減や回避可能な術式として、一部の医療機関で行われている。

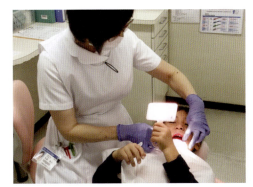

図❾　口腔ケア

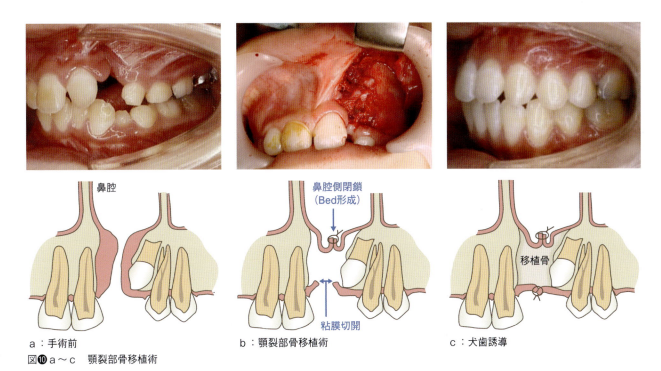

a：手術前　　　　　　　　　b：顎裂部骨移植術　　　　　　　c：犬歯誘導

図❿ a〜c　顎裂部骨移植術

2）口蓋裂の二次手術

鼻口腔瘻、鼻咽腔閉鎖不全、不正咬合、上顎後退症などが適応症として挙げられる。鼻口腔瘻に対しては、さまざまな弁を用いた閉鎖手術、または骨移植の併用などを行うことがある。鼻咽腔閉鎖不全においては、再口蓋形成術、咽頭弁移植術などがある。不正咬合、上顎後退症に対しては、Le Fort Ⅰ型骨切り術、顎間骨整位術などの顎矯正手術や顎骨延長術がある。最近では症例によっては歯科インプラント治療が適応となり、多く行われるようになってきた。

二次手術が必要な症例は、さまざまな障害がどこにあるのかを見極めることが重要で、患者の社会的事情を考慮し、治療ゴールを計画する必要がある。

遺伝学者の恩師に、「人には、誰にでも１つや２つ奇形が存在する。それが外表に現れるか、内臓に潜むか……。そして、どの程度障害を起こすかの違いである」と言われたことがある。口唇裂・口蓋裂は、生まれてくる誰にでも起こり得る。そして、治療には発生学や遺伝学の知識、何よりも歯、咬合、構音が関与しているため、歯科の知識と経験が必要不可欠である。また、患者とその両親のために正確な情報をチームで共有し、連携のとれたチーム医療による一貫治療が求められる。

【参考文献】
1）深谷久子，他：先天奇形を持つ子どもの親の出産および子どもに対する反応に関する記述研究．日本新生児看護学会誌，13（2）：2-16，2007．
2）後藤昌昭，他：口唇裂・口蓋裂診療ガイドライン．https://www.jsoms.or.jp/pdf/mg_cpf20080804.pdf
3）内山健志：今まで行ってきた口唇裂・口蓋裂の治療．東京矯歯誌，25（2）：143-157，2015．

[02] 顎変形症の診断と治療の流れ

新潟大学　大学院医歯学総合研究科　組織再建口腔外科学分野　小林正治

　外科的矯正治療は、顎顔面の形態異常と不正咬合を有する顎変形症患者が適応となる。その目的は、顎顔面形態の改善と正常な咬合関係の確立を図り、咀嚼、発音などの顎口腔機能を回復させ、さらには精神心理学的障害を排除して社会適応性を向上させることにある[1]。わが国では1970年代から顎変形症に対し、歯科矯正治療と顎矯正手術をチームアプローチによる一連の治療として体系づけた外科的矯正治療の概念が導入され[2]、1990年には顎矯正手術を施行する顎変形症症例の歯科矯正治療が保険診療に導入された。すなわち、顎矯正手術担当医と矯正歯科医が連携して治療計画を立案・実行する診療態勢が確立した[3]。ただし、歯科矯正治療を保険で取り扱うためには、厚生労働大臣が定める施設基準に適合しているものとして、地方厚生局に届け出た保険医療機関である必要がある。

　近年では、顎変形症に対する外科的矯正治療が社会的に広く認知されるようになり、その需要も拡大している。また、多様化する患者の要望に応えるために、より複雑な術式が導入される一方、新たな医療機器や医療材料が開発され、より安全・確実に治療が行われるようになってきている。

　本項では、顎変形症に対する外科的矯正治療について、診断から治療終了までの流れを解説する。

顎変形症の診断

　顎変形症患者に対する外科的矯正治療は、フローチャート（図1）に示すように、まず、医療面接や臨床所見、頭部X線規格写真（セファロ）分析、歯列模型分析、CTならびにMRI画像所見、顎機能検査、咀嚼機能検査、心理学的評価などの所見をもとに診断を行う。

臨床診断
- ①医療面接
- ②臨床所見
- ③頭部X線規格写真（セファロ）分析
- ④歯列模型分析
- ⑤CTならびにMRI画像所見
- ⑥顎機能検査
- ⑦咀嚼機能検査
- ⑧心理学的評価

治療計画
- ①矯正歯科医と手術担当医による治療計画の検討
- ②患者に対する治療計画の提示
- ③インフォームド・コンセント

術前矯正治療
- 必要に応じて、抜歯
- Skeletel Anchorage Systemの応用

顎矯正手術
- 上顎骨移動術
- 下顎骨移動術
- 上下顎骨移動術
- オトガイ形成術
- 顎骨延長術
- その他の手術

術後矯正治療
- 必要に応じて、金属スクリュー・プレートの除去

図❶　外科的矯正治療のおもなフローチャート

1. 医療面接

　近年、患者の訴えが多様化してきている。初診時に十分な医療面接を行い、個々の患者が抱える問題

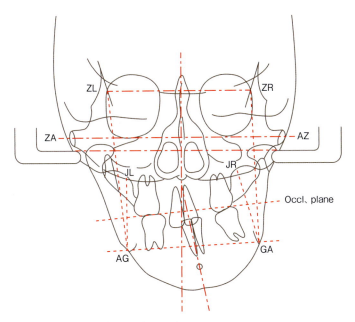
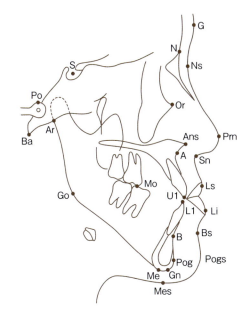

a：正面頭部X線規格写真分析計測点　　　　　　　　b：側面頭部X線規格写真分析計測点

図❷a、b　頭部X線規格写真（セファロ）分析

点や希望するゴールを明確にする必要がある。また、外科的矯正治療を行うかどうかは患者の意思が重要視されるため、患者には高度な選択的判断が強いられる。したがって、治療全体の詳細な内容と起こり得る合併症などを十分に患者に理解してもらったうえで、治療を行うかどうかを選択してもらい、治療への全面的な協力を得ることが重要である[4]。

2．臨床所見

顔貌形態ならびに口腔の様相を把握することは、外科的矯正治療の適応を判断するうえで重要である。正貌では、輪郭の特徴と左右対称性の観察が重要で、眉間点、鼻根点、眼裂、瞳孔、鼻梁、耳桿（Ear-Rod）などを参考として正中基準線を定め、鼻尖点、鼻下点、人中、上唇点、下唇点、オトガイ下点などの偏位の程度を知ることができる。側貌では、眉間部に対する中顔面、下顔面の前後的関係から輪郭の特徴とともに、口唇の突出度を評価する。さらには、顎関節症状の有無、歯列形態、咬合状態、舌や口蓋の形態などについても診査を行う。

また、下顎後退や開咬を認める症例、ならびに肥満や扁桃肥大を認める症例では、睡眠時のいびきや無呼吸がないかを問診する。睡眠時無呼吸症が疑われる場合は、医科に終夜睡眠ポリグラフ検査を依頼し、その結果を治療方針に反映させる。

3．頭部X線規格写真（セファロ）分析

正面および側面頭部X線規格写真をもとに、頭蓋に対する上下顎骨の位置や上下顎関係、顎骨形態などの骨格型分析（Skeletal Pattern）、ならびに歯の位置や傾斜関係などの咬合型分析（Denture Pattern）を行い、顎顔面形態の様相を把握する。

1）正面頭部X線規格写真分析

顎顔面骨格の左右の対称性を分析するため、正面頭部X線規格写真をトレースして、左右頬骨前頭縫合を結ぶ線（ZL-ZR Plane）、左右耳桿や頬骨弓起始部（ZA-AZ）などを基準に横軸を引き、篩骨鶏冠や顔窩内壁の中点を通って横軸に垂直な線を縦軸とする正中座標軸を設定し（図2a）、上顎骨や下顎骨の左右のバランスを計測するとともに、鼻中隔、鼻下点（前鼻棘）、オトガイ点（オトガイ隆起）、オトガイ下点（Me）、上下中切歯の正中接触点などの偏位や咬合平面の側方的傾斜などを調べる。

2）側面頭部X線規格写真分析

側面頭部X線規格写真をトレースして計測点をプロットし（図2b）、角度計測あるいは距離計測を行い、上下顎関係や不正状態を分類する。その代表的なものには、Downs法（基準：FH平面）、Northwestern法（基準：SN平面）、Wits法（基準：Occlusal plane）などがある。また、咽頭気道形態についても、

狭窄などがないかを評価する。

4．歯列模型分析

歯列模型を用いて咬合状態を観察し、前歯部の被蓋状態や歯冠幅径、歯列弓長・幅径、歯列基底弓長・幅径、歯列弓周長などを計測する。不正咬合の分類には、従来から第1大臼歯の咬合状態を基準とするAngle分類が用いられている。

5．CTならびにMRI画像所見

CTやMRIは、顎骨や顎関節、気道、周囲組織などの3次元的形態、ならびに神経・血管の走行などを評価することが可能であり、手術術式の選択や手術の難易度を評価するうえで有用である。

6．顎機能検査

顎変形症患者の顎運動は正常咬合者と異なる傾向にあり、顎運動の様相を把握することは、治療計画を策定するうえで有用である。

7．咀嚼機能検査

顎変形症患者の咀嚼機能は正常咬合者の咀嚼機能に比較すると低い傾向にあり、外科的矯正治療ではその改善を図る。これまでさまざまな咀嚼機能検査法が用いられてきたが、近年、グミゼリー咀嚼時のグルコース溶出量を測定する咀嚼能力検査法が開発され、咀嚼機能を客観的かつ容易に評価することができるようになった。

8．心理学的評価

顎変形症患者のなかには、心理的障害をもつ者が少なからず含まれている可能性が示唆されている。必要に応じて、心理テストなどを用いて精神病学的問題を抱える患者をあらかじめ把握することにより、患者の精神的な面にも配慮した治療計画の立案が可能になる。

▶ 治療計画の策定とインフォームド・コンセント

矯正歯科医と顎矯正手術担当医が共通理解をもち、診断に基づいて共同で治療計画を策定する。われわれは、Surgical Treatment Objectives（STO）[5]に従って術前矯正治療の目標を設定し、機能的および形態的に最良の結果を得るための顎矯正手術のシミュレーションを行い、治療計画を策定している。外科的矯正治療は高度な選択的治療法であるため、

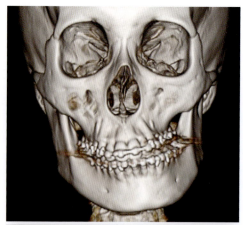
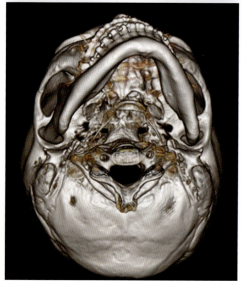

図❸a　非対称症例に対する顎矯正手術の3次元シミュレーション。術前3D-CT像

策定した治療計画を患者に適切に提示・説明し、十分なインフォームド・コンセントを得たのちに治療を開始することが、後のトラブルを防ぐうえでも肝要である。英国では外科的矯正治療の適応の指標であるIndex of Orthognathic Functional Treatment Need（IOFTN）が2014年に公表され、その有用性が報告されている。わが国においても、外科的矯正治療の選択を判断するうえで有用な指標の策定が必要と考える。

▶ 術前矯正治療

術前矯正治療では、デンタルコンペンセイション（代償性の歯軸傾斜）を是正し、術後に咬合が安定して良好な顎顔面形態が得られるように、治療計画で設定した歯列形態を目標として歯の移動を図る。アーチレングスディスクレパンシーの大きい症例で

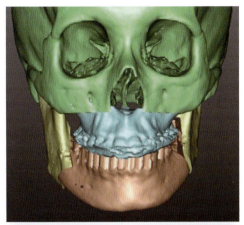
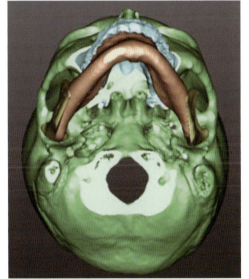
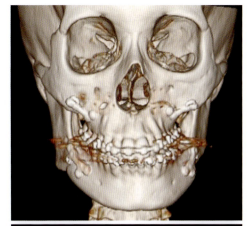
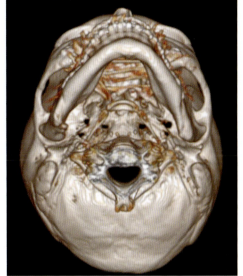

図❸b　同、3次元シミュレーション像（Le Fort Ⅰ型骨切り術＋両側下顎枝矢状分割法）

図❸c　術後6ヵ月の3D-CT像

は、小臼歯などの抜歯が必要となる。また、歯の移動方向や移動量によっては、Skeletal Anchorage Systemの応用が有効である。

手術準備

1．術前検査・診察

　顎変形症患者は比較的若く、基礎疾患をもった患者は少ないが、既往歴に関する注意深い問診と術前検査・診察が肝要となる。女性に多い鉄欠乏性貧血に対しては、術前の鉄剤投与によって貧血を改善することで、輸血のリスクを減らせる。また、女性ホルモン製剤の服用は、深部静脈血栓症・肺血栓塞栓症の発症リスクを高めるため、術前4週間と術後2週間の服用休止が推奨されている。

2．自己血貯血

　同種他家血輸血は、肝炎ウイルスやHIVのような感染性疾患や免疫抑制作用、GVHD（移植片対宿主病）などを起こす危険性がある。これらの問題を予防する有効な手段として、自己血貯血が用いられている。顎矯正手術は待機的手術であり、患者の全身状態がほぼ良好であることから、自己血貯血のよい適応となる。

3．手術計画

　術直前に再度、頭部X線規格写真や顔貌写真、歯列模型、CT画像データ、顎態模型などを用いて分析を行い、最適な顎矯正手術の術式を選択し、手術計画を立てる。従来から、手術シミュレーションには歯列模型とセファロ写真が用いられてきたが、近年では、3D-CTデータを用いた3次元シミュレーションが行われるようになり、その有用性が認められている（**図3**）。

顎矯正手術

顎変形症に対する顎矯正手術は、1849年にHullihenによって、開咬を伴う下顎前突症に対して行われた下顎前歯部におけるV字骨切り術が最初とされている[1]。その後、多くの術式が考案・改良されてきたが、現在行われているおもな術式は、上顎骨に対するLe FortⅠ型骨切り術、上顎前歯部歯槽骨切り術、上顎臼歯部歯槽骨切り術、下顎骨に対する下顎枝矢状分割法（術）、下顎枝垂直骨切り術、下顎骨体切除術、下顎前歯部歯槽骨切り術、オトガイ形成術である。また、近年より複雑な顎変形に対応するために、多分割Le FortⅠ型骨切り術や顎骨延長法などが行われている。

周術期管理

周術期では、起こり得ることを念頭におき、注意深い管理が必要である（図4）。

1．呼吸状態のモニタリング

術後の出血や腫脹によって気道閉塞が生じ、呼吸不全に陥ることがあるので、術後翌朝までは呼吸状態のモニタリングを必ず行い、緊急時に対応できるような準備をしておく。

2．顎間固定

顎間固定は、手術翌日に呼吸状態に問題がないことを確認後、必要に応じて行う。通常、咬合と創の安静を考慮して1〜2週間程度施行されるが、顎間ゴムのみとする医療機関も増えている。

3．腫脹への対応

術後の腫脹防止にはステロイド薬が有効である。また、顔面腫脹と血腫形成の予防として、持続吸引チューブの使用やサージカルガーメントによる創部の圧迫が効果的である。

4．感染予防

抗菌薬を術前から術後48時間まで経静脈的に投与する。また、術後は口腔内を清潔に保ち、感染予防に努める。

5．深部静脈血栓症・肺血栓塞栓症予防

深部静脈血栓症・肺血栓塞栓症は、誘発因子である静脈内皮障害、血液凝固亢進および静脈の血流停滞と、そこに種々の危険因子が作用して静脈内血栓を形成し、さまざまな有害事象を起こす疾患である。発症の予測は困難なため、周術期の一次予防が極めて大切になる。

6．栄養管理

顎間固定ないし顎間ゴム牽引を行うため、食事は流動食となるが、創の状態などにより、必要に応じて補液や経管栄養を行う。顎間固定解除後はしばらく軟食とし、徐々に常食に近づける。しかし、骨切りした骨片が確実に癒合するまでの術後約6週間は、硬固物の摂取は控えさせる。

7．末梢神経障害

末梢神経障害は比較的発症頻度の高い合併症である。とくに下顎枝矢状分割法後の下歯槽神経障害は、最も頻度が高い。頬神経や舌神経、眼窩下神経の障害ならびに末梢性顔面神経麻痺も稀に経験する。末梢性神経障害に対する治療法は、薬物療法が主体となる。ビタミンB_{12}製剤は神経の修復・再生機構に有効であり、ステロイド薬は神経浮腫の改善に効果があるとされている。

8．耳症状

顎矯正手術後の腫脹によって耳管機能が障害され、中耳の換気障害が起こると、耳部の違和感や聴力障害を認めることがある。通常は一過性であるが、耳管機能の回復が遅延し、耳症状が遷延した場合は、耳鼻咽喉科に精査・加療を依頼するなどの対応が必要である。

9．心理面への対応

術後に精神的に不安定な症状を呈する患者を経験することがある。とくに心理学的問題を抱える患者には、術前より適切なカウンセリングを行い、慎重に対応すべきである。患者とのコミュニケーションを密にすることで、術後の患者の不安や不満足を防げる。

チタン製骨接合材の除去

顎矯正手術時に使用したチタン製骨接合材の除去について、現在のところあきらかなエビデンスはない。金属プレートが原因の感染、腫脹・圧痛、知覚異常、金属プレートの露出や破折を認めたり、患者

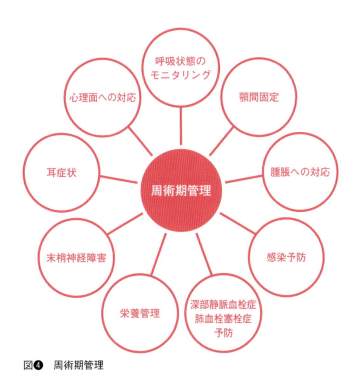

図❹　周術期管理

が除去を希望したり、主治医が除去すべきであると判断したりした場合に除去を行う。

 術後矯正治療

術後には、咬合のさらなる緊密化を図るとともに、顎位の後戻りを防ぐことを目的として術後矯正治療が行われる。とくに、下顎後退症に対する下顎骨前方移動術後に生じる著明な下顎頭の吸収性骨変化（Progressive Condylar Resorption）には、注意が必要である。咬合が安定したところで動的治療が終了となり、その後もしばらくは保定装置が装着される。

外科的矯正治療のポイントは、患者が抱える問題点や希望するゴールを明確にして、無理のない治療計画を立案し、十分なインフォームド・コンセントを得て、治療手技の熟達に努め、起こり得る事象を念頭において注意深く治療・観察することである。

【参考文献】
1) 高橋庄二郎, 黒田敬之, 飯塚忠彦(編)：顎変形症治療アトラス 第1版. 医歯薬出版, 東京, 2001.
2) 花田晃治, 広瀬達男：下顎前突の外科的矯正. 書林, 東京, 1977.
3) 日本口腔外科学会学術委員会診療ガイドライン策定小委員会顎変形症ワーキンググループ（編）：顎変形症診療ガイドライン. https://www.jsoms.or.jp/pdf/mg_jd20080804.pdf
4) Gasparini G, et al.: Orthognathic surgery: an informed consent model. J Craniofac Surg, 15(5): 858-62, 2004.
5) Larry M Wolford, Frank W Hilliard, Daniel J Dugan: Surgical treatment objective: a systematic approach to the prediction tracing. CV Mosby, St. Louis, 1985.

Level Up & H!nt
5章　先天異常

[03] 顎変形症手術
（下顎枝矢状分割法・Le Fort I 型骨切り術）

東京歯科大学　口腔顎顔面外科学講座　髙野正行

顎変形症

顎変形症は顎顔面変形症ともいわれ、上顎骨または下顎骨、あるいはその両方が、大きさや形、位置などの異常を呈した結果、上下顎の対向関係に異常が生じ、咬合の変位となって現れる疾患である。顎変形症は、その発生時期によって次のように分けられる。

①生まれたときにすぐに認められる先天性顎変形症
②成長発育に伴い変形が顕著となる顎発育異常
③外傷などの後天的な原因によって生じる後天的顎変形症

①の先天性顎変形症は、口唇口蓋裂や斜顔裂、横顔裂などの口腔顔面裂、Crouzon症候群やDown症候群などの顎顔面に変形を示す症候群がおもなもので、その割合は比較的少ない。一方で、②の顎発育異常は顎変形症の大半を占め、思春期から成人期にかけて顎骨の発育過剰や発育障害が顕著に現れてくるもので、原因は先天的か後天的かはっきりとしないものが多い。一般的には後天的な発育期の影響が大きいと考えられており、その要因としては、内分泌、栄養、運動、生活環境、歯の萌出、外傷の影響などが挙げられている。

顎変形症の影響

顎変形症にみられる障害には、先に述べた咬合関係の異常と、それに伴う咀嚼障害や構音障害などの口腔機能障害がまず挙げられる。それと同時に、顔の変形による美的障害や精神心理的障害、社会適応性の低下などを伴うことが多い。さらに、顎位の後退によって気道が狭窄し、呼吸障害や睡眠時無呼吸症候群などの原因の一つとなることも知られている。つまり、顎変形症の適切な治療は、咀嚼障害や発音障害を回復し、口腔機能や呼吸機能の維持と安定、心理的障害の改善に繋がる大切な治療であるといえる。

顎変形症による咬合障害や咀嚼障害には、前歯で噛み切れない、奥歯での片噛み、口が乾く、よだれが垂れやすい、食べこぼし、慢性的な変位咬合による歯周病やう蝕の進行による歯の早期喪失、顎関節症や変形性関節炎など、QOLにかかわる深刻な障害が挙げられる。

加えて、顎骨の変位によって深刻な顔貌変化が生じる。上顎の前突やガミースマイル（上顎歯肉の過剰露出）、受け口（しゃくれた顎）、発音障害（滑舌が悪い）、口唇・口裂の歪み（意地悪そうだ、いつも不満顔、怒り顔）などによる顔貌や表情によって、いじめや差別の対照とされることもある。さらに、これらの状況が患者の精神や心理にも影響を及ぼし、人格形成や性格にかかわっていくこともある。つまり、顎変形症の治療にあたって咬合不全の改善と同時に重要なことは、顔貌や口元の変形の改善である。

顎変形症の分類

1. 下顎前突症

わが国で最も多く治療されている顎変形症は、下顎前突症である。下顎前突症は、上顎に比べて下顎が前方に突出した状態をいう。下顎の過成長によるものと、上顎や中顔面の劣成長によって生じる相対的下顎前突症がある。Down症候群やBeckwith-

Wiedemann症候群などの一症候として発生する場合もあるが、大部分は原因を特定できない発育障害によって生じたものである。

変形の特徴としては、切端咬合や反対咬合、オトガイの突出によるしゃくれ顔、三日月様顔貌、長い顎などの顔貌を呈する。上顎の劣成長や後退、下顔面の過長などを伴っていることも少なくない。

咬合はアングルⅢ級の咬合関係を示し、時に開咬症を伴う。口腔機能障害として、嚙みにくい、しゃべりにくいなどの咀嚼障害や発音障害などを呈するが、発育期から徐々に進行した慢性的症状のために、本人や家族もはっきりと自覚していないことがあり、これによる偏食や消化不良なども見逃されている場合もある。

2. 下顎後退症、小下顎症

下顎の劣成長や成長障害によって下顎の後退、小下顎を示し、著しい咬合障害を示す疾患である。症候群としては、Treacher Collins症候群やPierre Robin症候群（Robinシークエンス）が下顎後退症や小下顎症を伴う代表的な疾患である。顎関節部の外傷や慢性炎症などに起因する後天的な発育障害により生じるものもある。しかし、大部分の症例は原因不明の発育障害による。

咬合はアングルⅡ級を呈し、安静位では前歯が嚙み合わない。オトガイも後退して口唇閉鎖が困難となり、極端な場合はオトガイが極端に小さい鳥貌を呈する。アングルⅡ級咬合を呈するため、歯列は臼歯のみが咬合して前歯は開咬となる咬合障害を呈し、咀嚼時には下顎を前方に突き出して咬む習慣がある。そのため、下顎頭前面の骨吸収などの変形や顎関節症、変形性関節炎を伴うこともある。

わが国で多い顎変形症は下顎前突症だが、米国で治療されている顎変形症では下顎後退症が多いとされる。比較的下顎が大きくオトガイの突出した白人や黒人に比べて日本人は下顎が小さい。それを基準とするため、下顎突出には敏感ですぐに改善しようとするが、一般的に下顎後退には許容的なように思われる。そのような生活環境とともに、下顎後退症は一見目立たないことから、潜在性の症例は多く存在すると思われる。

3. 骨格性開咬症

顎骨の変位による上下顎歯列弓の垂直関係の異常で、習慣性咬合位で前歯が咬合できずに間隙ができる。下顎の開大によって長貌を呈し、前歯で嚙めない、嚙み切れないことによる著しい咀嚼障害がみられる。前歯部の隙間のために構音がしにくく、この隙間を舌で塞ぎながら話すことにより、また上下の唇も閉鎖しにくいために、不自然な発音となる。

4. 上顎前突症と上顎劣成長

上顎前突症では、上顎や中顔面の前突が強く、前歯の極端な突出を伴うことが多い。笑ったときに歯肉が過剰に露出する、いわゆるガミースマイルなどによって、口元を気にしていることが多い。

上顎後退症は、上顎骨または頬骨、鼻骨などを含めた中顔面の劣成長で、相対的なアングルⅢ級咬合を呈する。口唇口蓋裂に伴う上顎劣成長はその代表的なものであるが、原因が特定できない発育障害では、上顎の劣成長そのものによる一見わかりにくい症状（頬の豊隆の低下や上唇の扁平感など）よりも、相対的な下顎の前突感や三日月様顔貌などを気にしていることが多い。

5. 顔面左右非対称症

顎顔面に左右の非対称があり、オトガイの左右どちらかへの変位と同時に、片側性または両側性の交叉咬合が生じる。下顎のみの左右非対称によるものもあるが、上下顎の非対称を伴っていることが多い。原因としては、第一第二鰓弓症候群やGoldenhar症候群などの全身症候を伴う症例もみられるが、全身的には異常がなく、おもに上下顎の非対称のみを主徴とするものが大部分である。このなかには、顎骨の外傷に伴う成長発育の障害、片側の下顎頭の過形成、下顎頭腫瘍などによるものもあるが、原因が不明で左右の成長発育に差が生じたことによって非対称を生じているものが多くみられる。また、これに伴って、咬合平面の傾斜や下顎の前後的変化などを生じているものも多い。顎骨の変形による顔面左右非対称では、口唇のゆがみや口裂の傾き、オトガイの変位、目の高さの違い、頬のふくらみの左右差などの変形が生じる。

6. オトガイ過形成症とオトガイ形成不全症

オトガイ過形成症は、下顎骨のオトガイ部の骨が過剰に増生・突出する顎変形症で、多くは前述の下顎前突症を伴っている。高度の過形成では、下唇が下方に牽引されて口唇閉鎖不全を呈している場合もある。顔のなかで目立つ部分でもあり、下顎前突症の場合と同様にその顔貌を揶揄され、心理的負担を負っていることが多い。

一方、オトガイ形成不全症の多くは下顎後退症を伴っている。オトガイの後退により、下唇は後方に牽引されて安静時には口唇閉鎖が困難となり、閉口時にはオトガイ筋の過緊張による皺（チンボタン）が生じる。

このように、オトガイ部の下顎骨の過形成あるいは減形成は、下唇の円滑な動きを制約し、口唇閉鎖不全による口腔乾燥や発音障害に繋がる。適切なオトガイ形態は、口元の自然な動きを回復して正常な機能をもたらすといえる。

 ## 顎変形症の治療

現在の顎変形症の治療は、一定期間の術前矯正治療の後、口腔外科で入院・手術を行って、さらに術後矯正治療を行う。矯正治療開始から終了までの治療期間は、およそ2～3年間を要する。手術のための入院期間は施設によって異なるが、おおむね1～2週間である。

顎変形症の手術のうち、上顎に対するものとしては、Le Fort（ルフォー）I型骨切り術が代表的である。一方、下顎の顎変形症の手術として最も多く用いられているのが、下顎枝矢状分割術である。下顎骨分割後の歯列の移動が前後、左右、上下のいずれの方向にも移動が可能であるため、適応が広いのがおもな理由である。同様に、下顎枝垂直骨切り術も比較的多く用いられている。

顎骨の劣成長に対しては、骨延長術が用いられることがある。これは、顎骨の骨切りを行ったのち、特殊な器具を顎骨内に装着して骨切り部を徐々に延長するとともに、その間に新たな骨を形成して顎骨を移動させる方法である。そのため、症候群による強度の顎変形や小顎症などに適応されることが多い（詳細は本章04を参照）。

前歯の歯槽部のみの突出による変形の場合には、前方歯槽部骨切り術が用いられる。最近、術前矯正を短縮して手術を優先する、いわゆる「サージェリーファースト」も保険外治療として行われており、今後の発展が期待されるが、従来の外科的矯正治療に比べ、まだ標準的な治療法は確立されていない。

オトガイ形成術は、一般的に骨切りや骨の削除によりオトガイ部の骨を短縮・伸長、もしくは側方に移動する。必要な場合は、腸骨などの骨移植を併用することもあるが、シリコーンや人工骨などを用いる方法では骨の吸収や感染を伴うことが多く、不安定である。

なお、現在では、これらの手術のほとんどは皮膚の切開をせずに口内法によって行われており、顔面に瘢痕を残すことはない。また、骨切りに際してはピエゾサージェリーなどの超音波骨切削機器を用いるなど、出血などの手術侵襲を最小限に留めるよう配慮されている。

ここでは代表的な骨切り法であり、併用されることも多い下顎枝矢状分割術とLe Fort I型骨切り術について述べる。

1. 下顎枝矢状分割術

かつてはおもに下顎前突症や開咬症の治療として歯槽部や下顎体部での骨切りが行われていたが、口内法による下顎枝矢状分割術が考案されてからは、あまり用いられなくなった。その理由の一つとして、下顎枝での骨切りは、抜歯を必要とせず歯列を保存できることが挙げられる。一方で、下顎枝には下顎管の中に歯槽神経が走行しており、これを損傷しないようにすることが命題であった。

これを解決したのが下顎枝矢状分割術で、1950年代後半にObwegwserによって完成され、その後、いくつもの変法が報告されている。代表的な変法としては、外側皮質骨の骨切り線を大臼歯部まで延長する方法（Obwegeser-Dal Pont法）、下顎枝中央部付近で行う方法（Trauner-Obwegeser法）、舌側分割線を遠位寄りにする方法（Short lingual cut、Hunsuck法、Epker法）などが挙げられる。

その基本術式は、口腔内より外斜線に沿って口腔

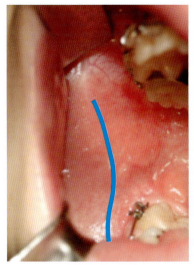
a：下顎枝前縁に沿った切開線

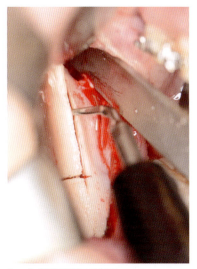
b：矢状分割面の骨切り

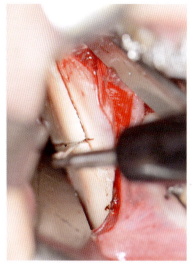
c：外側皮質骨の骨切り

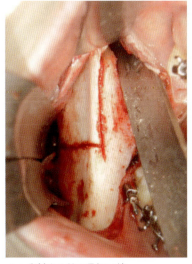
d：分割する前の骨切り線

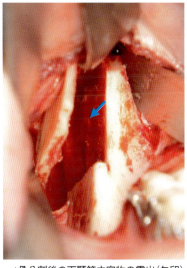
e：骨分割後の下顎管内容物の露出（矢印）

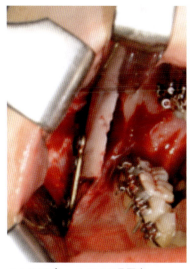
f：ミニプレートによる骨固定

図❶ a～f　下顎枝矢状分割術

粘膜を切開し、下顎枝内外の骨膜下剥離を行う。骨を前方から見て階段状に分割することにより、関節突起と筋突起を含む近位骨片と、歯列全体を含む遠位骨片に離断して、歯列を前後左右上下に移動させることができる。各骨片は、チタン製または生体吸収性のミニプレートで固定するのが一般的である。

術後は、矯正ワイヤーや矯正用アンカースクリューを利用して顎間固定や開口制限を行い、咬合位と顎位を安定させて骨の治癒を待つ。

● **標準術式（図1）**
① 外斜線に沿って、頰粘膜を縦切開する
② 下顎枝外側を広く骨膜下剥離する
③ 下顎枝内側で、下顎孔から上方を骨膜下剥離する
④ 下顎孔上部で、下顎内側の皮質骨をリンデマンバーを用いて水平に切離する
⑤ 下顎枝下方部で、下顎外側皮質骨をリンデマンバーを用いて、水平または斜めに切離する
⑥ 上記2ヵ所の骨切り部を繋げるように、下顎枝前縁で矢状方向にボーンソーまたは超音波骨切削機器を用いて骨切りを行う
⑦ 内外の骨をマイセルやセパレーターを用いて分割し、可動化する
⑧ 反対側の下顎枝にも、同様の分割を行う
⑨ バイトプレートを介して顎間固定を行い、上顎を基準とした下顎体部の位置づけを行う
⑩ 干渉部分の骨を調整・削合し、骨接合プレートと

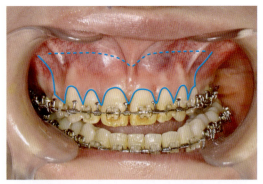
a：歯肉溝切開（実線）、歯槽部切開（破線）

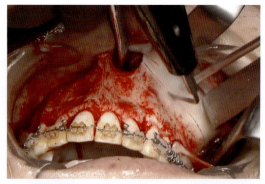
b：骨膜剥離後に骨切りを行う

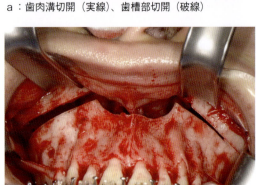
c：骨切り完了後
図❷ a〜g　Le Fort Ⅰ型骨切り術

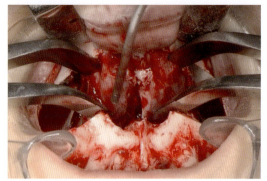
d：Tessier 型セパレータを用いた Down fracture

スクリュー（チタン製または生体吸収性）を用いて固定する

⑪顎間固定を解除して咬合状態をチェックしたのち、粘膜切開部を縫合閉鎖する

2．Le Fort Ⅰ型骨切り術

　上顎を下鼻道の高さで水平離断して、上顎骨と歯槽骨の複合体を上下左右前後に移動させることができ、必要に応じて傾斜をつけることも可能である。そのため、適応症が広く、唇顎口蓋裂や変形の強い症例では多分割にするなど、さまざまな症例に広く応用されている。

　Le Fort Ⅰ型骨切り術は、Cheever により1865年に上顎洞腫瘍の手術アプローチとして報告されたのち、1927年に Wassmund が開咬の治療法として応用した。さらに Obwegeser は、これを上顎前方移動に適応して普及させていった。

　多分割の Le Fort Ⅰ型骨切り術では、分割される骨片への血液供給の確保が重要である。変法としては、馬蹄形骨切り術が挙げられる。これは、上顎体部を上方に移動させる際に、下行口蓋動静脈を避けて口蓋骨を馬蹄形に切離する方法である。

●標準術式（図2）

①上顎歯槽部の横切開、または歯肉溝から切開を加える

②前鼻棘から犬歯窩、上顎洞側壁、翼突上顎縫合部まで骨膜剥離する

③梨状孔から下鼻道の鼻腔粘膜を剥離して、前鼻棘、鼻中隔の下方まで剥離する

④ボーンソーまたは超音波骨切削機器を用いて、鼻腔側壁─犬歯窩─頰骨下部─上顎洞側壁─上顎結節─翼突上顎縫合まで、水平方向に骨切りを行う

⑤鼻中隔マイセルで、鼻中隔下部を上顎から切断する

⑥翼突上顎縫合をプテリゴイドマイセルで切離する

⑦Tessier セパレータを用いて、上顎骨体を下方に分割する（Down fracture）

⑧Rawe 鉗子により、翼突上顎縫合の分割部分を完全に可動化する

⑨術前のモデルサージェリーで作製した中間バイトプレート（1次プレート）を介して顎間固定を行い、下顎の位置を基準として上顎体を位置づける

⑩骨の接合面を調整したのち、骨接合プレートとス

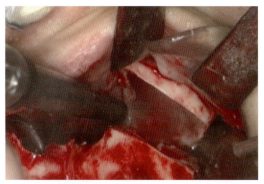
e：下行口蓋動静脈付近の骨をトリミング

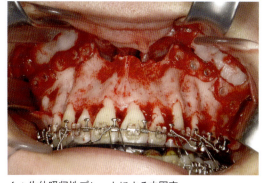
f：生体吸収性プレートによる内固定

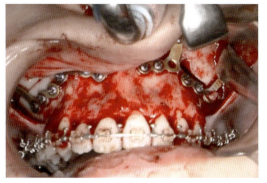
g：チタンプレートによる内固定

クリュー（チタン製または生体吸収性）を用いて固定する
⑪顎間固定を解除して固定状態を確認する
⑫鼻翼と外鼻孔形態の変形を予防する目的で、鼻翼基部シンチ縫合を行う
⑬粘膜切開部を縫合閉鎖する

いずれの手術でも、術後は創部の安静のために、圧迫包帯やテーピングを行う。下顎には持続吸引ドレーンを用いることも多い。手術翌日からは顎位の安静のため、一定期間、ワイヤーによる顎間固定や顎間ゴムを行う。早期の顎運動の回復のためには、開口訓練や開口ストレッチなどの指導が大切である。

【参考文献】
1）髙橋庄二郎，他（編）：顎変形症治療アトラス．医歯薬出版，東京，2001．
2）日本口腔外科学会（編）：口腔外科ハンドマニュアル '06．クインテッセンス出版，東京，2006．
3）野間博康，瀬戸晥一（監）：標準口腔外科学 第4版．医学書院，東京，2015．
4）内山健志，大関 悟，他（編）：サクシンクト口腔外科学 第3版．学建書院，東京，2015．
5）日本口腔外科学会（編）：イラストで見る口腔外科手術 第4巻．クインテッセンス出版，東京，2015．
6）下郷和雄（監訳）：AO法骨折治療 頭蓋顎顔面骨の内固定 外傷と顎矯正手術．医学書院，東京，2017．

[04] 顎変形症の手術（顎骨延長法）

東北大学大学院歯学研究科　口腔病態外科学講座　顎顔面・口腔外科学分野　高橋 哲

骨延長法（ディストラクション：Distraction osteogenesis）とは

　骨片を牽引・整復し、固定によって骨が再生することは古くから知られていた。1951年、Ilizalovは、創外固定装置を用いた仮骨延長法を確立した。この方法は、骨切りにより断端間に形成された幼若な仮骨を外力によって牽引・延長することで、未分化間葉系細胞を刺激して再生現象を誘導し、骨の幹細胞（骨芽細胞）に分化させ、骨形成を促すものである。本方法は、骨折の治癒過程で形成される仮骨を応用した一種の再生治療である。骨採取を必要とせず、理論的には延長量に限界がなく、歯肉など粘膜の延長も可能であり、さらに術式が比較的単純で、術後の骨吸収が少ないなど多数の利点を有する。

　顎顔面領域では1992年にMcCartyらが、hemifacial microsomiaの下顎の延長にIlizarovの創外式の延長装置を応用したのが初めてとされる。その後、装置の小型化や口腔内への応用が可能となり、狭窄歯列弓の拡大や下顎骨延長による骨格性Ⅱ級不正咬合への応用、さらに上顎骨延長による上顎骨の劣成長の治療に用いられるようになった。

ディストラクションの生物学的メカニズム

　ディストラクションのメカニズム（図1）は、顎骨でも四肢骨と基本的には同じで、①骨切りと、それに続く、②待機期間、③延長期、④保定期の3つの期間からなる。ディストラクションでは、延ばす部位の骨に骨切りをして仮骨を形成することが第一段階である。骨切り後の骨片断端の血餅中に毛細血管の新生と線維芽細胞が出現し、組織再生が開始される。この炎症反応は1～3日かかり、その後に仮骨（callus）が形成される。仮骨部の延長速度は、骨断端部の直径や骨の血行状態にもよるが、1日0.5～2㎜の範囲が最適であるとされる。延長が終了すると、延長部に現れていた線維帯（fibrous zone）が次第に石灰化していき、最後にはgapが完全に

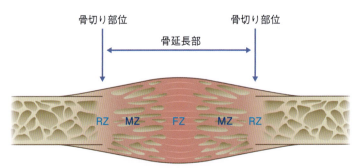

図❶　骨延長の生物学的メカニズム。骨切りで形成された仮骨が延長される過程で、骨断端には骨のリモデリングの部分（osteon remodeling zone：RZ）、その内側に石灰化した部分（zone of mineralization：MZ）、中心にX線透過性が高く石灰化が未熟な線維帯（fibrous radiolucent interzone：FZ）が形成されていく

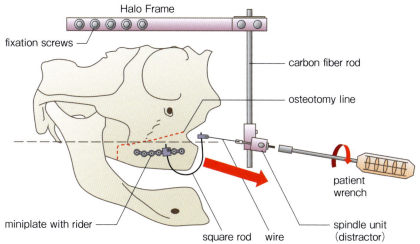
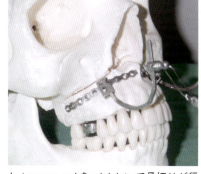

a：RED SYSTEM® の頭部および上顎への固定。赤い点線は Le Fort Ⅰ型の骨切り線を示す。上顎骨に固定された miniplate から前に square rod が出ている。ネジにて頭部に固定された Halo Frame の前方から下方に伸びた carbone fiber rod の下端に spindle unit が設置され、square rod が装着される。Spindle unit にある distractor を回すと、上顎が前方に牽引される構造になっている。通常1日2回、1mmずつ牽引する

b：square rod を miniplate で骨切りが行われた上顎に固定した状態を示す

図❷a、b　上顎の創外固定装置（RED SYSTEM®）の構造と頭部および上顎への設置

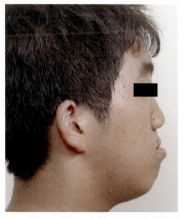

a：術前の状態。上顎の劣成長が著明で、骨格性Ⅲ級、相対的な下顎前突を呈している

b：上顎骨延長後の状態を示す。中顔面の陥凹が著しく改善されている

図❸a、b　口唇口蓋裂患者への応用例

骨架橋に置き換わる。その後、骨のリモデリングが起き、骨の成熟には通常1年ないし、それ以上を要するとされる。

上顎骨延長による上顎劣成長の治療

上顎骨の劣成長に対する外科矯正術には Le Fort Ⅰ型骨切り術が用いられるが、口唇口蓋裂患者においては、健常者と異なり、鼻咽腔閉鎖機能不全を発生させる可能性が高く、また口蓋粘膜の瘢痕により前方への移動量には限界がある。軟組織の抵抗が強くて十分な移動量が得られなかった口唇口蓋裂症例には、一期的な移動を行うのではなく、Le Fort Ⅰ型骨切り術と骨延長術を用いた方法がとくに有効であり、上顎の移動量が5mmを超えるような症例に対して適応される。

延長装置は、創内固定と創外固定の2種類がある。創外固定の RED SYSTEM（KLS Martin：図2a、b）は、ハローフレーム（Halo Frame）と、これに装着された縦棒（square rod）と延長装置（distractor）より構成され（図2a、b）、Le Fort Ⅰ型の骨切りをされた中顔面を前方に牽引して骨延長を行う。頭蓋骨に強固な固定源を求めるため、口唇口蓋裂患者で用いられることが多い。代表症例を図3a、bに供覧する。

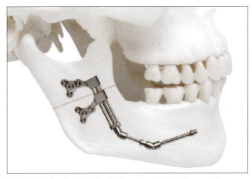

図❹ 創内（口腔内）固定による延長器の1例。KLS Martin社のチーリッヒ型下顎骨延長器（KLS Martin社カタログより転載）

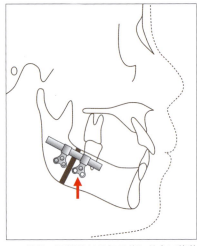

a：術前。下顎骨は骨切り後に前方に移動し、Ⅰ級の正常な咬合関係で顎間固定が行われる。下顎頭は下顎窩より前方に出ている。遠位骨片のスクリューは1本のみ装着されており（矢印）、延長中はピボットのように動くことが可能となる

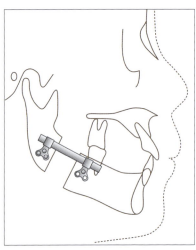

b：下顎に装着された延長器を動かすと、近位骨片は後方に移動し、下顎頭は下顎窩の方向に向かって移動する

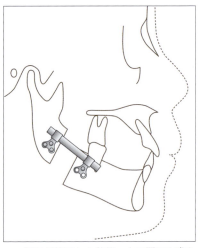

c：延長が終了した状態。上下顎の正常な咬合関係を保ったまま、下顎頭も下顎窩内の正常な位置に戻るよう延長量を調節する

図❺ BDOによる骨格性Ⅱ級に対する下顎骨延長様式（参考文献[3]より引用改変）

下顎骨延長による骨格性Ⅱ級の顎変形症の治療

下顎骨劣成長を伴う骨格性Ⅱ級の顎変形症の治療には、一般的に下顎骨の6〜7mm程度までの前方移動、下顎枝2〜3mmまでの垂直方向への延長には下顎枝矢状分割術で対応可能である。しかし、過度の前方移動や垂直方向の延長において、後戻りや術後の顎関節に対する影響が懸念される。とくに骨格性Ⅱ級で顎関節に問題がある症例では、術後にProgressive condylar resorption（PCR：進行性下顎頭吸収）が生じる場合があり、それによって後戻りも生じることが指摘されている。

前述のように、骨延長術は周囲の筋を含めた軟組織も同時に延長されるため、10mm以上の前方移動や

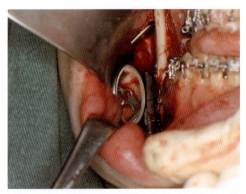

図❻ 下顎の骨切りと延長器の装着。遠位骨片に装着された1本のスクリューと骨切り線を示す

PCRのリスクが高い症例、すでにPCRがある症例では、下顎骨延長術が適応となる。下顎骨延長法のための創内（口腔内）固定による延長器を図4に示す。

従来の下顎骨延長法では延長方向が直線的なため、延長方向を3次元にコントロールすることができず、

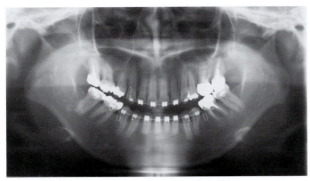
a：術前のパノラマX線写真。両側下顎頭は著しい吸収を示している

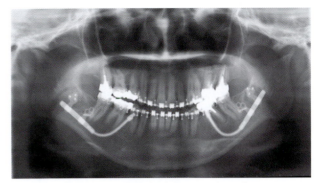
b：創内（口腔内）型下顎骨延長装置によるBDO後のパノラマX線写真。下顎頭はわずかではあるが、その大きさが増している

図❼　進行性下顎頭吸収を示す骨格性Ⅱ級症例へのBackward distracionの応用

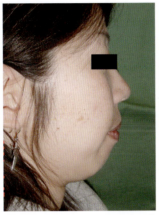
a：術前。オトガイの後退感が著しい

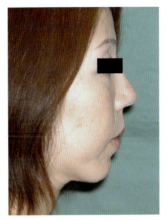
b：術後。延長後、側面顔貌は著しく改善した

図❽　側面顔貌の変化

術後の顎位も不安定となり、無理な誘導は顎関節にも過大な負担となる。そこで、下顎枝に装着された口腔内延長器により、下顎頭を含む近位骨片を後上方へ延長するBackward Distraction Osteogenesis（BDO）が行われている（図5）。さらに、われわれは3次元的な延長方向のコントロールを行うため、遠位骨片の延長器固定を1本のスクリューにすることで自由に回転するピボットテクニックを用いている（図5、6）。下顎下縁部の骨切線をGonion（Go）の前方に設定することで、Goは近位骨片に含まれ、術後Goの位置が下がらない。このようにすることで、Goに付着する筋が延長器を伸ばしても影響を受けないため、術後の後戻りを防止できる（図6）。症例（図7、8）を供覧する。

1990年代にきら星のごとく登場した骨延長法は、骨移植などの必要がなく、延長量に制限されず周囲の軟組織も延長できる夢の治療として、多くの施設で顎変形症の治療を始めとする頭蓋顎顔面領域の疾患に用いられた。しかし、若年者で用いた場合には後戻りが大きく、また術後の管理や感染の問題などの合併症も多いため、現在は必ずしもその適応症が多いとはいえない。しかし、上顎劣成長を伴う口唇口蓋裂や下顎後退の骨格性Ⅱ級症例で、その移動量が極めて大きい場合、いまだに治療の第一選択肢であり、口腔外科医はその治療法について熟知しておくべきであろう。

【参考文献】
1) 三次正春, 上里 聡（編著）：頭蓋顎顔面領域における骨延長術—骨延長は従来の手術を超えられるのか—. 東京臨床出版, 東京, 2004.
2) 高橋 哲, 船木勝介, 津田忠政：ディストラクションの現在と未来（仮骨延長）—その生物学的メカニズムと口腔・顎顔面領域への応用—. インプラントジャーナル, 12：2002.
3) Yamauchi K, Takahashi T, Kaneuji T, Nogami S, Miyamoto I, Lethaus B: Pivot technique combined with mandibular backward distraction osteogenesis for the patient with high risk for relapse. J Craiofac Surg, 23(3): 658-660, 2012.

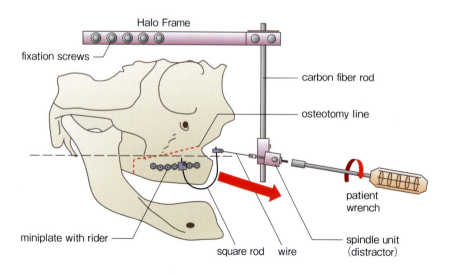

6章 囊胞

Level Up & H!nt

[01] 囊胞の診断と非歯原性囊胞 …………… 124
[02] 発育性囊胞と炎症性囊胞の治療 …………… 128

Level Up & H!nt

6章 囊胞

[01] 囊胞の診断と非歯原性囊胞

高崎総合医療センター　歯科口腔外科　薬師寺 孝

▶ 囊胞の診断

　顎顔面領域にはさまざまな囊胞が発生する（**表1**）。囊胞は発育が緩慢で、感染を伴う場合を除き、自覚症状や他覚症状を伴わない場合が多く、無症状に経過する。囊胞が増大すると球形で無痛性の膨隆を認め、軟組織内であれば波動を触知する。顎骨内に発生した場合も無症状に経過し、皮質骨が圧迫吸収されると骨質が菲薄となり、触診で羊皮紙様感を呈する。骨が吸収されると、歯の弛緩、動揺、傾斜、歯列不正などを認める。

　顎骨に発生する囊胞を診断するためには、画像検査が有効である。デンタルX線写真やパノラマX線写真において単胞性の骨透過像を認める場合には、囊胞性疾患を疑う（**図1**）。ただし、エナメル上皮腫など、いくつかの歯原性腫瘍では単胞性の骨透過像を呈することもあるため、注意が必要である。画像診断では、その疾患が囊胞であるか腫瘍であるかを確定できない。したがって、鑑別するためには病理診断が必要である。

　拇指頭大よりも小さい病変であれば、発生部位にもよるが、外来通院で局所麻酔下による摘出も可能である。拇指頭大以上の大きさであれば、粘膜骨膜弁を剥離翻転して骨面を露出させ、骨を開削、除去後、囊胞壁を一部切除して病理組織検査を行う（open biopsy）。治療方針は確定診断後に決定する。拇指頭大より大きな病変では全身麻酔下の治療が必要となることが多く、専門医での治療が望ましい。

　以下、日常臨床において遭遇する機会の多い囊胞について、画像上の特徴や診断のヒントなどの概要を説明する。

▶ 口腔内に発生する囊胞

1．歯根囊胞（図2）

　失活した歯の根尖、もしくは根側に生じる炎症性囊胞である。デンタルX線写真では、歯根膜腔と連続した囊胞様透過像を認めるため、比較的鑑別は容易である。ただし、歯根の近・遠心寄りに発生した場合には、原因歯の特定に留意する必要がある。また、囊胞腔が上顎洞内に突出している場合には、上顎洞内粘液貯留囊胞との鑑別を要する。

2．含歯性囊胞（図3）

　囊胞腔内に埋伏歯の歯冠を含むもので、好発部位は下顎智歯部、上顎犬歯部である。無症状に経過し、永久歯の萌出遅延などによりX線検査を行って発見されることが多い。鑑別疾患には歯原性角化囊胞やエナメル上皮腫があり、これらの疾患は再発を来すことがあるため、病変を摘出した場合には病理組織検査を行う。

3．歯原性角化囊胞（図4）

　歯原性角化囊胞は、2005年のWHO分類から角化

表❶　発生部位別による顎顔面領域囊胞の分類

主として硬組織に発生するもの	主として軟組織に発生するもの
・歯根囊胞 ・含歯性囊胞 ・歯原性角化囊胞 ・鼻口蓋管囊胞 ・術後性上顎囊胞 ・単純性骨囊胞 　（外傷性骨囊胞）〕偽囊胞 ・静止性骨空洞 ・脈瘤性骨囊胞	・歯肉囊胞（萌出囊胞） ・鼻歯槽囊胞 ・類皮、類表皮囊胞 ・甲状舌管囊胞（正中頸囊胞） ・リンパ上皮性囊胞 　（鰓囊胞、側頸囊胞） ・粘液（貯留）囊胞

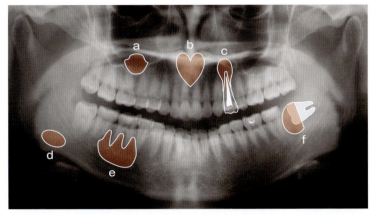

図❶ 顎骨に発生する代表的な囊胞のX線像（特徴的な所見と好発部位など）。a：上顎洞内粘液囊胞。上顎洞内のドーム状不透過像（根尖に一致しない）。b：鼻口蓋管囊胞。1|1間のハート型骨透過像。c：歯根囊胞。歯根膜空隙と連続した骨透過像（原因歯は必ず失活）。d：静止性骨空洞。下顎管よりも下顎下縁寄りの下顎角付近に好発。e：単純性骨囊胞。歯根間に入り込むようなホタテ貝状の骨透過像。f：含歯性囊胞。下顎智歯部や上顎犬歯部など埋伏歯の歯冠を含む（鑑別疾患：歯原性角化囊胞、エナメル上皮腫など）

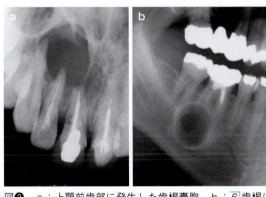

図❷ a：上顎前歯部に発生した歯根囊胞。b：6|歯根に発生した歯根囊胞

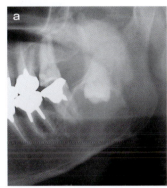
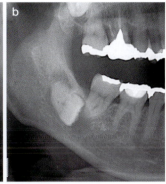

図❸a、b 下顎智歯部に発生した含歯性囊胞。智歯歯冠を含む単胞性の骨透過像。鑑別疾患（エナメル上皮腫、歯原性角化囊胞）に留意が必要となる。|7の歯根囊胞とも鑑別が必要

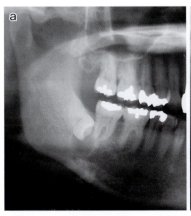
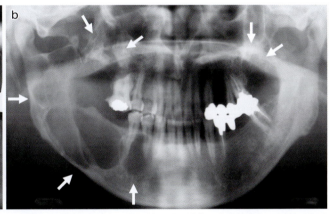

図❹ a：下顎智歯部に発生した歯原性角化囊胞。智歯歯冠を含む単胞性の骨透過像。含歯性囊胞と鑑別が必要なため、摘出して病理組織検査による確定診断が必要となる。b：基底細胞母斑症候群。上下顎骨に多胞性や単胞性の囊胞様透過像が多発している（矢印）

囊胞性歯原性腫瘍となって腫瘍性病変に分類されるようになったが、2017年の同分類から再び囊胞に分類されている。下顎角部や下顎枝部に多く発生し、上顎では智歯部や犬歯部に生じやすい。病理学的には、囊胞周囲に娘囊胞や上皮島が存在していることにより、他の囊胞よりも再発傾向が高いため、注意を要する。

基底細胞母斑症候群は、基底細胞母斑、両眼隔離、大脳鎌石灰化、トルコ鞍の架橋、二分肋骨、点状小窩、および多発性顎囊胞を特徴とする常染色体優性遺伝性の疾患である。本症候群で発生する顎囊胞は、歯原性角化囊胞である。

5．鼻口蓋管囊胞（図5）

鼻口蓋管の残存上皮由来の囊胞である。1|1間にデンタルX線写真（咬合法）で類円形、あるいはハート状の骨透過像を認めるのが特徴である。囊胞が増大すると中切歯根尖に近接するため、中切歯由来の歯根囊胞との鑑別が必要となる。

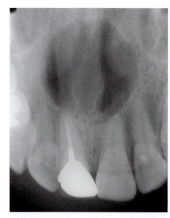

図❺ 鼻口蓋管囊胞。上顎中切歯が失活している場合には、歯根囊胞との鑑別が必要となる

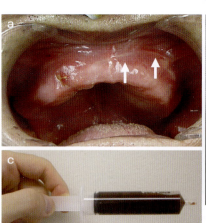
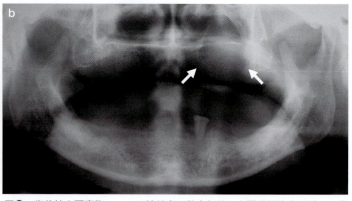

図❻ 術後性上顎囊胞。a：口腔前庭に数十年前に上顎洞根治術を受けた際の切開痕を認める（矢印）。b：上顎左側に単胞性の骨透過像を認める（矢印）。c：穿刺によりチョコレート様の内容液を吸引した

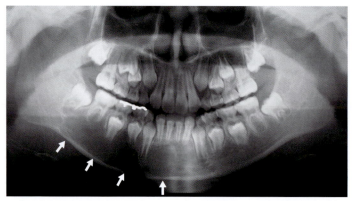

図❼ 小児の歯科検診時に発見された単純性骨囊胞。下顎右側骨体部にホタテ貝状の骨透過像を認める（矢印）

6．術後性上顎囊胞（図6）

上顎洞根治術後しばらくして発生する。上顎洞根治術を受けた既往が必ずあるため、上顎前歯部から臼歯部にかけての口腔前庭に切開線の瘢痕を認める。口腔内から囊胞腔に穿刺を行うと、チョコレート状の内容液が吸引される。

7．単純性骨囊胞（外傷性骨囊胞：図7）

囊胞壁をもたない偽囊胞で、外傷後に生じることもあるため、外傷性骨囊胞ともいう。下顎骨体部に好発し、画像所見では歯根間に入り込むような骨透過像を認めることから、ホタテ貝状の陰影像として認められる。生検時に囊胞腔内は空洞か、わずかな内容液を認めるのみで、裏装上皮は認められない。

8．静止性骨空洞（図8）

下顎角部に好発し、下顎管よりも下方に生じる骨透過像である。隣接する唾液腺組織の肥大増殖や脂肪組織、リンパ組織の圧迫により骨欠損が生じたもので、治療の必要はない。

9．粘液（貯留）囊胞（図9、10）

口腔領域の軟組織に発生する囊胞では最も頻度が

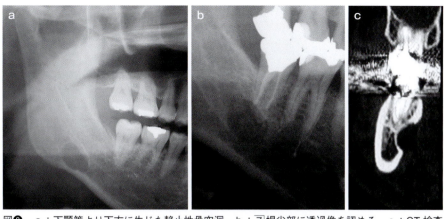

図❽　a：下顎管より下方に生じた静止性骨空洞。b：7┐根尖部に透過像を認める。c：CT検査を行ったところ、舌側皮質骨の圧迫性吸収を認め、静止性骨空洞と診断された

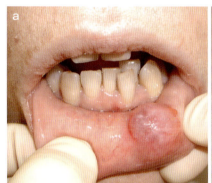 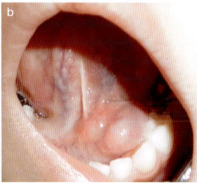 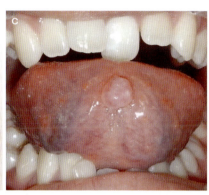

図❾　粘液（貯留）嚢胞。a：下唇に発生した粘液嚢胞。b：口底部に発生したラヌーラ（ガマ腫）。触診で波動を触知する。c：舌尖部に発生したBlandin Nuhn嚢胞

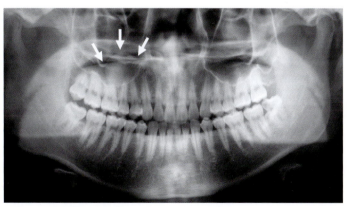

図❿　右側上顎洞に発生した上顎洞内粘液貯留嚢胞

高く、下唇に好発する。

　口底部に生じたものはラヌーラ（ガマ腫）と呼ばれる。原因は舌下腺の排出障害によるもので、口底粘膜下に片側性に発生する。表面は青紫色を呈し、触診では波動を触知する。大きなものではMRIによりT1強調画像で低信号、T2強調画像で高信号を呈する。発生部位により舌下型、舌下顎下型に分類される。

　舌下面前方正中に生じたものは、前舌腺（Blandin Nuhn腺）由来のため、Blandin Nuhn嚢胞と呼ばれる。

　また、上顎洞粘膜の粘液腺が閉鎖して上顎洞内に粘液貯留嚢胞が生じることもある。その場合には、パノラマX線写真上で上顎臼歯根尖と一致しないドーム状の不透過像として確認される。上顎洞内に進展した歯根嚢胞やその他の歯原性嚢胞や腫瘍との鑑別が必要となる。

6章 囊胞

[02] 発育性嚢胞と炎症性嚢胞の治療

北海道医療大学歯学部　組織再建口腔外科学分野　**志茂 剛**

　日常診療において、顎骨に発生する嚢胞に遭遇する機会は比較的多いが、どのような症例を専門機関と連携して治療すべきか、迷うことがある。本項では、発育性嚢胞は含歯性嚢胞と歯原性角化嚢胞を、炎症性嚢胞は歯根嚢胞の治療に焦点を当て、専門機関との連携の必要性を考える。

▶ 顎骨嚢胞の手術法

　嚢胞壁組織を顎骨から一塊として確実に摘出することが治療原則である。一方で、生検と同時に開窓術を組み合わせることで、未萌出歯の萌出誘導、下歯槽神経血管束周囲や菲薄化した皮質骨の部位の骨再生により、確実な嚢胞摘出が可能となる。

1．含歯性嚢胞
1）大きさがくるみ大以下

　嚢胞摘出前に生検を行い、病理組織学的な確定診断をすることが基本である。しかしながら、**図1a、b**に示すように、嚢胞の長径が比較的小さく、下歯槽神経血管束と病変との距離がある場合は、局所麻酔下で嚢胞摘出術と抜歯を同時に行う。嚢胞壁を損傷しないように骨を削合後、嚢胞壁をメスで切開して歯冠を明示し、抜歯後に嚢胞壁を完全に周囲組織から剥離・摘出して口腔粘膜切開創を縫合閉鎖する術式で、術後機能障害が少ない。摘出物は病理組織検査を行うことが必須である。

　図2a〜cの症例は、嚢胞の大きさがくるみ大（3.5cm程度）以下であるが、下歯槽神経血管束と近接し（図2a）、術中の出血リスクや患者の負担を考えると、全身麻酔下で嚢胞摘出術が行える施設と連携するのが望ましい。嚢胞摘出術と抜歯を同時に行い、本症例では閉鎖創としている。

2）大きさがくるみ大以上

　大きさがくるみ大以上の嚢胞は、術後の感染予防目的により閉鎖創とせず、ガーゼタンポン（アクリノール軟膏ガーゼなど）を充塞して開放創とする。術後は5〜7日で充塞ガーゼを除去し、嚢胞腔内を

症例1

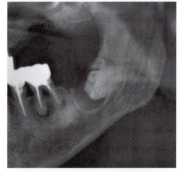 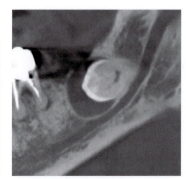

a：初診時のパノラマX線写真　　b：同、CT画像矢状断
図❶a、b　52歳の男性、⎿8含歯性嚢胞。外来で嚢胞摘出術を行った

症例2

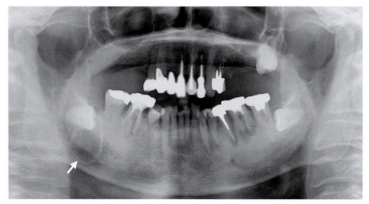

a：初診時のパノラマX線写真

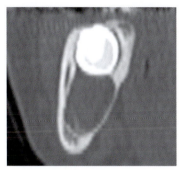

b：同、CT画像前額断

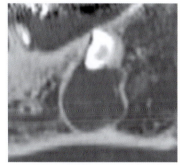

c：同、CT画像矢状断

図❷a〜c　56歳の女性、 $\overline{8|}$ 含歯性囊胞。入院下で囊胞摘出術を行った

生理食塩水で洗浄して再度ガーゼを充塞する。以後、洗浄処置を週に数回のペースで行い、囊胞腔内の骨の露出がなくなるまで数週間程度繰り返す。紹介元の歯科医院に洗浄処置を連携依頼されることもある。

含歯性囊胞の摘出

口腔粘膜の切開線は、骨欠損部から離れた残存骨上に設定することが基本である。

囊胞が下顎智歯部に限局したものは局所麻酔下で摘出可能であるが、下顎枝や骨体部に存在する比較的大きな病変は、全身麻酔下での手術が安全である。

1．切開および骨削除

- 下顎智歯部に限局した病変：智歯抜歯に準じた切開を行い、歯冠を含む囊胞壁を損傷しないように骨を削合する（図3a）。
- 下顎枝の病変：頰筋を一部切開し、ラムスハーケンを下顎枝前縁に沿って引き、術野を確保する。骨が菲薄化している部位から骨を削合する（図3b）。

- 骨体部の病変：囊胞をまたぐ隣在歯から末広がりになるWassmundの切開線を選択すると広い視野を確保でき、手術操作が行いやすい。粘膜骨膜弁の剝離時にオトガイ神経の開口部を確認し、オトガイ孔下方の骨膜をトンネル状に剝離する。オトガイ神経に可動性を与えると展開しやすい（図3c）。

2．囊胞壁の剝離

粘膜骨膜弁やサイナスリフトでの上顎洞粘膜の剝離と同様に、粘膜剝離子を可能なかぎり直角に当て、つねに骨面に接触させながら剝離を行う（図3d）。

粘膜剝離子などのフラットな器具を使用することで囊胞壁の断裂を防げ、囊胞を一塊として摘出できる。下歯槽神経血管束に接する囊胞壁などのデリケートな操作を必要とする場所は、鑷子を用いてガーゼを神経血管束と囊胞壁の間に挿入しながら剝離を進める。この際、剝離した囊胞壁の一部を把持し、テンションを加えながらガーゼを挿入すると剝離しやすくなる（図3e）。

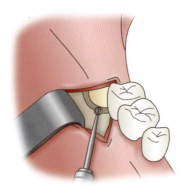
図❸a 下顎智歯部に限局した病変のアプローチ

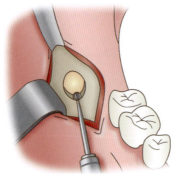
図❸b 下顎枝の病変のアプローチ

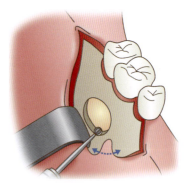
図❸c 骨体部の病変のアプローチ

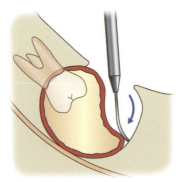
図❸d 囊胞壁の剥離

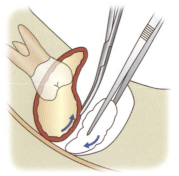
図❸e 下歯槽神経血管束に接する囊胞壁の剥離

歯原性角化囊胞

　歯原性角化囊胞は、再発しやすい特徴がある。その理由として、囊胞壁が薄く娘細胞が存在し、骨吸収により皮質骨が菲薄化・消失している部位は、剥離が不確実であることが挙げられる。したがって、囊胞摘出術が不確実になる要素が多い症例では、生検による病理組織診断と同時に、最初に開窓術を行い、菲薄化した皮質骨を再生させることで、確実な囊胞摘出と摘出後の周囲骨組織の切削を可能とする。顎骨に多発する歯原性角化囊胞、大脳鎌の石灰化、手掌小陥凹を有する患者は、基底細胞母斑症候群が疑われ、未成年の患者には両親への病状説明と併せ、母斑を伴う患者は皮膚科への対診、遺伝子カウンセリングも必要となる。以下に、若年者の顎骨囊胞と診断後、生検および開窓術を施行した症例を提示する。

1．多発顎骨囊胞症例

　図4a、bに、左右上下顎に発生した多発の囊胞を有する17歳の女子における初診時のパノラマX線写真とCT画像を示す。大脳鎌の石灰化（図4b）、手掌小陥凹を認め、小児期に髄芽腫の既往があり、左眼は失明していた。左右上顎囊胞は眼窩底まで達し、左右下顎囊胞は左右下顎枝から骨体部に至っていた（図4a矢印）。左側下顎頬側皮質骨は消失し、囊胞は頬部軟組織に膨隆していた（図4b矢印）。局所麻酔下で、左右上下顎の生検と開窓術を施行した（左上顎：図4c-1～4、左下顎：図4d-1～4）。

　留置するドレーンは、異物感がないように歯肉頬移行部に切開線を設定し（図4c-1、d-1の点線）、粘膜骨膜弁を作成した（図4c-2、d-2）。囊胞壁上の皮質骨をラウンドバーと破骨鉗子を用いて除去後、鑷子で囊胞壁を把持し、11番メスを使用して生検を行った（図4c-3、4、d-3、4）。注射筒で内容液を吸引し、容量や色、粘性を記録することも大切である。

　本症例で筆者は、胃管チューブを数cm切断してオブチュレーターとして留置し、洗浄処置を定期的に行っていた。しかし、開窓部が粘膜上皮により閉鎖してしまうと、そのつど開窓処置を行う必要がある。なお、術後4～5ヵ月ごとにパノラマX線写真を撮影して囊胞腔の縮小を確認し、開窓後1年で|8の萌出により開窓部を妨げたため、局所麻酔下にて抜歯を行った。図4e、fに開窓後1年6ヵ月のパノラ

症例3

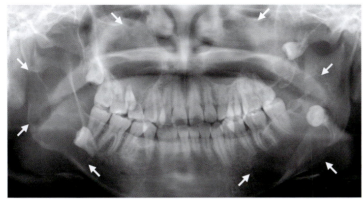
図4a　17歳の女子、歯原性角化囊胞。初診時のパノラマX線写真。左右上下顎に多発の囊胞を認める。開窓術で囊胞腔の縮小を図った

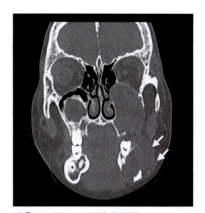
図4b　同、CT画像前額断

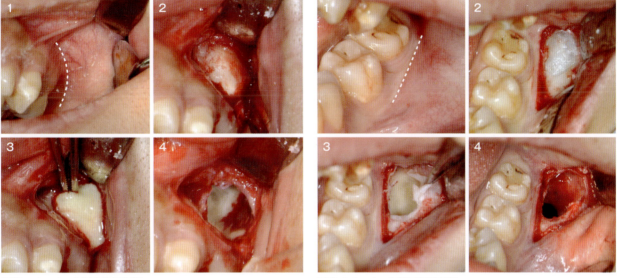
図4 c-1〜4　左側上顎開窓術　　　図4 d-1〜4　左側下顎開窓術

c-1、d-1：歯肉頰移行部に切開線（点線）
c-2、d-2：粘膜骨膜弁を作成
c-3、d-3：囊胞壁上の皮質骨を除去後、鑷子で囊胞壁を把持し、11番メスを使用して生検を行った
c-4、d-4：開窓後

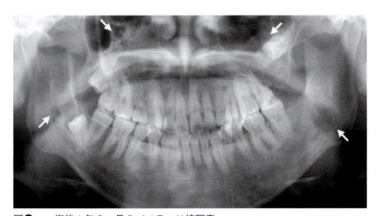
図4e　術後1年6ヵ月のパノラマX線写真

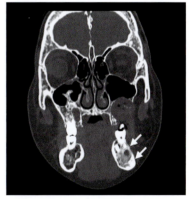
図4f　同、CT画像前額断

マX線写真とCT画像を示す。この画像から、囊胞の縮小に伴う骨再生だけではなく、本来あるべき形態を下顎骨が記憶し、頰側皮質骨のリモデリングで形態修正が行われていることが推察される（図4 f：矢印）。本症例では、同時期に全身麻酔下にて左右上下顎囊胞摘出術を行い、上顎は閉鎖創、下顎は開

症例4

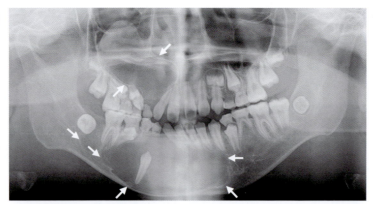

a：初診時のパノラマX線写真

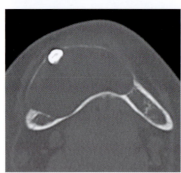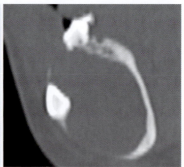

b：同、CT画像（左：水平断、右：前額断）

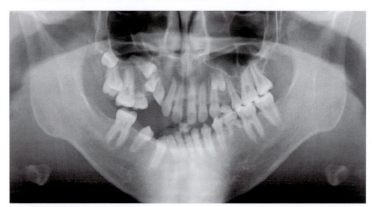

c：術後1年のパノラマX線写真

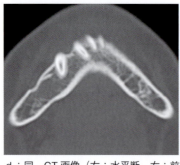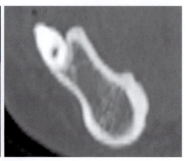

d：同、CT画像（左：水平断、右：前額断）
図❺a〜d　15歳の女子、歯原性角化囊胞。右側上下顎に多発の囊胞を認めた。開窓術で囊胞の縮小と ３| の萌出誘導を図った

放創とした。

2．開窓術で萌出誘導を行った症例

1）右側上下顎の多発囊胞

　図5a〜dは、埋伏歯を伴った右側上下顎に多発の歯原性角化囊胞を有する15歳の女子で、基底細胞母斑症候群患者である（図5a矢印）。３| は唇側に膨隆した皮質骨にかろうじて留まっており（図5b）、 ＤＣ| の抜歯後、その抜歯窩から生検と同時に開窓術

症例5

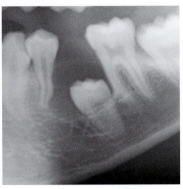
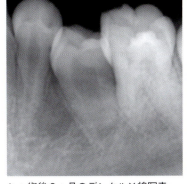

a：初診時のパノラマX線写真　　b：術後6ヵ月のデンタルX線写真

図❻a、b　15歳の男子。含歯性囊胞の診断で生検と開窓術を行ったが、病理組織診断でエナメル上皮腫であった。腫瘍摘出術後、|5の萌出誘導を図った

を行い、3|の萌出誘導を行った。開窓後1年で萌出誘導が完了、同時期に外来にて局所麻酔下で萌出歯周囲の歯肉を切除する形で囊胞摘出術を施行した。図5cに、術後1年のパノラマX線写真を示す。図4の症例と同様に、本来あるべき下顎の形態に骨のリモデリングで形態修正が行われていることがわかる（図5d）。

2）含歯性囊胞が開窓時の生検でエナメル上皮腫に

15歳、男子。初診時に含歯性囊胞の診断で（図6a）、生検と開窓術を行った。しかし、病理組織診断ではエナメル上皮腫であり、腫瘍摘出術後に|5の萌出誘導を図った（図6b）。術前の病理組織診断は、治療計画の立案に重要であることはいうまでもないが、患者とその家族への説明責任、信頼関係を構築するうえでも欠かせない。

 歯根囊胞

一般歯科臨床で最もよく遭遇する歯根囊胞は、比較的小さいものであれば局所麻酔下で摘出術を行うことが可能であるが、上顎洞や下歯槽神経血管束など、解剖学的制約や他の顎囊胞と鑑別を要する大きな病変では、専門機関と連携することが望ましい。歯の動揺があり、囊胞病変が歯根の1/3以上を含む症例では、原因歯の抜歯後、囊胞摘出術は抜歯窩と唇頰側からのアプローチとなる。

原因歯が保存可能であれば、囊胞摘出術は唇側からのアプローチが基本となる。比較的小さい囊胞の

頰側からのアプローチは、下顎小臼歯根尖相当部はオトガイ孔と隣接するため、頰側皮質骨削除後にオトガイ神経知覚低下を招くリスク、大臼歯部は根尖相当部の健常な皮質骨を相当量削除するデメリットがある。歯根の形状が抜歯可能で比較的小さい囊胞であれば、囊胞摘出術を原因歯の抜歯窩から行った後、原因歯を再植し、神経症状のリスク回避ならびに手術侵襲の軽減を図る。

1．前歯部の歯根囊胞の摘出

1）粘膜切開、粘膜骨膜弁の作成

骨削除範囲に入らないように骨の裏打ちがある健常骨上に設定することで、縫合部の治癒不全、創離開、二次感染の防止となる。両隣在歯から末広がりになるWassmundの切開線を選択すると広い視野を確保でき、手術操作を行いやすい。上顎犬歯部は粘膜が薄いため、縦切開が歯根をまたがない設計がよい。付着歯肉から遊離歯肉に弧状の縦切開を行い（図7a）、基部を袋状に剥離しておくと、粘膜骨膜弁の断裂を防止できる（図7b青矢印）。囊胞壁と骨膜が結合組織で癒着する箇所（図7b白矢印）は、メスを用いて丁寧に分離を行う。

2）囊胞摘出術および歯根端切除

病巣部の唇側皮質骨が菲薄化、欠損する部位からアプローチし、前述した歯原性囊胞の剥離術式に準じる。囊胞剥離は、囊胞腔内に挿入可能なやや小さめの粘膜剥離子、または鋭匙の背の部分を骨壁に沿わせて剥離を進め、最後に根尖部に集めて歯根端切

症例6

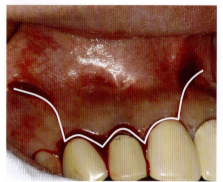
a：切開線

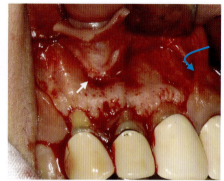
b：粘膜骨膜弁の剥離

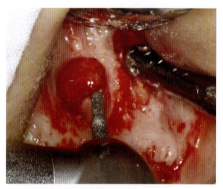
c：歯根端切除は唇側に傾斜を付与

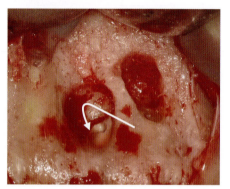
d：歯根の口蓋側をハンドスケーラーで搔爬

図❼ a〜d　39歳の女性、2|歯根囊胞。囊胞摘出術、歯根端切除を行った

除を行い、一塊として摘出する。歯根は可能なかぎり保存し、逆根管充塡処置を行いやすいように唇側に傾斜を付与（図7c）してラウンドバーを用いて窩洞形成を行った。マイクロスコープ下で歯根の性状、側枝を観察・確認しながらの歯根端切除術、超音波レトロチップを用いた窩洞形成も有効である。ハンドスケーラーを用いて口蓋側根面に付着した囊胞組織の搔爬を行った（図7d：矢印）。根尖部の閉鎖には、super EBAセメントやMTAセメント、MMA系レジンが接着性に優れ、封鎖性もよいため、推奨されている。

3）術後の経過観察および再処置

術前に、術後経過観察の重要性と骨形成が不十分な場合の治療計画の説明が必要である。術直後のデンタルX線写真と比較し、術後6ヵ月のデンタルX線写真で骨形成が確認できず、臨床的にも自覚症状がある場合は、搔爬術を行う必要がある。それでも骨形成を認めない場合は、再度搔爬術を行い、開放創にすることで自覚症状の消失を期待できる。

2．大臼歯部の歯根囊胞の摘出術

上顎大臼歯の歯根囊胞摘出は、上顎洞や頰側・口蓋根の分岐が解剖学的制約となり、頰側からのアプローチのみでは視野がとりにくいため、原因歯は抜歯し、その後、囊胞摘出術を行うことが確実である。しかしながら、歯の動揺がなく、年齢が若い方であれば、囊胞摘出術と原因歯の再植処置を行い、歯を温存できる可能性が大きい。

● 囊胞摘出後に再植を行った症例

図8aに、|6口蓋根を中心に上顎洞底の一部骨吸収を伴う歯根囊胞の症例を示す。|6抜歯後に、抜歯窩と頰側骨欠損部から囊胞摘出術を行った（図8b）。口腔外で、歯根端切除術と逆根管充塡処置を行うことが可能である。本症例では上顎洞粘膜を温存できたが、上顎洞へ大きく交通した症例では再植をしないほうが望ましい。再植後、頰側の骨欠損した頰側近心歯根部にコラーゲンシートで保護を行った（図8c）。再植歯周囲のアンキローシスの防止および骨再生には垂直的なメカニカルストレスが重要であ

症例7

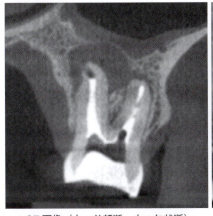
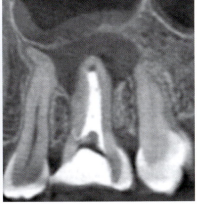
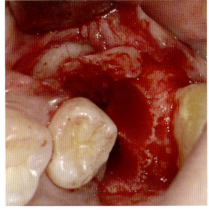

a：CT画像（左：前額断、右：矢状断）　　　　　　　　　　　　　　　b：|6の抜歯後、囊胞摘出を行った

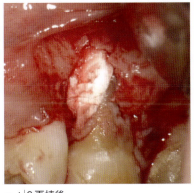
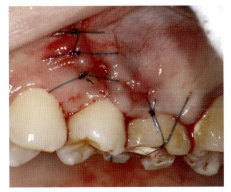
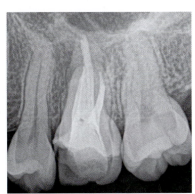

c：|6再植後　　　　　　　　d：再植歯を縫合糸で固定　　　　　　　　e：骨再生をデンタルX線写真で確認

図❽a〜e　30歳の女性、|6歯根囊胞。抜歯後に囊胞摘出術を行った

り、適度な動揺をもたせるために、縫合糸で固定する（図8d）。術後経過は、デンタルX線写真を撮影して骨の再生を確認した（図8e）。

本症例では、おもに外来で行った治療の症例を提示したが、全症例において病理組織学的診断は必須である。再発性の高い歯原性角化囊胞、囊胞摘出に解剖学的制約がある症例、他の顎囊胞と鑑別を要する大きな病変では、専門機関との連携が重要かつ安全である。

謝　辞

X線画像の使用にあたり、岡山大学口腔顎顔面外科学分野・佐々木　朗教授、北海道医療大学顎顔面口腔外科学分野・永易裕樹教授に感謝申し上げます。

【参考文献】

1）Witmanowski H, Szychta P, Błochowiak K, Jundziłł A, Czajkowski R: Basal cell nevus syndrome (Gorlin-Goltz syndrome): genetic predisposition, clinical picture and treatment. Postepy Dermatol Alergol, 34(4): 381-387, 2017.

2）Manor E, Kachko L, Puterman MB, Szabo G, Bodner L: Cystic lesions of the jaws - a clinicopathological study of 322 cases and review of the literature. Int J Med Sci, 9(1): 20-26, 2012.

3）Mine K, Kanno Z, Muramoto T, Soma K: Occlusal forces promote periodontal healing of transplanted teeth and prevent dentoalveolar ankylosis: an experimental study in rats. Angle Orthod, 75(4): 637-644, 2005.

4）Kuroda S, Wazen R, Moffatt P, Tanaka E, Nanci A: Mechanical stress induces bone formation in the maxillary sinus in a short-term mouse model. Clin Oral Investig, 17(1): 131-137, 2013.

5）今里　聡：総説 理想的な根管充填材とは．日本口腔外科学会雑誌, 61(7)：360-362, 2015.

6）木村博人：顎骨囊胞手術のクライテリア 全摘か開窓か．瀬戸晥一, 他（編）：一般臨床家、口腔外科医のための口腔外科ハンドマニュアル '03, クインテッセンス出版，東京，2003：143-147.

7）森田展雄：顎口腔の囊胞．口腔外科 第3版, 白砂兼光, 古郷幹彦（編著），医歯薬出版，東京，2014：297-306.

8）湯浅秀道, 吉岡隆知, 青木伸二郎：歯根端切除術の予後を向上させるために CBCT とマイクロスコープが必要である本当の理由．一般臨床家、口腔外科医のための口腔外科ハンドマニュアル '15, 日本口腔外科学会（編），クインテッセンス出版，東京，2015：178-185.

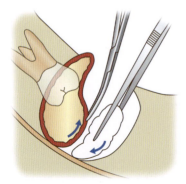

7章 顎関節疾患

Level Up & H!nt

- [01] 顎関節の機能解剖 ……………………… 138
- [02] 顎関節の画像診断 ……………………… 144
- [03] 顎関節症の診断と治療 ………………… 148
- [04] 顎関節症治療における
  病態説明と療養指導 …………………… 152
- [05] 顎関節脱臼への対応
  ——要介護高齢者を中心に …………… 154

Level Up & H!nt

7章　顎関節疾患

[01] 顎関節の機能解剖

東京歯科大学　解剖学講座　阿部伸一

　顎関節は顎運動を司る重要な器官であるため、口腔外科治療後の機能再建において多くの問題と深くかかわる。また、器質的・機能的な変化から障害を起こし、臨床上さまざまな問題を引き起こすことが知られている。顎関節症の代表的な症状として、顎関節痛・咀嚼筋痛、開口障害、顎関節雑音などがあり、その病態をイメージするためには、顎関節の解剖学的な形態や機能を理解することが重要となる。

　そこで本項では、顎関節の構造として骨部・軟組織部に分け、機能解説的な視点からの解説を行う。さらに頭部の位置を3次元的に決め、顎位にも影響を与える環軸関節、加齢によって変化する顎位に関する解説を加える。

▶ 顎関節

1. 顎関節の骨部

　ヒトの顎関節は、下顎骨関節突起上端の下顎頭と側頭骨の下顎窩、関節結節の間で造られる左右で1対の"複関節"という構造である。この骨部に軟組織性の構造物が付随し、関節として機能するようになる。

　顎関節の骨部は、下顎骨下顎頭、側頭骨の下顎窩、関節結節および関節隆起から構成される（図1）。

1）下顎頭

　下顎骨下顎枝の後方の関節突起の上端を下顎頭と呼ぶ。下顎頭の上面は関節面となっており、線維軟骨に覆われている（成長期は硝子軟骨）。この軟骨直下の皮質骨は非常に薄く、その内部は細かな骨梁によって支えられている。下顎頭は長軸をやや内方に向けた横長の楕円形をしており、その頸部内側の前面には外側翼突筋が停止する翼突筋窩が存在する。

2）下顎窩

　前方の頬骨弓の基部と後方の外耳孔の間に位置し、側頭骨の下面にある浅い横楕円形の窪みを下顎窩と呼ぶ。この窪みの前縁はなだらかに隆起して、関節隆起や関節結節を形成する。関節結節は外側靱帯の付着部である。この窪みの後方は、鼓室部の薄い骨が後壁となっている。この骨壁と下顎窩との移行部

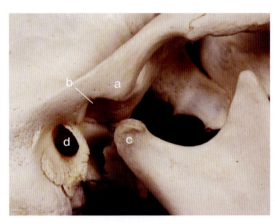

図❶　顎関節の骨部（右側）。関節結節に続く下顎窩前方の高まりを関節隆起と呼ぶ。a：関節結節、b：下顎窩、c：下顎頭、d：外耳道

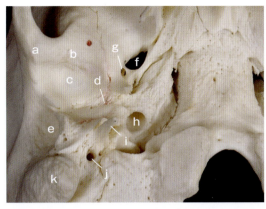

図❷　下顎窩周囲の構造（右側）。下顎窩周囲には下顎神経が通過する卵円孔、鼓索神経が通過する錐体鼓室裂など、解剖学的に重要な部位が存在する。a：関節結節、b：関節隆起、c：下顎窩、d：錐体鼓室裂、e：外耳道、f：卵円孔、g：棘孔、h：頸動脈管、i：茎状突起、j：茎乳突孔、k：乳様突起

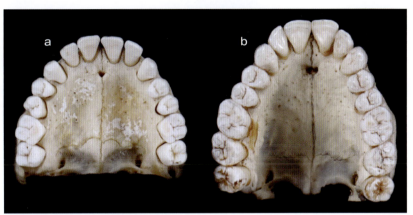

図❸　人種の差による歯列形態の違い。モンゴロイド（a）とコーカソイド（b）では、歯列形態が異なる場合が多い

には、鼓室部と側頭鱗の癒合線である鼓室鱗裂が横に走行している。鼓室鱗裂は、内方では前方の錐体鱗裂と後方の錐体鼓室裂の2本の癒合線に分かれている。この錐体鼓室裂は、顔面神経の鼓索神経が頭蓋底に出る部位である（図2）。

3）日本人の歯列形態

人類集団の分類にはさまざまな学説があるが、最も古典的なブルーメンバッハ（ドイツ人）による五大人種の分類では、日本人は黄色人種（モンゴロイド）に分類される。日本人の頭頸部の骨格は、ヨーロッパに住む人種（コーカソイド）とさまざまな点で異なる。とくに歯列をみると、個人差はあるものの、典型的な日本人の歯列は円形であり、欧米人の歯列とはやや異なる場合が多い（図3）。また、下顎頭の形態は丸みをもち、円形の歯列全体で繊維質の食物を磨り潰して食すのに適した形態と考えることもできる（図4）。

2．顎関節の軟組織部

顎関節を構成する軟組織部としては、関節円板、関節包、靱帯、筋が挙げられる。

1）関節円板

下顎窩、関節結節と下顎頭の間に存在する線維性の円板であり、関節腔を上関節腔、下関節腔に分けている（図5）。関節円板は3つの部位に分けられ、前方から前方肥厚部・中央狭窄部・後方肥厚部となる。このなかで、下顎運動中、関節隆起と下顎頭の間に存在するのは中央狭窄部であり、薄いがコラーゲン線維からなる密で強固な構造となっている。中央狭窄部には、神経・血管の侵入はみられない。

関節円板の後方の後部結合組織には、多くの神経・脈管が分布している。関節円板の前方転位により、後方肥厚部や後部結合組織が関節隆起と下顎頭の間に位置するようになると疼痛を惹起する場合があるのは、このような解剖学的構造も一因となっている可能性が考えられる。

2）関節包

顎関節を取り巻く結合組織の線維膜で、下顎窩の周囲から関節突起の周囲に付着している。関節包の

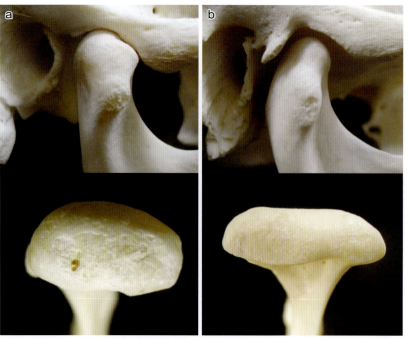

図❹ 人種の差による下顎頭の形態の違い。モンゴロイド（a）の下顎頭は、コーカソイド（b）と比べて全体的に丸みを帯びている場合が多い

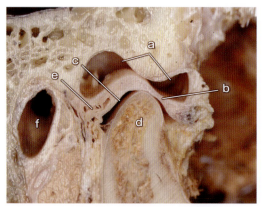

図❺ 開口時の顎関節部（右側顎関節部を割断して観察）。a：上関節腔、b：関節円板、c：下関節腔、d：下顎頭、e：後部結合組織、f：外耳道

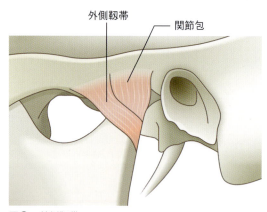

図❻ 外側靱帯

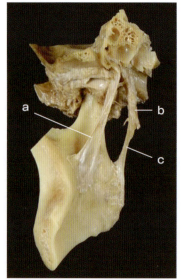

図❼ 副靱帯。a：蝶下顎靱帯、b：側頭骨茎状突起、c：茎突下顎靱帯

内面は線毛様のヒダをもつ滑膜によって覆われ、関節の円滑な運動のための滑液を分泌している。

3）靱帯

顎関節の周囲には主靱帯である外側靱帯と副靱帯である蝶下顎靱帯と茎突下顎靱帯があり、顎関節の運動を規制している。

外側靱帯は関節包の外面の前方に存在し、上方は関節結節、下方は下顎頭外側端の直下および後方、すなわち関節突起頸部を中心に、広く付着している。外側靱帯は顎関節の外側を保持する靱帯として比較的強靱で、下顎頭の外側への逸脱を防止し、下顎頭の前進、後退を制限している（図❻）。

顎関節の副靱帯の一つである蝶下顎靱帯は、下顎

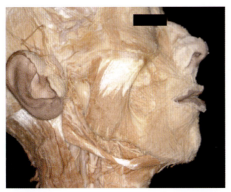
a：咬筋

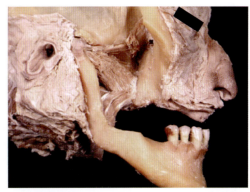
b：外側翼突筋

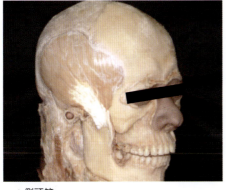
c：側頭筋

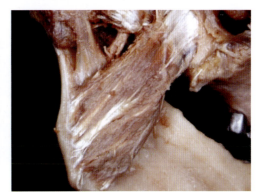
d：内側翼突筋

図❽　咀嚼筋（右側）。咬筋、側頭筋、筋突起、下顎枝の一部を除去すると、最深層に外側翼突筋が観察できる。外側翼突筋は顎関節部に付着し、下顎の前進・側方運動などに関与するが、顎運動中の関節円板の位置補正など、顎関節を機能的に安定させる役割も担う

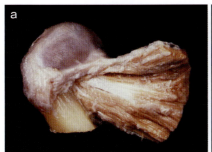
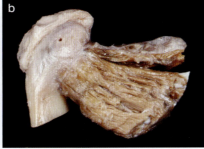
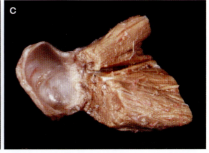

図❾　外側翼突筋と関節円板の関係。関節突起、関節円板、外側翼突筋の一部を一塊として摘出（a）して前方から観察、さらに後方から観察した状態で関節円板の半側を除去すると（b）、外側翼突筋が強固に翼突筋窩に付着しているのを観察できる。さらに、下顎頭を除去して関節円板を下方から観察すると、外側翼突筋上頭と下頭の筋線維束が広く関節円板に付着していることを理解できる（c）

枝と内側翼突筋の間の翼突下顎隙を上下に走行する。上方では蝶形骨棘、下方では下顎小舌を中心に、広く周囲に付着する。蝶下顎靱帯と下顎骨の間には、下歯槽神経下歯槽動・静脈などが通り、下顎孔へ進入する。茎突下顎靱帯は、上方では側頭骨茎状突起、下方では下顎角から下顎枝後縁を中心に、その周囲に付着する。茎突下顎靱帯と蝶下顎靱帯は、機能的には下顎の前方移動の規制に役立つ（図7）。

4）外側翼突筋

外側翼突筋は上頭と下頭に分かれている。起始部は上頭が蝶形骨の側頭下陵から大翼側頭下面、下頭が翼状突起外側板外面である。停止部への走行中上頭と下頭の筋腹は合流し、一部が関節円板、その他は翼突筋窩に停止する。外側翼突筋は咀嚼筋の一つとして分類されている。咬筋、側頭筋、内側翼突筋は下顎の位置を安静時でも等尺性の収縮によって保ち、咀嚼時など下顎の上方・側方・後方への運動に役立っている。また、外側翼突筋の機能は、下顎の前方・側方運動だけではなく、顎運動中の顎関節部を安定させている（図8、9）。

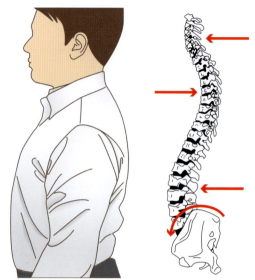

図⓿ 脊柱の生理的な彎曲。成人では頸椎と腰椎の前彎、胸椎と仙椎の後彎がみられる形態が理想である

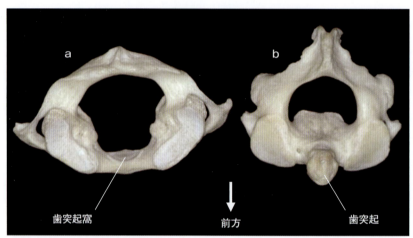

図⓫ 環軸関節を構成する環椎と軸椎。a：環椎（第1頸椎、atlas）の形態（上面）、b：軸椎（第2頸椎、atxis）。環椎前弓内面の歯突起窩に軸椎の歯突起が関節する。環軸関節によって頭部が自由に回旋する

頸椎と環軸関節

　ヒトの脊柱（背骨）は、頸部7・胸部12・腰部5、そして仙骨・尾骨（骨盤の一部）で構成され（図10）、そのなかで頸部7つの椎骨を頸椎と呼ぶ。頭蓋骨は第1頸椎と関節するものの、両者の間に可動性はほとんどない。頭部を自由に動かせるのは、第1頸椎と第2頸椎の関節の構造による。すなわち、頭部の複雑そして頻繁な動きの中心となるのが、第1頸椎と第2頸椎が形成する環軸関節である。第1頸椎は椎体をもたず、環状を呈していることから環椎（atlas）と呼ばれ、第2頸椎は本来の椎体部から犬歯歯冠の形によく似た突起（歯突起）をもち、この歯突起が環椎前方内面の歯突起窩と関節し、頭部の動きの軸となる（図11）。よって、第2頸椎を軸椎（atxis）と称する。この環軸関節によって、頭部の自由な回旋が可能となっている。環軸関節の機能は僧帽筋など頸部の強大な筋群であるが、最深部で後頭下筋群が機能的に微妙な調節と安定化を担っている（図12）。すなわち、顎関節部における外側翼突筋と役割が類似している。

高齢者における姿勢と顎位の変化

　脊柱の前彎・後彎、すなわち全体としてS字状のカーブは、おもに脊柱に沿って走行する筋群の等尺性収縮によって維持される。しかし、高齢者の筋群

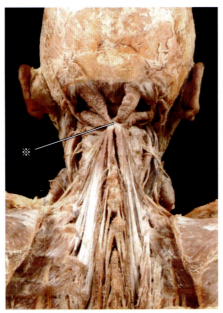

図⓬　後頸部最深層に存在する後頭下筋群。後頭下筋群はおもに第2頸椎（軸椎）の棘突起（※）に停止し、環軸関節の安定化に役立っている

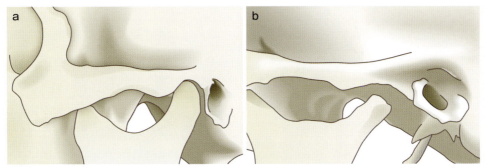

図⓭　顎関節の加齢変化。有歯顎（a）の顎関節部とは異なり、加齢変化または無歯顎になる（b）ことにより、下顎頭の萎縮・関節結節部の平坦化などがみられる場合がある。この状態では、顎位が安定しない。さらに加齢による姿勢の変化も、顎位の不安定化を加速させる

には、筋量の減少などによって収縮機能が衰える場合がある。頭頸部に限れば、後頭部の筋群の筋力の低下がみられると頭部を支える力が低下し、頸椎の前彎がなくなり、頭部はやや前方に位置を変化させる。また、脊柱全体の形態も同様の理由で変化し、猫背や腰が曲がった状態になる。この加齢変化は長い年月をかけて少しずつ変化するものであり、気がついたときには姿勢全体が変化していることが多い。この姿勢の変化によって舌骨の位置を移動させるなど、総合的に顎関節部の位置安定に影響を及ぼすことになる。さらに顎関節部では、加齢や歯の喪失などによって下顎頭への機能的負荷が減少すると、下顎頭の萎縮・関節結節部の平坦化など骨部の変化が生じ、ラフな顎関節へと変化していく（図13）。

Level Up & H!nt

7章　顎関節疾患

[02] 顎関節の画像診断

東京歯科大学　歯科放射線学講座　音成実佳　後藤多津子

　顎関節に対する画像検査は、パノラマX線検査とMRIを基本に、顎関節症かそれ以外の顎関節疾患かを鑑別して診断を行う。

▶ パノラマX線画像による鑑別診断

　パノラマX線画像は、顎関節部のみならず歯やその周囲の顎骨部が描出されるので、日本顎関節学会「顎関節症と鑑別を要する疾患あるいは障害(2014)」と顎関節症の鑑別に有用である。顎関節部のみを診たい場合には、パノラマ装置に備えられている開閉口時の4分割撮影画像を用いることもできる。以下、おもな疾患の症例画像を示す。

1．顎関節症以外のおもな疾患

1）先天異常・発育異常

　下顎骨関節突起欠損、発育不全、肥大（図1）、および先天性二重下顎頭がある。左右の大きさや形態を比較し、診断する。

2）外傷

■ 顎関節脱臼（図2）

　下顎頭が下顎窩から逸脱している。

■ 骨折（図3）

　下顎頭から関節突起部の骨折は、小骨片が前下方へ偏位する。関節包内の亀裂程度の不完全骨折や微小な骨折は描出されにくいため、必要に応じて歯科用CBCTやCTで詳細かつ3次元的な診断を行う。

3）炎症

　感染性と非感染性に分類される。血行性あるいは顎関節隣接部からの感染性関節炎では、滲出液の貯留や顎関節部軟組織の腫脹により、下顎窩と下顎頭の間の関節隙の拡大が描出される。

4）腫瘍および腫瘍類似疾患

■ 滑膜性軟骨腫症（図4）

　滑膜内に硝子軟骨結節が多数生じ、下顎頭周囲の顆粒状の不透過像として描出される。関節腔の拡大や下顎頭の侵食性変化がみられることもある。

■ 悪性腫瘍

　軟骨肉腫、骨肉腫、多発性骨髄腫、転移性腫瘍などがある。画像を注意深く観察し、異常所見が認められる場合や治療が奏効しない場合などには、特殊画像診断を行う。

図❶　左側関節突起肥大。右側と比べて左側関節突起は肥大し、高径も大きい

図❷　左側顎関節脱臼。左側下顎頭は下顎窩から逸脱し、前方に位置している

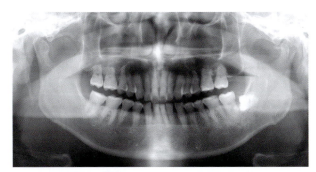
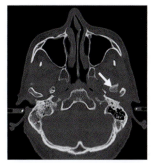

a：左側下顎頭は下顎枝とは不連続で、前下方に偏位している
図❸a、b　左側下顎頭骨折

b：CT骨モード。左側下顎頭は骨折しており、小骨片（矢印）は前方および内方へ偏位している

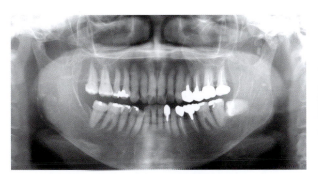
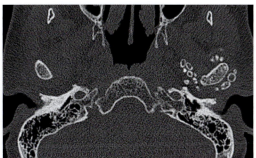

a：左側下顎頭に重積して複数の小不透過像が認められる
図❹a、b　左側顎関節部滑膜性軟骨腫症

b：CT骨モード。下顎頭周囲に小円形のhigh density structuresが多数認められる

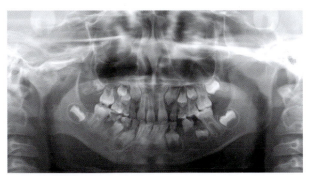
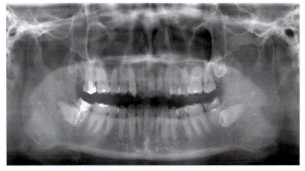

図❺　右側顎関節（骨性）強直症。右側下顎頭が肥大、変形し、側頭骨部との境界が不明瞭である

図❻　咀嚼筋腱・腱膜過形成症。両側下顎角の過形成により、いわゆるsquare mandibleを示している。両側筋突起は明瞭に描出され、左側筋突起は前後径がやや大きい

5）顎関節強直症

線維性と骨性に分類される。パノラマX線画像で描出可能なのは、骨性強直（図5）である。下顎頭と側頭骨が連続した不透過性を示す。

6）その他

- 進行性（特発性）下顎頭吸収

進行性の下顎頭の吸収性変化とそれに伴う著明な同部の体積の減少を生じる。全身的な系統疾患や矯正治療、顎矯正手術との関連が推察されている。下顎枝高径の減少とそれに伴って下顎が臼歯を支点として回転することにより、前歯部にみられる開咬が特徴的所見である。

2．咀嚼筋の疾患あるいは障害

1）腫瘍

顎関節症ではなく、腫瘍により開口障害が起こっていることもあるので留意する。

2）咀嚼筋腱・腱膜過形成症（図6）

咀嚼筋の腱および腱膜の過形成が筋の伸展を制限し、開口障害を来す疾患である。緩徐に進行する無痛性の開口障害であり、歯科治療時などに指摘されて気づかれることが多い。パノラマX線画像では、咬筋や側頭筋の腱・腱膜の過形成により、2次的に生じる下顎角の過形成や筋突起の肥厚が描出される。MRI診断が有用である。

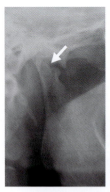
図❼
Erosion。下顎頭頭頂部の皮質骨は消失し、辺縁が粗造である

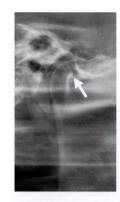
図❽
骨棘（osteophyte）。下顎頭前方部に骨添加が起こり、矢状面では突起状にみえる

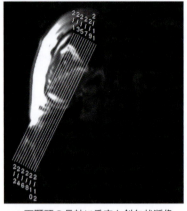
a：下顎頭の長軸に垂直な斜矢状断像

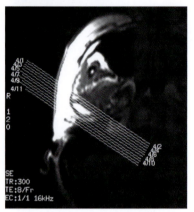
b：斜矢状断に垂直な斜冠状断像

図❾a、b　顎関節MRIの撮像方向

3．顎関節症（顎関節・咀嚼筋の障害）

パノラマX線画像で検出できるのは、顎関節症の病態分類（2013年）のうち、変形性顎関節症である。非復位性顎関節円板障害に高率に続発し、下顎頭や下顎窩が骨吸収や骨添加により変形する。下顎頭表面の骨皮質の断裂による骨表面の不整な吸収性変化（erosion：図7）や下顎頭の前方部に骨添加が生じる骨突起、骨棘（osteophyte：図8）などがある。

4．全身疾患に起因する顎関節・咀嚼筋の疾患あるいは障害

1）自己免疫疾患

関節リウマチ（RA）では、左右顎関節の進行性関節破壊や平坦化などを認める。RA患者の約80％が、X線画像において顎関節に異常所見を認めた[5]。

2）代謝性疾患

顎関節では稀であるが、ピロリン酸カルシウム結晶沈着症（偽痛風）では、関節軟骨部に点状・線状の石灰化を認める。

▶ MRIによる顎関節症の病態診断

日常診療においてよく遭遇する顎関節症は、現在、MRIによる診断が主流で、MRIをもつ病院や画像センターと連携している歯科医師も増えている。

1．撮像方法

- 受信コイル：顎関節用の表面コイル。撮像範囲が狭いが高画質が得られる
- スライス厚：2〜3mm
- 撮像シーケンス：プロトン密度強調像およびT2強調像
- 撮像方向：下顎頭の長軸に垂直な斜矢状断像（図9a）、斜矢状断に垂直な斜冠状断像（図9b）
- 撮像時の状態：閉口位、開口位

2．顎関節の正常像（図10）

関節円板は両凹形を示し、閉口位では下顎頭の頭頂前方部に、開口時では関節隆起と下顎頭との間に位置している。

3．顎関節症のMRI画像所見

1）円板転位

MRIにより確定できる。閉口位の斜矢状断像（図9a）と斜冠状断像（図9b）により、円板の転位方向を3次元的に診断する。前方転位が最も多いが、側方や後方へも転位する。転位した円板は変形して

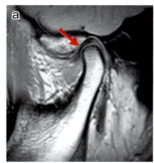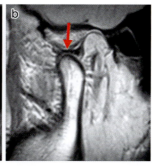

図⓾ 顎関節の正常像。円板（矢印）は、閉口位では下顎頭の頭頂前方部に（a）、開口時では関節隆起と下顎頭との間に位置している（b）

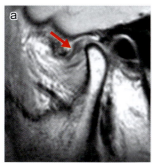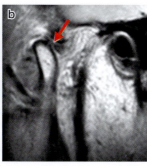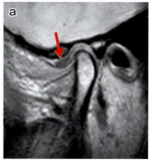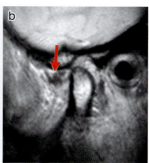

図⓫ 復位性関節円板前方転位。閉口位、低信号を示す円板（矢印）はやや変形し、前方に転位している（a）。開口時、円板（矢印）は関節隆起と下顎頭との間に復位している（b）

図⓬ 非復位性関節円板前方転位。閉口位、円板（矢印）はやや変形し、前方に転位している（a）。開口時、円板（矢印）は前下方へ移動した下顎頭の前方に押されており、復位していない（b）

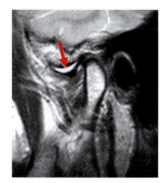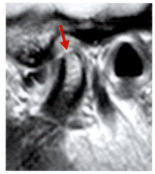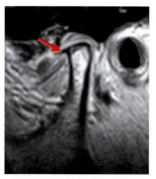

図⓭ Joint effusion。閉口位。上関節腔に高信号領域（矢印）が認められる

図⓮ Erosion。閉口位。下顎頭頭頂部（矢印）の皮質骨が消失している

図⓯ Osteophyte。閉口位。下顎頭頭頂前方部（矢印）の皮質骨が肥厚している

＊プロトン密度強調像（図10〜12、14、15）、T2強調像（図13）

いることも多い。次に、開口位 MRI を観察し、閉口時に転位していた円板が下顎頭と関節隆起の間に認められれば「復位性関節円板転位（図11）」、開口時にも転位した状態であれば「非復位性関節円板転位（図12）」と診断する。

2）Joint effusion

円板の上下に存在する関節腔における関節液、滲出液貯留が T2強調像において高信号を示す（図13）。

3）下顎頭や側頭骨の骨変化

変形性顎関節症で認められる erosion（図14）や osteophyte、側頭骨の骨変化は、MRI でも描出される。Erosion では、下顎頭皮質骨が粗造あるいは不明瞭となり、osteophyte（図15）では骨添加部が無信号な棘として認められる。

4）骨髄変化

海綿骨の骨硬化性変化があると、信号強度が低下（灰色〜黒）する。

5）咀嚼筋、腱

顎顔面全体を 3D 撮像し、咀嚼筋の形態や脂肪変性、腱などを診断する。

【参考文献】
1）日本顎関節学会（編）：新編 顎関節症 改訂版．永末書店，京都，2018．
2）日本顎関節学会（編）：顎関節症 改訂版．永末書店，京都，2006．
3）岡野友宏，小林 馨，有地榮一郎（編）：歯科放射線学 第6版．医歯薬出版，東京，2018．
4）下野正基，髙田 隆，田沼順一，豊澤 悟（編著）：新口腔病理学 第2版．医歯薬出版，東京，2018．
5）水谷英樹，篠塚 襄，米良和彦，岡 達，岩田 久：慢性関節リウマチと顎関節—その病変の推移とX線所見．日本口腔外科学会雑誌，31(10)：2421-2431，1985．

Level Up & H!nt
7章 顎関節疾患

[03] 顎関節症の診断と治療

東京医科歯科大学　大学院医歯学総合研究科　顎顔面外科学分野　**依田哲也**

　顎関節症は、「顎関節や咀嚼筋の疼痛、関節（雑）音、開口障害ないし顎運動異常を主要症候とする障害の包括的診断名である。その病態は咀嚼筋痛障害、顎関節痛障害、顎関節円板障害および変形性顎関節症である」と定義されているように包括的診断名であるため[1]、治療法の選択には病態診断が不可欠である。

▶ 診断

1．咀嚼筋痛障害（顎関節症Ⅰ型）
1）病態

　咀嚼筋痛障害は、内在性外傷（硬固物の無理な咀嚼や大あくび、睡眠時ブラキシズムなどの顎運動による外傷）や不安、ストレスなどによって発生する、顎運動時などの咀嚼筋痛と機能障害を主徴候とする。

2）診断方法

　過去30日間に顎運動時痛の自覚があり、そのうえで側頭筋あるいは咬筋に、触診（触診圧1 kg/cm²）あるいは最大開口運動でその痛みが再現することを確認する（日本顎関節学会の診断基準[2]を簡略化：以下同様）。したがって、起床時に咬筋痛を自覚するが、診療時には痛くない場合は顎関節症とは診断できず、筋疲労などが疑われる。また、顎運動時ではなく、閉口安静時のみの痛みも顎関節症ではない。腫瘍や心因性疾患などを疑う。

2．顎関節痛障害（顎関節症Ⅱ型）
1）病態

　顎関節痛障害は、顎関節痛とそれによる機能障害を主徴候とし、内在性外傷によって滑膜や円板後部組織、外側靭帯、関節包の炎症や損傷を来し、顎運動時の顎関節痛や顎運動障害が惹起された病態である。

2）診断方法

　過去30日間に顎運動時痛を自覚しており、そのうえで下顎頭外側極（耳前部）に、触診（触診圧1 kg/cm²）あるいは最大開口、側方、前方運動でその痛みが再現することを確認する。

　咀嚼筋痛障害と似ているが、痛みの部位が耳前部の下顎頭外側極付近であることで区別する。

3．顎関節円板障害（顎関節症Ⅲ型）
1）病態

　顎関節円板障害は、関節円板の転位や変性、穿孔、線維化によって生じる機能的ないし器質的障害と定義される。関節円板は前方ないし前内方に転位することがほとんどであるが、稀に内方、外方、後方転位を認める。また、いずれの方向に転位した場合でも、顎運動に伴って転位円板が下顎頭上に復位する場合と復位しない場合がある。

　復位性関節円板前方転位（顎関節症Ⅲa型）は、開口時にクリック音を生じ、下顎頭が関節円板の後方肥厚部を乗り越えて下顎頭―関節円板関係は正常に戻るものの、閉口していくと円板が再び転位してしまうものである（**図1**）。

　非復位性関節円板前方転位（顎関節症Ⅲb型）は、どのような下顎運動を行っても関節円板が前方に転位したままであり、それによる下顎頭の滑走制限のために開口障害が生じるものである（**図2**）。クローズドロックは、この非復位性関節円板前方転位に随伴する開口障害の呼称である。また、通常はクリックの状態であるが、間欠的に顎が引っかかって開かなくなる病態を間欠ロックという。

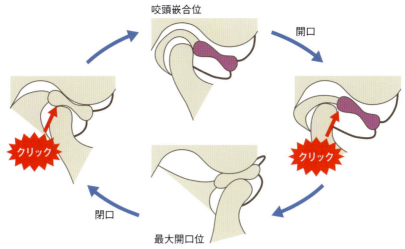

図❶ 復位性関節円板前方転位

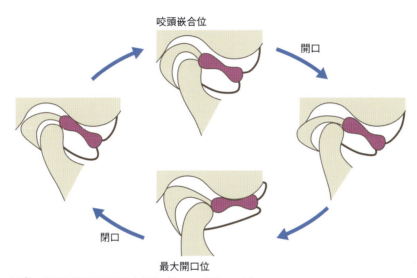

図❷ 非復位性関節円板前方転位（クローズドロック）

2）診断方法

- 復位性関節円板前方転位（顎関節症Ⅲa型）

過去30日間に、顎運動時の顎関節雑音を自覚しており、そのうえで3回の連続した開閉口運動時のうち少なくとも1回は、開口時と閉口時の両方のクリックを触診で確認する。もし、開口時か閉口時のどちらかしか触知できないときは、側方または前方運動のクリックが触知できれば診断できる。ただし、確定診断には、MRI検査で関節円板の転位と復位を確認する必要がある。もしMRI検査を利用できない場合には、下顎最前方位からの開閉口時に、開口時および／または閉口時に生じるクリックが消失すれば、円板前方転位によるクリックと診断できる。

- 非復位性関節円板前方転位（顎関節症Ⅲb型）

顎が引っかかって口が十分に開かなくなったことがあり、それによって食事に支障を来した経験があることを問診し、そのうえで、MRI検査で関節円板が転位し、復位のないことを確認する（図3）。MRI検査を利用できない場合には、①クリックの消失に伴う開口制限の出現、②触診による最大開口時の下顎頭の運動制限、③開口路の患側への偏位、④強制最大開口時の顎関節部の疼痛のうち、1つ以上陽性所見があることを確認する。陽性所見が多くなるほど、正診率は増加する。

4．変形性顎関節症（顎関節症Ⅳ型）

1）病態

下顎頭と下顎窩・関節隆起の軟骨・骨変化を伴う顎関節組織の破壊を特徴とする退行性関節障害である。非復位性関節円板前方転位を高頻度に認め、関節円板に穿孔や断裂を認めることも多い。臨床症状としては関節雑音［とくにクレピタス：捻髪音（持続時間の長い摩擦音）］、顎運動障害、顎関節部の痛

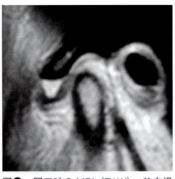
図❸ 開口時のMRI（T1W）。前方滑走の制限された下顎頭の前方に、転位した関節円板が見える

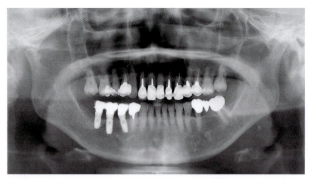
図❹ パノラマX線写真。右下顎頭の前方に骨棘が見える

み（運動痛、圧痛）のうち、いずれか1つ以上の症状を認める。

2）診断方法

世界標準であるDC/TMDでは、クレピタスを認めることが診断基準となっているが、クレピタスを認めなくても変形性顎関節症を否定できないため、顎関節CT、MRIあるいはパノラマX線写真で、皮質骨の小囊胞や皮質骨のびらん、下顎頭全体の硬化像、骨棘、萎縮所見を確認する（図4）。下顎頭の平坦化や陥凹などは、生理的または加齢やリモデリングとみなし、退行性関節病変の決定的所見とはしない。

初期治療

1. 咀嚼筋痛障害（Ⅰ型）

消炎鎮痛薬や抗不安薬、抗うつ薬、開口ストレッチ、スタビリゼーションアプライアンスなどが有用である。

1）開口ストレッチ

筋痛によって引き起こされる筋緊張や筋拘縮により開口制限が生ずるが、この開口制限により血液循環の悪化や発痛物質の蓄積が起こり、それがまた筋痛の原因となるという悪循環を引き起こす。筋ストレッチによりこの悪循環を改善する。軽く牽引痛を感じる程度まで開口器や手指により自己で閉口筋を伸展させる自己介助開口訓練（ストレッチ）を行う。

2）スタビリゼーションアプライアンス

スタビリゼーション型は、最も代表的なアプライアンス（スプリント）である（図5）。上顎の歯列全体を被覆し、左右均等な咬合接触を付与することにより、咀嚼筋の緊張緩和および顎関節部への過重負荷を軽減することを目的とする[3]。

日本顎関節学会の初期治療診療ガイドライン1では、「咀嚼筋痛を主訴とする顎関節症患者において、適応症・治療目的・治療による害や負担・他治療の可能性も含めて十分なインフォームドコンセントを行うならば、上顎型スタビライゼーションスプリント治療を行っても良い（GRADE 2C：弱い推奨／"低"の質のエビデンス）」と推奨している[4]。

原則として夜間就寝時に使用する。日中を含む24時間の使用では、下顎位の変化などの副作用が出やすいので、注意が必要である。

平成30年の保険改定で、顎関節症治療用口腔内装置は製作法によって算定点数が変更になった。義歯床用アクリリック樹脂によって加熱重合して製作したものは口腔内装置1として1,500点と装着30点を算定する。印象40点と咬合採得187点も算定できる。熱可塑性樹脂シートなどを歯科技工用成型器により吸引・加圧して製作、または作業模型に常温重合レジンを圧接して製作された口腔内装置で、常温重合レジンなどを盛り足して咬合関係が付与されたタイプは800点と装着30点の算定となる。印象40点は算定できるが、咬合採得は算定できない。装置の装着後、咬合関係などを検査し、調整した場合は1月1回220点を算定できる。また、修理を行った場合には月に1回「装置破損」病名をつけて口腔内装置修理234点を算定する。ただし、調整と修理は同月には併算定できないので注意する。

3）咬合治療

日本顎関節学会初期治療診療ガイドライン3では「顎関節症患者において、症状改善を目的とした咬合調整は行わないことを推奨する（GRADE 1D：強い推奨／"非常に低"の質のエビデンス）」となっ

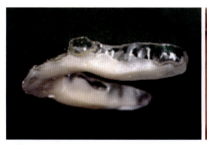
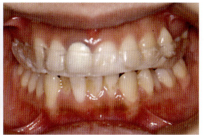

図❺ スタビリゼーションアプライアンス（口腔内装置2）［参考文献5）より転載］

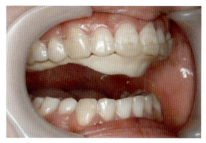

図❻ 前方整位アプライアンス（口腔内装置2）

ている[4]。顎関節や咀嚼筋の症状が改善するまでは歯を削合してはならない。

2．顎関節痛障害（Ⅱ型）

関節痛に対して薬物療法や顎関節可動域訓練、スタビリゼーションアプライアンスが有用である。

1）薬物療法

日本歯科薬物療法学会ガイドラインでは、「顎関節症の関節痛を有する患者に消炎鎮痛薬は有効である」と推奨されている[6]。顎関節症保険適用としてはインドメタシンの他に、適応外ではあるが「顎関節症の関節痛」に対してロキソプロフェンナトリウム水和物やジクロフェナクナトリウムなどは保険算定が認可されている。

3．復位性顎関節円板障害（Ⅲa型）

転位した関節円板の整位のために、前方整位アプライアンスや円板整位運動療法が適応される。

1）前方整位アプライアンス

転位した関節円板が復位できる位置まで下顎を前方に誘導し、その位置で咬合位を付与したアプライアンスである（図6）。リポジショニング型アプライアンスとも呼ばれる。関節円板を復位すること、および下顎の後方偏位に起因する円板後部組織への負担過重を軽減することを目的とする。

4．非復位性顎関節円板障害（Ⅲb型）

初期治療として、徒手的顎関節授動術（マニピュレーション）や顎関節可動域訓練（モビライゼーション）、専門治療としてパンピングマニピュレーションや関節腔洗浄療法を併用した顎関節授動術が行われる。

1）徒手的顎関節授動術

開口しても前方に転位したままの関節円板を徒手的に下顎頭上に復位させ、下顎頭の滑走を改善させる治療法である。脱臼の整復法に準じて、患側の下顎臼歯咬合面に親指をのせ、他の指で下顎下縁をしっかりと把持し、親指の先を下方に押し下げながら前方に引っ張る。関節円板が下顎頭上に復位されれば、クリック音が発現して開口する。ただちに前方整位アプライアンスを装着して円板位を維持する。

2）顎関節可動域訓練

日本顎関節学会の初期治療診療ガイドライン2では、「開口障害を主訴とする関節円板転位に起因すると考えられる顎関節症患者（Ⅲb型）において、関節円板の位置など病態の説明を十分に行ったうえで、患者本人が徒手的に行う開口訓練（鎮痛薬の併用は可）を行うことを提案する（GRADE 2B：弱い推奨／"中"の質のエビデンス）」と推奨している[4]。

関節円板の復位が期待できない陳旧性症例に対し、顎関節可動域訓練により下顎頭の正常な滑走運動を回復させることで、関節円板は下顎頭の前方のままでも、下顎頭表層線維や円板後部組織の適応変化により安定した関節機能を維持できるようになる。

5．変形性顎関節症（Ⅳ型）

顎関節痛、開口障害あるいは関節雑音のいずれか1つ以上を呈するので、治療は他の病態への治療に準ずる。骨形態の改善のための治療は必要ない。

【参考文献】

1) 日本顎関節学会：「顎関節症の概念（2013年）」「顎関節症と鑑別を要する疾患あるいは障害（2014年）」「顎関節・咀嚼筋の疾患あるいは障害（2014年）」および「顎関節症の病態分類（2013年）」の公表にあたって．日本顎関節学会雑誌，26(2)：40-45，2014．
2) 日本顎関節学会（編）：顎関節症治療の指針2018．http://kokuhoken.net/jstmj/publication/file/guideline/guideline_treatment_tmj_2018.pdf
3) 日本顎関節学会（編）：新編 顎関節症 改訂版．永末書店，京都，2018．
4) 日本顎関節学会 初期治療ガイドライン作成委員会（編）：顎関節症患者のための初期治療診療ガイドライン．http://kokuhoken.net/jstmj/publication/guideline.html
5) 依田哲也（編著）：新編 チャートでわかる顎関節症の診断と治療．医歯薬出版，東京，2012．
6) 日本歯科薬物療法学会（編）：顎関節症の関節痛に対する消炎鎮痛薬診療ガイドライン．http://minds4.jcqhc.or.jp/minds/gakukansetsu/gaku20111012.pdf

Level Up & H!nt

7章　顎関節疾患

[04] 顎関節症治療における病態説明と療養指導

東京慈恵会医科大学　歯科　林　勝彦

　顎関節症は、自然寛解が期待できる self limiting な疾患である。患者自身が、日常生活における病因への暴露時間を短縮し、顎関節への負荷を適切にコントロールすることにより、臨床症状の早期緩解と再発防止を図ることが可能である。顎関節症治療に際し、最初に行うべきは病態説明と療養指導であり、続いて必要に応じた可逆的治療が併用される。本項では、顎関節症と診断された患者へ適応される病態説明と療養指導について概説する。

▶ 病態説明

　顎関節症の疫学、病因、症状、予後などを、各々の病態に則して説明する。患者に理解しやすい言葉で、必要に応じて説明用冊子やボード、模型などを示しながら説明することで、十分な理解を得る。患者自身が顎関節症の病態を理解することで、余計な不安を取り除き、治療に対するモチベーションを得られる。また、患者が顎関節症の病因を知ることで、日常生活における療養指導の意義を理解し、実践できるようになる。

▶ 療養指導

　顎関節症の療養指導には、疼痛や開口障害などの症状に対する指導と、日常生活における発症病因に対する指導がある。

1．顎関節症の症状に対する療養指導
1）開口訓練

　咀嚼筋痛障害に対する開口訓練（咀嚼筋ストレッチ）は、閉口筋の伸展と血流改善を目的とする。また、非復位性顎関節円板障害に対する開口訓練（顎関節可動化訓練）は、前方転位した関節円板をさらに前方へ移動させ、円板後部組織が伸展、器質化することにより、関節可動域を増加させることが目的である。

　図1、2に示すような、手指を補助力として使った1回10秒ほどの大開口を連続して行う方法が広く用いられている。また、顎関節可動化訓練として、まず下顎前方位をとらせ、そこから自力で可及的に開口させる。さらに、手指で補助力を加えて数秒間維持する方法も有効である。いずれの方法も、朝、昼、夜あるいは入浴時の1日3度、各10回ずつ行わせる。訓練後に顎関節痛が30分以上継続する場合は、訓練の回数や程度を適宜調整するよう指示する。

2）咀嚼筋マッサージ

　咬筋と側頭筋のマッサージは、同部の圧痛を伴う咀嚼筋痛障害に対して有効である。患者自身の手指により、両側の咬筋や側頭筋を圧迫した状態でタッピングさせ、部位を覚えさせる。朝、昼、夜あるいは入浴時に数分間ずつ、軽度の疼痛を自覚する程度に圧迫しつつ、円を描くようにマッサージを行う（図3）。

2．顎関節症の発症病因に対する療養指導
1）歯列接触癖是正指導

　歯列接触癖（Tooth Contacting Habit：TCH）は、非機能時に上下歯列を持続的に接触させる習癖であり、顎関節症の発症・維持に深く関与すると考えられる。そのため、TCH是正指導は、すべての顎関節症患者へ適切に行われる必要がある。

　何かに集中しているとき、ストレスがあるとき、緊張時、家事作業時、パソコン操作時などの際に

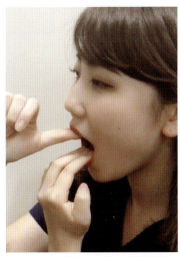 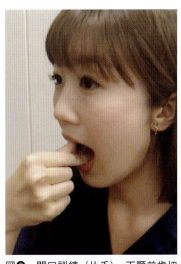 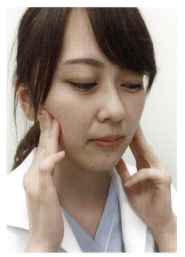

図❶　開口訓練（両手）。下顎前歯部切端に、示指、中指、薬指を、もう一方の手の拇指を上顎前歯に当てて、開口させる

図❷　開口訓練（片手）。下顎前歯切端に示指を、同じ手の拇指を上顎前歯へ当てて、開口させる

図❸　咬筋マッサージ。示指、中指、薬指で咬筋を圧迫しながら、円を描くようにマッサージする

TCHが起こりやすいことや、その為害性を十分に患者へ説明し、日常生活における無意識の歯列接触を確認するように指導する。具体的には、バイブレーション機能つきキッチンタイマーを30分ごとに振動させ、このサインを「歯を離してリラックスする」と受け止め、そのつど、患者自身が歯列接触の有無を確認する。また、ポストイットを生活空間の至るところに貼付しておき、その張り紙に気づいたときに注意を促す方法も有効である。

いずれの方法においても、サインを受け止めて歯列接触の有無を意識した後、患者には唇を少し尖らせて一気に「フー」と息吹きをするように指導する。この息吹きにより、歯列は自然に離開し、咀嚼筋や口腔周囲筋は弛緩する。患者が意識して歯列を離そうとする行為は、余計な筋緊張によって症状を悪化させるため、禁忌である。

２）食事指導

食事時の顎関節や咀嚼筋への負担軽減を目的として、食事指導を行う。パンの耳は硬いと考えて、より食べにくいものは避ける、生野菜を避けて温野菜にする、一度に口に入れる大きさは親指の爪の大きさとするなど、食物の性状や大きさに注意を促す。また、できるだけ臼歯部で咬み、痛みが発現しない側での咀嚼を指示する。

３）睡眠指導

起床時に顎関節症の症状発現が強い症例では、睡眠の質にも病因があることを疑い、睡眠指導を行う。枕は低め、うつぶせ寝は止める、側臥位では枕を側頭部に当てる、就寝前にスマートフォンなどの光刺激を避ける、日中のウォーキングなどによって適度な肉体疲労を得る、昼寝は午後２時までに20分以内とするなど、症例ごとに指導を選択して行う。

４）その他

日常生活における頬杖やうつ伏せ読書、球技やスキューバダイビング、ジムワークなどのスポーツ、管楽器やバイオリンの演奏などの行動は、顎関節症の病因となり得るため、必要に応じて行動制限を指示する。

顎関節症は自然経過がよいとされているが、漫然とした保存療法によって慢性疼痛へ移行するリスクもある。療養指導や初期保存療法による効果が認められなければ、専門医療機関への紹介を検討する。

【参考文献】

1）杉崎正志，林　勝彦：顎関節症養生訓　患者のすべきことは何か？．古谷野　潔（編）：TMD YEAR BOOK 2012 アゴの痛みに対処する，クインテッセンス出版，東京，2012：43-49．

Level Up & Hint
7章 顎関節疾患

[05] 顎関節脱臼への対応
――要介護高齢者を中心に

奈良県立医科大学　口腔外科学講座　川上哲司

　超高齢社会に入ったわが国では、顎関節脱臼の発生頻度が増加傾向にあるが、効果的で定型的な治療法はいまだ確立されていないため、現場では治療指針が画一化されていないのが実状である。また、神経学的異常を有する要介護高齢者の場合には、何ら効果的な治療が施されずに放置されていることも散見される。

　内閣府の平成29年版高齢社会白書によると、「高齢者の要介護者等数は増加しており、特に75歳以上で割合が高い」とされる。今後、加齢に伴って生じる心身の変化に起因し、要介護状態の原因である心身の障害を生じさせる特定疾病を有する高齢者の顎関節脱臼の増加が予測される。しかし、全人的な診断および治療が施行されなければ、頻発する顎関節脱臼によってQOLが低下する患者の増加が見込まれる。そして、患者のみならず、介護者の不安や負担を増大させることにも繋がる。

　本項では、このような状況のなかで、個々の病態の違いを踏まえ、顎関節脱臼の病因に基づいた患者ごとに立てる治療戦略を解説する。

▶ 顎関節脱臼の定義およびおもな病態

　顎関節脱臼とは、通常考えられる顎関節運動の固有の範囲を越えて下顎頭が下顎窩より逸脱し、前上方に転位を起こして正常な位置に自力で復位しない状態と定義されている。顎関節は、通常関節包・関節靱帯・関節結節などにより、下顎頭の過剰運動が制限されている。しかし、下顎窩・関節隆起・下顎頭などの硬組織の形態異常や、靱帯および関節包の弛緩、筋の協調失調など、顎運動に関係する軟組織の異常が存在する場合に下顎頭が過剰運動を生じ、下顎頭が下顎窩から逸脱して正常な位置に復位しないのである。

　その顎関節脱臼の病態分類は、おもに①急性（単純性）顎関節脱臼、②習慣性顎関節脱臼、③陳旧性顎関節脱臼の3つである。

　急性顎関節脱臼は、大きく口を開けた後に、初発で自己にて整復不能になった病態をいう。この場合、開口状態で下顎が閉口して咬合することが不能となり、顔貌は下顎前突様となって耳珠前方部の陥凹が生じ、胸骨弓下方に下顎頭の突出が触れる。この状態になると、患者は顎運動が不能なので、不安感が強くなる。

　習慣性顎関節脱臼は、日常生活の開口運動によって顎関節脱臼を短期間に整復と再脱臼を容易に繰り返す病態をいう。この場合、顎関節骨構造の異常、顎関節軟組織である関節包・外側靱帯あるいは関節円板付着部の弛緩、さらに、咀嚼筋の異常などが関与する。

　陳旧性顎関節脱臼は、顎関節脱臼後すぐに整復されず、3～4週間以上放置されて慢性化した病態であり、元の位置に整復することは極めて困難となる。多数歯欠損もしくは無歯顎で義歯未装着の場合や、全身状態が重篤である場合は、顎関節脱臼に気づかず放置され、陳旧化する。徒手整復を施行するのが通法であるが、罹病期間が長期となり、下顎骨体部が菲薄化した無歯顎例では、骨折を危惧して強い力を加えにくくなると、観血的処置が必要になることが多い（図1）。

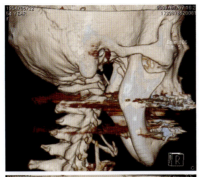
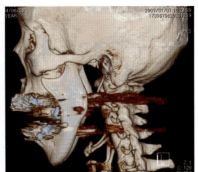
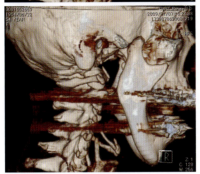
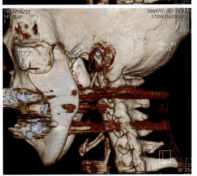

　　　　右側　　　　　　　　　　左側
図❶　顎関節脱臼時のCT所見

顎関節脱臼の問題点

　現在わが国では高齢化が進んでおり、これに伴って介護支援が必要な高齢者も増加している。要介護高齢者において顎関節脱臼が生じると、とくに無歯顎であった場合にその発見が遅れたり、通院の困難さから診断と治療が遅れたりすることがある[1]。脱臼が昼夜を問わず頻発すると、介護者による整復や整復困難な場合の通院の付き添いなど、介護者の負担がより増大することも多い。

　また、患者は顎関節脱臼時および整復時の疼痛に対する恐怖心をもち、脱臼への強い不安感から不眠・食欲低下とともに、介護者の脱臼への不安も重なり、ともに精神的な負担が増大する。さらに、脱臼状態にあると正常な咀嚼が不能で摂食障害を生じ、嚥下が困難になることにより誤嚥性肺炎を起こしやすい[2]。そのため、栄養状態が悪化し、誤嚥性肺炎によってさらに全身状態が重篤化する。

　要介護高齢者では、顎関節脱臼後に整復を行っても、自身で開口制限をすることが困難な場合が多く、顎関節脱臼が習慣化しやすい傾向にあり、観血的処置の適応となるケースが多くなる。

顎関節脱臼の病因

　顎関節が脱臼を起こすおもな病因として、欠伸、嘔吐、長時間の歯科治療、開口器や喉頭鏡、気管支鏡などの使用時に、極度の大開口を続けていると関節包が弛緩し、下顎頭が関節結節を越え、さらに外側靱帯、咬筋、外側翼突筋の牽引力で固定される。その他、鉗子分娩、先天的に靱帯が弱い場合、フェノチアジン系・ブチロフェノン系の薬剤により錐体外路系の症状を来し、不随運動を行う際にも生じる。また、開口時、オトガイ部に正面から衝撃を受けた場合は左右両側の顎関節が脱臼するが、斜め前から衝撃を受けた場合は片側のみ脱臼することが多い。さらに、各種神経疾患により生じる場合も多い。

顎関節脱臼と神経疾患とのかかわり

　顎関節脱臼の病因は、局所的なものに限局されているわけではない。脳血管障害やパーキンソン病などによる錐体外路症状や、薬原性錐体外路症状による咀嚼筋の協調障害によって顎関節脱臼を招くこともあるが、その認知度は低い[3,4]。

　閉口筋には、咬筋・側頭筋・内側翼突筋があるが、いずれの筋も運動中枢は尾側の中心前回にあり、錐

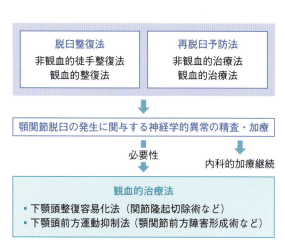

図❷　顎関節脱臼の治療方針

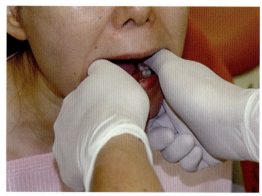

図❸　徒手整復術、Hippocrates（ヒポクラテス）法。これは、術者が患者の前方に位置し、両側拇指を下顎大臼歯部に置き、下顎を後下方へ圧下しながら回転させる方法

体路を対側の橋に下行したのちに三叉神経運動神経核で二次ニューロン（三叉神経運動枝）となり、閉口筋に達する。この神経は、核上部では左右の二重支配を受ける。つまり、閉口筋の機能には両側の神経支配が揃うことが不可欠であるとされている[3,5]。一側の閉口筋の筋力は対側にも作用するため、一側の閉口筋の筋力低下でも、下顎骨を挙上する総合的な筋力が弱まり、両側の顎関節に脱臼を生じ得ると考えられる[6,7]。

このようにして、錐体外路障害による閉口筋力低下が顎関節脱臼を惹起する可能性があると考えられる。したがって、咀嚼筋の個々の病態に違いがあることにより、神経学的メカニズムに基づいた治療戦略を立てる必要があると考えている。また、顎関節脱臼に対する再脱臼防止手術の術式選択については、症候性側面の評価に加えて、各術式の特徴を把握したうえで選択することが望ましいと考えている。

神経疾患による咀嚼筋への影響

顎関節の支持および運動には、三叉神経が支配している側頭筋・咬筋・内側翼突筋・外側翼突筋がかかわる。これらの筋は、脳からの刺激で随意運動を行って適切な筋緊張を維持し、顎関節機能も維持・制御している。咀嚼筋は、神経疾患により麻痺・筋力低下・筋緊張異常が生じる。

筋疾患や末梢神経疾患の場合、筋緊張が低下し、関節の被動性が増大して過伸展性が生じるため、脱臼のリスク要因となり得る。一方、中枢神経疾患においては、筋緊張が亢進する場合と低下する場合がある。このような症状が生じる神経疾患には、脳血管障害・認知症・パーキンソン病・大脳基底核疾患・小脳疾患・筋疾患・末梢神経疾患・脊髄疾患などがあり、さまざまな疾患で筋緊張異常や姿勢異常が生じる。

顎関節脱臼の症候学的側面としては、①筋緊張亢進、筋強剛、痙縮、②筋緊張低下、筋の過伸展性や被動性の増大、③下顎や頭頸部の不随運動、痙攣発作、④頭頸部の姿勢異常、⑤下顎の大開口がある。

日本口腔外科学会の研修施設および日本顎関節学会の研修施設など、152施設2,461例（2012年1～12月）における顎関節脱臼患者に関する後ろ向きアンケート調査結果での既往疾患は、脳血管疾患・認知症・パーキンソン病・精神疾患が多く認められ、不明が25.6％であり、このなかにも同既往が含まれていると推察される[8]。

顎関節脱臼の治療方針

顎関節脱臼の治療方針は、「脱臼整復法」および「再脱臼防止法」の両者が必須である。通常、初期治療として保存的治療が選択されるが、症候学的側面が強い場合は、顎関節脱臼の発生に関与する神経学的異常の精査・加療のために神経内科などに対診し、加療依頼する必要がある（図2、3）。

しかし、顎関節脱臼の改善が認められず、脱臼を繰り返すことにより、整復時の患者の恐怖心が増大したり、疼痛を伴うことによって整復に困難を生じ

関節隆起切除術
（下顎頭整復容易化法）

報告者：Myrhang H（1951）

長所
- 比較的手術侵襲が少ない
- 高く急峻な関節隆起の形態改善
- 術式が簡便
- 重篤な合併症が少ない

短所
- 中頭蓋窩穿孔・乳様突起炎
- 術直後強固な開口制限が必要
- 削除不足による再発

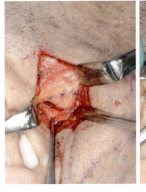
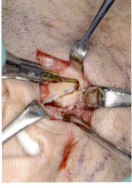
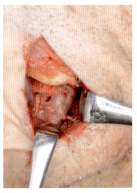

顎関節前方障害形成術
（下顎頭前方運動抑制法）

報告者：Leclerc G（1943）、
　　　　Dautrey J（1975）

長所
- 生理的な顎運動経路を変化させない
- 開口障害を来すことがない
- 強固な開口制限を行う必要がない
- 術後管理や介護が容易

短所
- 移植骨の吸収
- 固定プレートの変形・破折および感染

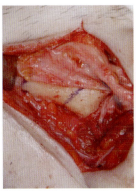
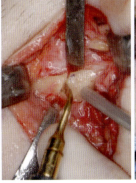
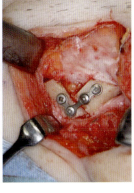

図❹　各術式の特徴

たり、患者のQOLが著しく低下したりした場合などには、観血的療法（外科療法）の適応となる。現状では、下顎頭整復容易化法である関節隆起切除術、および下顎頭前方運動抑制法である顎関節前方障害形成術などの方法から選択されている。

各術式の特徴として、関節隆起切除術は、①比較的侵襲が少ない、②高く急峻な関節隆起の形態改善ができる、③術式が簡便、などの長所がある。しかし、①中頭蓋窩穿孔や乳様突起炎を生ずることがある、②関節隆起が平坦化している場合は不適応、③削除不足による再発が危惧される、④含気骨（側頭骨）では適応が困難、などの短所もある。

一方、顎関節前方障害形成術は、①術後に生理的な顎運動経路を変化させない、②開口障害を来すことがない、③術後に強固な開口制限を行う必要がない、④術後管理や介護が容易である、などの長所がある。しかし、①移植骨の骨量不足では適応が困難、②固定プレートの変形・破折および感染を生じることがある、③移植骨の吸収を生じることがある、などの短所もある（図4）[9]。

●

超高齢社会となり、今後神経疾患を有する要介護高齢者の顎関節脱臼患者の増加が予測される。そのため、局所要因の把握および全身状態とのかかわりのなかで顎関節脱臼の病態を評価し、神経学的メカニズムに基づいた治療戦略について検討を行った後、外科療法を含む治療を施行することにより、QOLの改善が見込まれると考えている。

【参考文献】

1) 川上哲司, 都築正史, 他：陳旧性顎関節脱臼においてDautreyを併用した1治験例. 日顎誌, 7(2)：339-344, 1995.
2) 井上智裕, 川上哲司, 他：習慣性顎関節前方脱臼に対するDautrey手術の経験. 日顎誌, 19(3)：240-244, 2007.
3) 清水曉, 高橋素彦, 他：脳卒中に合併する顎関節脱臼の臨床像. 脳卒中, 31(4)：251-255, 2009.
4) 平山惠造：神経症候学 改訂第2版 Ⅰ・Ⅱ. 文光堂出版, 東京, 2000：1082-1111.
5) Kuypers HGJM: Corticobulbar connections to the pons and lower brainstem in man: an anatomical study. Brain, 81(3): 364-388, 1958.
6) Kemppainen P, Waltimo A, et al.: Masticatory force and function in patients with hemispheric brain infarction and hemiplegia. J Dent Res, 78(12): 1810-1814, 1999.
7) Agerberg G: Bite force after temporomandibular joint surgery. Int J Oral Maxillofac Surg, 17(3): 177-180, 1988.
8) 柴田考典, 他：〈顎関節脱臼：高齢化社会における対応〉高齢者の顎関節脱臼の現状と治療法（再脱臼防止法）の概要. 日顎誌, 28(1)：3-13, 2016.
9) 川上哲司：顎関節脱臼の病因と神経疾患の関わり. 日本歯科評論, 77(4)：134-139, 2017.

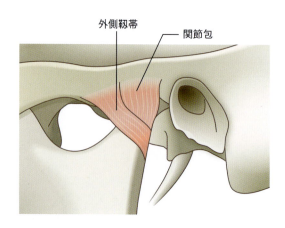

8章 口腔粘膜疾患

Level Up & H!nt

- [01] 口腔粘膜疾患と病理組織学的検査 ………… 160
- [02] 口腔粘膜疾患の診断
  ——臨床現場で迷わないために ……………… 166
- [03] 口腔扁平苔癬の診断と治療 ………………… 174
- [04] 口腔カンジダ症の診断と対応 ……………… 178
- [05] 口腔乾燥症の診断と対応 …………………… 182

Level Up & H!nt

8章　口腔粘膜疾患

[01] 口腔粘膜疾患と病理組織学的検査

東京歯科大学　臨床検査病理学講座　**松坂賢一**

　口腔粘膜疾患の診断・治療を行ううえで、まず口腔粘膜の構造をおおまかにでも知る必要がある。本項では、口腔粘膜の構造を示し、口腔粘膜疾患の病理組織学的検査法と代表的な口腔粘膜疾患の病理組織像について解説する。

▶ 口腔粘膜の構造

　口腔にはさまざまな器官が存在することはもとより、単に口腔粘膜といっても部位によって組織学的構築に若干の違いがある。口腔粘膜は粘膜上皮である重層扁平上皮とその下層の線維性結合組織からなるが、これらの境界には基底膜が存在する。重層扁平上皮は角化細胞と呼ばれる細胞で構成されており、基底膜側に基底細胞が存在し、これが分裂・増殖する。そして、この細胞が表層に向かって分化していき、有棘細胞、顆粒細胞、そして角質層になって最終的には脱落する。角化細胞はつねに増殖と脱落が繰り返されており、基底細胞から角質層に至るまでの期間は、口腔粘膜上皮ではおよそ2週間といわれている。皮膚がおよそ4週間であることと比較すると、2倍のスピードで代謝していることになる。この分化の方向は一定で、これを極性と呼ぶ。

　粘膜上皮内には重層扁平上皮である角化細胞の他、圧触覚を司るメルケル細胞、メラニンを産生するメラニン産生細胞、免疫担当細胞であるランゲルハンス細胞が存在する。上皮下の結合組織は毛細血管に富んでおり、口腔粘膜がピンク色に見えるのはそのためである（図1）。歯肉や口蓋、舌の表面では、上皮の表層が角化層に覆われて正角化の状態を示しているが、頬粘膜や口腔底、口腔前庭などでは、角質層に核が残存する錯角化を呈している（図2）。また、上皮の代謝が活発で、毛細血管に富んでいる

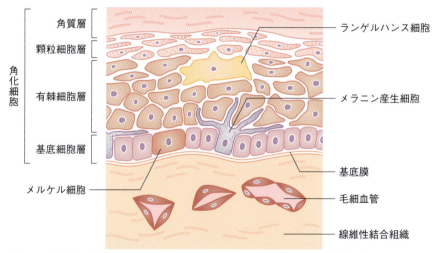

図❶　口腔粘膜の組織像のシェーマ。口腔粘膜上皮は重層扁平上皮で、基底細胞が細胞分裂し、表層に向かって分化していく

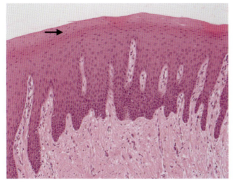

図❷ 錯角化重層扁平上皮。角質層に核が残存しており（矢印）、顆粒細胞層がない

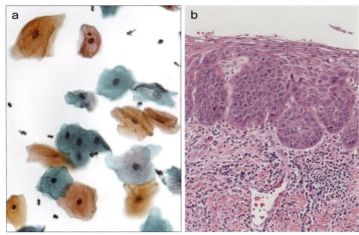

表❶ 細胞診と組織診の違い

	細胞診	組織診
検体採取	容易	困難な場合あり
人体への侵襲	あまりない	あり
反復検査	容易	困難
標本作成期間	数時間	数日
腫瘍の浸潤度の立証	不可能	可能
判定・診断	スクリーニング・推定	確定・推定

図❸ 細胞診と組織診の顕微鏡像の違い。細胞診（a）は細胞がバラバラに観察され、細胞異型を判定できる。組織診（b）は細胞異型のみならず、組織の構築も観察できる

ことは、創傷が治癒しやすい所以でもある。

口腔粘膜疾患の病理組織学的検査

　口腔粘膜上皮の疾患の病理学的検査には細胞診と組織診があり、両者とも顕微鏡で観察することによって判定あるいは診断がなされる。細胞診はおもに一つ一つの細胞の形などの変化で判定される。一方、組織診は細胞の形の変化のみならず、細胞が組み合わさって構築される状態も観察することが可能である。

　細胞診と組織診の違いを**表1**に示す。ここで注目すべき点は、患者への侵襲度と確定診断になり得るか否かである。細胞診は、患者への侵襲度が少なく、反復検査が可能であるが、あくまでの推定診断である。一方の組織診は、患者への侵襲が大きく、同じ部位の反復検査が困難であるが、確定診断を得ることが可能である。細胞診では細胞がバラバラにプレパラート上に観察され、細胞の異型度により判定するが、組織診では細胞の異型度のみならず、腫瘍の浸潤の有無や程度なども診断可能である（**図3**）[1]。

1. 細胞診

　細胞診は、口腔粘膜の異常がみられる部位から歯間ブラシや専用のブラシ、綿棒を用いて上皮表層の細胞を擦過することによって採取し、細胞の形態観察を行う。細胞診は採取した細胞をプレパラートに擦り付ける方法（従来法）と、ブラシの先をそのまま専用の溶液に入れ、検査室や検査センターで処理する方法（Liquid based cytology：LBC法）がある。チェアーサイドでの処理は、従来法では煩雑であるが、LBC法は簡便である（**図4**）[2]。

　細胞診は子宮頸部がんの検診などで発展してきた検査で、これを口腔粘膜に応用したものである。正常な場合には、表層から採取される細胞は分化した角化細胞がみられる。たとえば基底側1/3程度に増

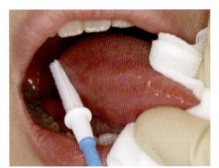
a：細胞診

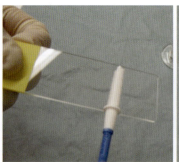
b：従来法。95％アルコールで固定する（右）

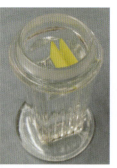
c：LBC法

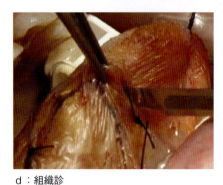
d：組織診

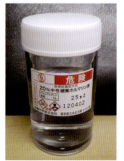
e：ホルマリン溶液で検体を固定する

図❹　細胞診（a～c）および組織診（d、e）の検体採取

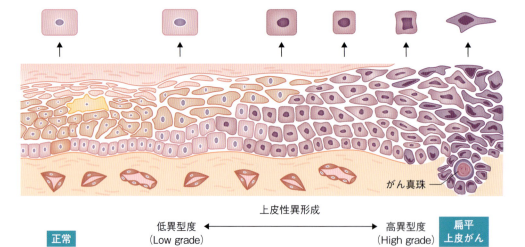

図❺　細胞診と組織診との比較。上皮性異形成から浸潤がんの組織構築と細胞診で採取される細胞の特徴で、悪性に近づくほど表層に分裂能力をもつ細胞が出現してくる

殖能力のある異型細胞がみられた場合、表層に辿り着く細胞は完全には分化しきっていない。また、基底層2/3に異型細胞が存在する場合には、さらに分化度の低い細胞が表層に存在することになる。この表層細胞の細胞形態を観察し、正常か上皮性異形成、あるいは扁平上皮がんなどを判断する（図5）。細胞診は確定診断にはならないので、判定が陰性でも治癒傾向にない、あるいは症状が悪化するような場合には二次医療機関への紹介が必要である。

2．組織診（生検・Biopsy）

組織診は、正常粘膜と異常を呈する部の両者を含むようにメスで組織を採取して、10～25％程度の中性緩衝ホルマリン溶液にて固定する（図4）。その後、組織切片を作製して顕微鏡で観察・診断する。採取された組織のみでの判断になるが、確定診断を得ることができ、今後の治療方針の決定にも繋がる。臨床的に悪性腫瘍が強く疑われる場合には一般歯科医院での生検は避け、二次医療機関への紹介が必須である。

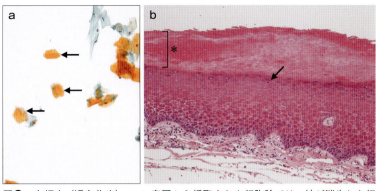

図❻ 白板症（過角化症）。a：表層から採取された細胞診では、核が消失した細胞が主体をなしている（矢印）。b：組織診では、角質層が肥厚し（＊）、顆粒細胞層が目立つ（矢印）

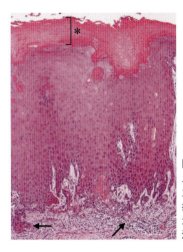

図❼ 表層分化型扁平上皮がん。表層では、角質層が肥厚して白板症を思わせる（＊）が、深部では腫瘍細胞の浸潤がみられる（矢印）

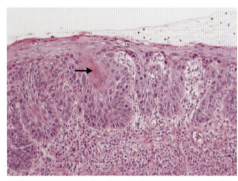

図❽ 上皮性異形成。釘脚が小滴状あるいは棍棒状に延長し、上皮を構成している細胞に核／細胞質比の増大や核小体腫大などの細胞異型がみられ、核の大小不同や有棘細胞層内での角化（矢印）を認める

代表的な口腔粘膜疾患の病理[3]

1．白板症（図6）

　白板症（Leukoplakia）は、臨床的にも組織学的にも他の疾患に分類されない白斑を呈する臨床的な診断名である。病理組織学的には過角化症であり、上皮の角質層が肥厚していることから、内部の毛細血管が透過してこないために白色に見える。時として、表層は過角化し、深部では浸潤がんである場合もあることから、十分な注意が必要である（図7）。

2．紅板症（図8）

　紅板症（Erythroplakia）は、臨床的ならびに組織学的に他の疾患に分類されない紅斑を呈する臨床的な診断名である。病理組織学的には種々の程度の上皮性異形成を示すが、臨床的に紅板症として病理組織検査に提出される検体では、高異型度上皮性異形成（high grade dysplasia）を示すことが多い。上皮性異形成では異型細胞の基底膜を越えての浸潤はみられない。

3．扁平上皮がん（図9）

　口腔粘膜上皮である扁平上皮細胞に由来する悪性腫瘍で、腫瘍細胞が、基底膜を越えて深部に向かって増殖する。腫瘍細胞は核／細胞質比の増大や核小体腫大、核クロマチン濃染などの強い細胞異型を示す。腫瘍細胞は胞巣を形成して中心部に角質球（がん真珠）を形成するものと形成しないものがある。前者は高分化型（低悪性）で、後者は低分化型（高悪性）である。しばしば胞巣周囲に、毛細血管の増生やリンパ球および形質細胞を主体とする間質反応としての炎症性細胞浸潤がみられる（4章04参照）。

4．口腔扁平苔癬（図10）

　口腔粘膜上皮直下にリンパ球（T細胞）の帯状浸潤がみられる。リンパ球による上皮基底膜部の液状変性により、上皮脚の鋸歯状延長がみられる。臨床的に赤い背景に白色レース様を呈するのは、上皮の錯角化層と有棘細胞層の肥厚した部と、上皮の萎縮

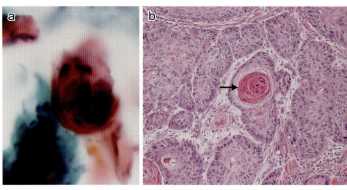

図❾　高分化型扁平上皮がん。a：細胞診でも、時としてがん真珠を思わせるものが採取されることがある。b：組織診では、腫瘍細胞が胞巣を形成しながら浸潤し、胞巣内にはがん真珠（矢印）がみられる

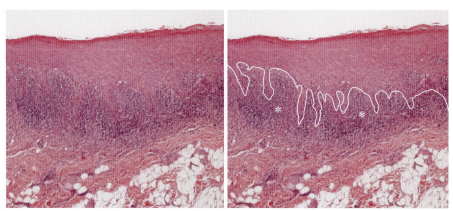

図❿　口腔扁平苔癬。右：上皮釘脚が鋸の歯状に延長し（白線）、リンパ球の帯状浸潤（＊）がみられる

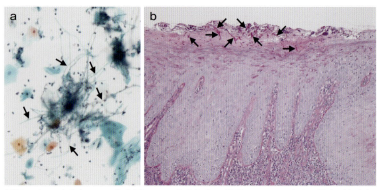

図⓫　カンジダ症。a：細胞診では、上皮細胞の集塊からカンジダの菌糸（矢印）が観察される。b：組織診やPAS染色では、上皮内にカンジダが赤紫色に染め出される（矢印）

した部が混在しているからである。原因は不明であるが、金属アレルギーやさまざまな刺激が原因になり得る。また、C型肝炎ウイルスに感染している患者に多いともいわれている。

5．カンジダ症（図11）

カンジダ真菌が口腔粘膜上皮表層にみられるだけではなく、上皮内に侵入している。この部の上皮下結合組織には、毛細血管の拡張やリンパ球、形質細胞を主体とする著明な炎症性細胞浸潤が観察される。

6．尋常性天疱瘡（図12）

口腔粘膜上皮細胞間結合であるデスモゾーム構成タンパク（デスモグレイン）に対する自己抗体が産生され、上皮細胞と上皮細胞間の結合タンパクが破壊される。上皮内水疱を特徴とし、水疱内には有棘細胞が浮遊したTzanck細胞がみられる。また、基底細胞はヘミデスモゾームで基底膜と結合している。

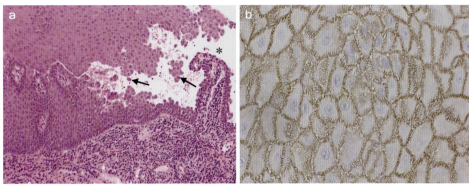

図⓬ 尋常性天疱瘡。a：HE染色では基底細胞は結合組織に結合しているが、有棘細胞が剥離して上皮内水疱（＊）を形成しており、水疱内にはTzanck細胞（矢印）がみられる。b：自己抗体であるIgGを免疫組織化学的染色で染めると、細胞間結合部に陽性（茶色）を示す

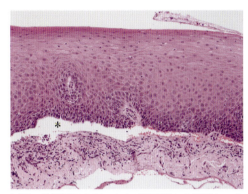

図⓭ 粘膜類天疱瘡。上皮が基底膜から剥離し、上皮下水疱（＊）を形成する

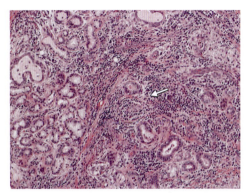

図⓮ Sjögren症候群患者の唾液腺。唾液腺腺房が消失し、導管周囲にリンパ球（T細胞：矢印）の浸潤が著明にみられる

自己抗体であるIgGを特殊な染色（免疫組織化学的染色）を行うと、上皮細胞間に陽性を示す（茶色に染色されている部）。

7．類天疱瘡（図13）

口腔粘膜上皮と結合組織の間に存在する基底膜の構成タンパク（BP180、BP230）に対する自己抗体が産生され、基底膜が破壊されて上皮は基底層から剥離している。上皮下水疱を特徴とする。

8．口腔乾燥症（図14）

口腔乾燥症のうちSjögren症候群は、涙腺および唾液腺の腺房細胞に対する自己抗体が形成される。Sjögren症候群患者の口唇腺生検像では腺房の消失、導管周囲にリンパ球（T細胞）の浸潤がみられる。

リンパ球50個以上の浸潤を1 focusとして、4㎟内に1 focus以上が観察されることが、診断基準の一つである。

【参考文献】

1) Matsuzaka K, Hashimoto K, Nakajima K, Horikawa T, Kokubun K, Yano H, Murakami S, Yakushiji T, Kasahara K, Katakura A, Shibahara T, Hashimoto S, Inoue T: Morphological analysis of relationship between oral cytology and biopsy in diagnoses of leukoplakia or oral lichen planus. 日本口腔検査学会雑誌, 8(1)：22-28, 2016.
2) 松坂賢一, 井上 孝：口腔外科における最新の検査・診断法. 口腔外科学会（編）：一般臨床家、口腔外科医のための口腔外科ハンドマニュアル'11, クインテッセンス出版, 東京, 2016：213-217.
3) 高野伸夫, 松坂賢一, 武田栄三, 野村武史, 神山 勲, 山本伸治：口腔癌の臨床と病理. 柴原孝彦, 片倉 朗（編著）：口腔がん検診 どうするの、どう診るの—早期発見・早期治療を目指して, クインテッセンス出版, 東京, 2007：29-44.

Level Up & Hint

8章　口腔粘膜疾患

[02] 口腔粘膜疾患の診断
―― 臨床現場で迷わないために

鶴見大学歯学部　口腔内科学講座　**里村一人**

▶ 口腔粘膜疾患を見逃さないために

　わが国では、過去数十年間にわたって平均余命（平均寿命）は延伸を続けているものの、平均寿命と健康寿命との乖離は縮小していない。今後ますます高齢化が進行すれば、疾病構造のさらなる変化はもちろん、さまざまな全身疾患を有する国民（とくに高齢者）が増加すると予想される。これらの全身疾患のなかには、その部分症状として口腔内に症状を呈するものも多い。一方、さまざまな診療分野において、造血幹細胞移植の確立や分子標的薬の開発など、先進的治療が実施されてきている。今後、何らかの先進的治療を受けている国民の増加とともに、その副作用が口腔内に出現し得ることが予想される。よって、口腔内のさまざまな変化や症状を正確に診断することは、口腔疾患の治療のみならず、全身疾患の早期発見や副作用の予防・軽減にも極めて重要である。

　口腔は、咀嚼や嚥下、構音、会話、味覚などの機能を担っており、人間の文化的生活を支えるための極めて重要な臓器である。また、口腔内には多くの常在微生物が存在し、口腔粘膜は機械的、物理的、化学的刺激などのさまざまなストレスにも曝されるため、深部組織を口腔内環境から分離し、保護する重要な機能を担っている。このような観点から、正常な口腔粘膜の維持は、口腔だけではなく、全身の健康のためにも必要であり、その病的変化を早期に、また正確に把握することは極めて重要である。

　しかしながら、口腔粘膜に現れる症状は口腔内環境によって修飾されやすいため、非常に変化しやすく、疾患の典型的症状がみられるのが一時期に限られていることも多いので、口腔粘膜疾患の診断には細心の注意が求められる。いずれにしても、口腔粘膜の正常構造に対する正確な理解がなければ、口腔粘膜の病的変化の把握、解釈および診断を適切に行うことは難しい。

　そこで本項では、口腔粘膜に発生するさまざまな変化や症状を見逃さず、的確に把握するための基本的知識（口腔粘膜の正常構造を含む）をもとにした診断について概説する。

▶ 口腔粘膜の構造

　口腔の最表層を覆う口腔粘膜は、重層扁平上皮と上皮下結合組織（粘膜固有層および粘膜下層）からなり、上皮層の最表層が角化しているかどうかにより、角化口腔粘膜（図1）と非角化口腔粘膜（図2）に分けられる。角化口腔粘膜は歯肉や硬口蓋にみられ、非角化口腔粘膜は口唇粘膜や頬粘膜、歯槽粘膜、口底、舌下面、軟口蓋にみられる。

▶ 口腔粘膜に生じる代表的変化

　皮膚や粘膜に発現する症状を総称して発疹と呼ぶ。このうち、皮膚に発現するものを皮疹、粘膜に発現するものを粘膜疹という。口腔粘膜に病的変化を惹起する原因としては、慢性の機械的刺激などの局所的原因と、ウイルス感染症や自己免疫疾患などの全身的原因が挙げられるが、いずれの場合も口腔粘膜に出現する症状そのものは、いくつかの類型に分けられる。このことから、口腔粘膜疾患あるいは口腔粘膜に病的変化を惹起する全身的病態を把握・診断

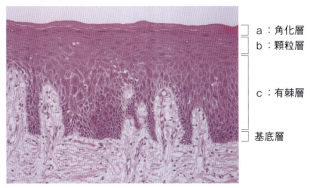

図❶ 角化口腔粘膜。角化粘膜は、歯肉や硬口蓋にみられる。a：ここでは細胞核が残存しない正角化がみられる。b：ケラチンのもととなるケラトヒアリン顆粒を細胞質内にもつ。c：細胞表面に存在する上皮細胞同士を繋ぐ細胞間接着装置が棘のようにみえる

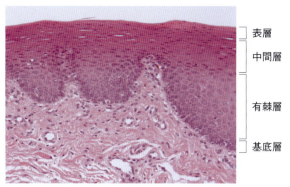

図❷ 非角化口腔粘膜。非角化粘膜は、口唇粘膜や頰粘膜、軟口蓋、口底、舌下面、歯槽粘膜にみられる

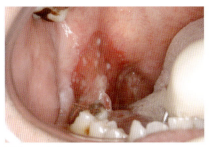

図❸a　紅斑

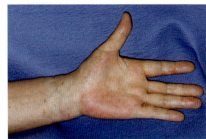

b：点状出血
図❸b、c　紫斑

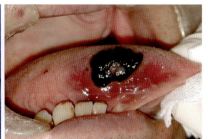

c：溢血斑

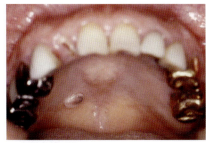

d：色素性母斑
図❸d〜f　色素斑

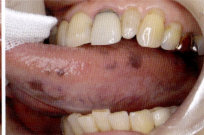

e：カフェオレ斑

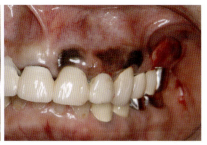

f：悪性黒色腫

するためには、粘膜疹を正確に把握することが重要である。

1．色調の変化

隆起などを伴わない表面平坦な限局性の色調変化は、斑と呼ばれる。

1）紅斑

炎症性の血管拡張や充血で起こる紅い斑（**図3a**）。

- カタル性口内炎
- 紅斑性（萎縮性）カンジダ症
- 一部の口腔扁平苔癬　など

2）紫斑

組織内出血により生じる紫色の斑。毛細血管抵抗の減弱や血小板減少、血液凝固系異常によって生じる。大きさから、点状出血（**図3b**）と溢血斑（**図3c**）に分かれる。

3）色素斑

メラニン色素や外来性色素の沈着によって生じる黒色や青色の斑。

- 色素性母斑（**図3d**）
- カフェオレ斑（**図3e**）
- 悪性黒色腫（**図3f**）

局所的原因としては、金属修復物による外来性色素沈着などが挙げられる。また、口腔粘膜に色素沈着がみられる全身疾患としては、Addison 病や

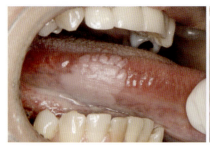
g：白板症

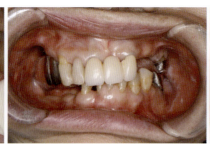
h：口腔扁平苔癬

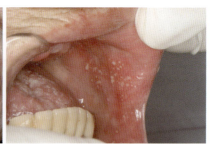
i：偽膜性カンジダ症

図❸g〜i 白斑

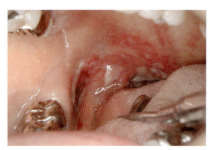
図❸j びらん

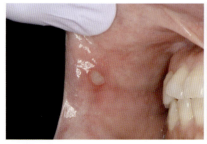
k：アフタ

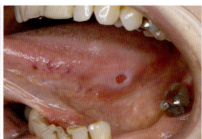
l：褥瘡性潰瘍

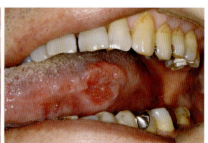
m：がん性潰瘍

図❸k〜m 潰瘍

McCune-Albright症候群、Peutz-Jeghers症候群、von Recklinghausen病がある。

4）白斑

メラニン色素の減少や角化亢進に伴う白色の斑。

- 白板症（**図3g**）
- 口腔扁平苔癬（**図3h**）
- 偽膜性カンジダ症（**図3i**）
- ニコチン性口内炎 など

2．表面性状の変化

1）びらん

組織の実質欠損のうち、欠損の深さが上皮層内に留まるもの（**図3j**）。口腔粘膜に生じた水疱は容易に破れてびらんとなる。びらんが認められる場合には、水疱形成が先行したものか、直接びらんが生じたものかの鑑別が重要となる。また、びらんにおいては、被覆上皮層が薄くなっていることから、基本的に紅い色調を呈する。

- ヘルペス性口内炎
- 偽膜性カンジダ症
- 放射線性口内炎
- 一部の口腔扁平苔癬 など

2）潰瘍

組織の実質欠損のうち、欠損の深さが上皮層を越えて、粘膜固有層や粘膜下層にまで達しているもの。潰瘍においては、組織欠損の表面に血漿性成分が滲出・凝固するため、基本的に白色の色調を呈する。口腔粘膜に生じた境界明瞭な円形もしくは類円形の小潰瘍で白色の偽膜を有し、有痛性で周囲に紅暈（発赤）を伴うものを、とくにアフタ（**図3k**）と呼ぶ。

- 褥瘡性潰瘍（**図3l**）
- がん性潰瘍（**図3m**）
- 口腔結核

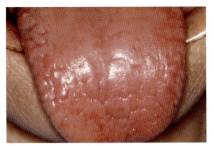
図❸n　口腔乾燥症などに伴う平滑舌

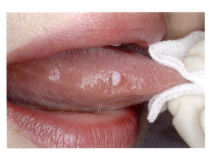
図❸o　乳頭腫

- 口腔梅毒
- アフタ性口内炎　など

3）萎縮

　上皮層や粘膜固有層の菲薄化。

- 鉄欠乏性貧血
- 悪性貧血
- 口腔乾燥症などに伴う平滑舌（図3n）
- 慢性萎縮性カンジダ症　など

4）水疱

　半球状を呈する限局性の隆起性病変で、内部に透明な水様の液体を含むもの。通常、径が5mm以下のものを小水疱、5mm以上のものを水疱という。口腔粘膜に生じた水疱は容易に破綻するため、臨床的にはびらんや潰瘍として認められることが多い。

- 天疱瘡
- 類天疱瘡
- ヘルペス性口内炎
- 帯状疱疹　など

5）膿疱

　水疱の内容液が膿性になったもの。

- 掌蹠膿疱症

3．隆起性病変

　口腔内にはさまざまな隆起性病変がみられるが、エプーリスや良性腫瘍の多くは粘膜下の結合組織に由来するものであるため、本項では扱わない。ただし、乳頭腫は粘膜上皮に由来する良性上皮性腫瘍であり、有茎性あるいは広基性で、上皮の角化が亢進すると白色を呈する（図3o）。

▶ **口腔粘膜疾患の診断と代表的口腔粘膜疾患（表1）**

　前述したように、口腔粘膜に現れる症状には色調の変化や表面症状の変化など、疾患横断的に出現するものが多く、また直視や触診も容易であることから、実際の診査や診断はその症状に基づいて進められる。しかしながら多くの場合、これらの症状は同時に存在したり、時間の経過とともに変化したり、さらには時期で病態が異なるものが混在することも多い点に留意しなければならない。

1．紅色の色調を主徴とするもの

1）表面性状の変化を伴わないもの

- カタル性口内炎

2）上皮の萎縮を伴うもの

- 紅板症
- 移植片対宿主病（GVHD）
- 正中菱形舌炎（図4）
- 地図状舌
- 紅斑性（萎縮性）口腔カンジダ症
- 放射線性口内炎：進行するとびらんや潰瘍を伴う
- Hunter舌炎の平滑舌
- Plummer-Vinson症候群の平滑舌

3）びらんを伴うもの

- 全身性エリテマトーデス
- 円板状エリテマトーデス
- 多形滲出性紅斑
- 放射線性口内炎：進行すると潰瘍を伴う
- 薬物性口内炎

2．白色の色調を主徴とするもの

1）潰瘍を伴わないもの

- 白板症：病理組織学的には、過角化症や上皮性異形成、上皮内がんが含まれ、紅斑混在型もみられる（図5）
- 口腔扁平苔癬：頰粘膜を好発部位として両側性に

表❶ 口腔粘膜疾患の鑑別診断

疾　患	疾患概念	色調の変化		表面性状の変化			
		紅色	白色	萎縮	びらん	潰瘍	水疱
口腔がん	悪性腫瘍	○	◎		○	○	
紅板症	口腔潜在的悪性疾患	◎	○	◎			
白板症	口腔潜在的悪性疾患		◎				
口腔扁平苔癬	口腔潜在的悪性疾患	○	◎		○	△	○
口腔苔癬様病変		○	◎		○	△	○
アフタ性口内炎		◎	◎			◎	
Behçet病		◎	○			◎	
カタル性口内炎	非特異的炎症	◎					
壊死性潰瘍性歯肉炎	細菌感染症	◎	◎		○	○	
口腔結核	細菌感染症	○	○		○	◎	
口腔梅毒	細菌感染症	○	○		○	○	
偽膜性口腔カンジダ症	真菌感染症	○	◎		△	△	
紅斑性（萎縮性）カンジダ症	真菌感染症	◎		◎			
慢性肥厚性カンジダ症	真菌感染症		◎				
正中菱形舌炎	真菌感染症／先天異常	○		◎			
ヘルペス性口内炎	ウイルス感染症	○	○		△	△	◎
口唇ヘルペス	ウイルス感染症				△	△	◎
水痘	ウイルス感染症	○	○		△	△	◎
帯状疱疹	ウイルス感染症	○	○		△	△	◎
手足口病	ウイルス感染症	○	○		△	△	◎
ヘルパンギーナ	ウイルス感染症	○	○		△	△	◎
麻疹	ウイルス感染症	○	○		△	△	◎
伝染性単核症	ウイルス感染症	○	○				
天疱瘡	自己免疫疾患	○	○		△	△	◎
類天疱瘡	自己免疫疾患	○	○		△	△	◎
全身性エリテマトーデス	自己免疫疾患	◎	○		○	○	
円板状エリテマトーデス	自己免疫疾患	◎	○		◎	◎	
多形滲出性紅斑	アレルギー疾患	◎			○	○	○
薬物性口内炎	アレルギー疾患	◎			○	○	
移植片対宿主病（GVHD）	免疫異常	○	◎		○	○	
Hunter舌炎	血液疾患	◎		◎			
Plummer-Vinson症候群	血液疾患	◎		◎			
褥瘡性潰瘍	機械的損傷		◎			◎	
メラニン色素沈着症							
色素性母斑	過誤腫						
黒毛舌	菌交代症	◎	◎				
地図状舌				◎			
先天性表皮水疱症	先天異常				△	△	◎

◎：ほぼ必ずみられるもの　○：時にみられるもの　△：二次的に生じる変化

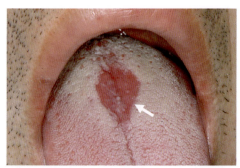

図❹ 正中菱形舌炎。分界溝前方の舌背中央部に菱形の紅い斑がみられる（矢印）。この部の舌乳頭は欠如している

認められ、さまざまな病態を呈し、紅斑、びらん、水疱がみられることもある（図6）

- 口腔苔癬様病変：口腔扁平苔癬の病態を呈し、薬物や歯科用金属など原因が推定されるもの
- 偽膜性口腔カンジダ症：偽膜を除去すると、びらんや潰瘍が認められる（図7）
- 慢性肥厚性口腔カンジダ症

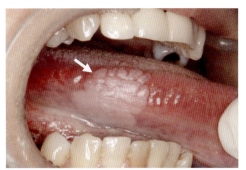

図❺ 白板症。摩擦によって除去できない白色の板状あるいは斑状の病変。がん化率は5〜15％で、これらの白色斑（矢印）はガーゼで擦っても剝離できない。急性偽膜性カンジダ症との違いに注意する

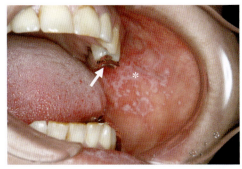

図❻ 口腔扁平苔癬。頰粘膜に好発し、通常、両側性にみられる。多彩な形を呈する軽度の白色病変として認められ、時に軽度の発赤が随伴することもある（＊）。歯科金属アレルギーとの関連が指摘されている（矢印）

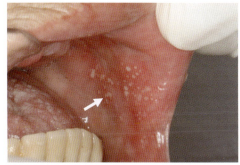

図❼ 偽膜性口腔カンジダ症。形態不規則な白色の偽膜（矢印）で、ピンセットやガーゼで剝離・除去できる。剝離面は通常びらんとなり、出血しやすい

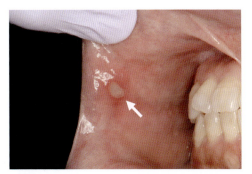

図❽ アフタ性口内炎。境界明瞭な小さな潰瘍で、円形または類円形。血漿中のフィブリンが析出した黄白色の偽膜があり、潰瘍の周囲に紅暈（発赤）がみられる（矢印）

2）潰瘍を伴うもの
- アフタ性口内炎（図8）
- Behçet病
- 壊死性潰瘍性歯肉炎
- 褥瘡性潰瘍
- 口腔結核
- 口腔梅毒
- 口腔がん（図9）

口腔粘膜に発生する上皮性悪性腫瘍を総称して口腔がんと呼ぶ。口腔がんのうち、大部分（約90％）が口腔粘膜上皮に由来する扁平上皮がんである。好発部位としては、舌が約60％、歯肉が約18％、口蓋が約3％と、舌が半数以上を占める。1〜2週間以上改善のみられない潰瘍や腫瘤には、十分な注意が必要である。また、硬結は悪性腫瘍の特徴であり、疑わしい病変に対しては必ず触診を行い、その硬さ

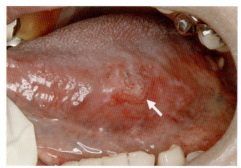
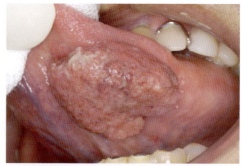

a：内向性増殖を示す舌がん（矢印）　　b：外向性増殖を示す舌がん
図❾a、b　口腔がん。どちらも触診により強い硬結を触知する

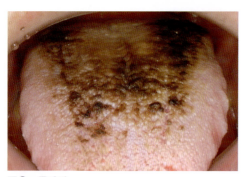
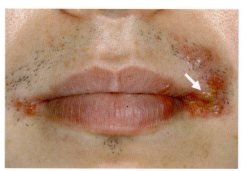

図❿　黒毛舌

図⓫　口唇ヘルペス。潜伏感染していた単純ヘルペスウイルス1型（HSV-1）の再活性化によって、口唇およびその周囲の皮膚に集簇性の小水疱が形成される。本症例では、水疱の一部が破れてびらんとなっている（矢印）

を診査すべきである。悪性腫瘍を疑う場合には、躊躇せず専門医に紹介する必要がある。

3）腫瘍性病変

- 乳頭腫

口腔内に発生する良性腫瘍では比較的頻度が高い。ヒトパピローマウイルスの感染によるものと考えられているが、慢性の機械的刺激によって反応性に生じる場合もある。有茎性または広基性で、乳頭状、疣贅状、カリフラワー状など変化に富んだ外観を呈する。

3．色素沈着を主徴とするもの

- メラニン色素沈着症
- 色素性母斑
- 外来色素沈着症
- 悪性黒色腫
- 黒毛舌（図10）
- Addison病
- Peutz-Jeghers症候群
- McCune-Albright症候群
- von Recklinghausen病

4．水疱形成を主徴とするもの

1）ウイルス感染症

- ヘルペス性口内炎
- 口唇ヘルペス（図11）
- 水痘
- 帯状疱疹（図12）
- 手足口病
- ヘルパンギーナ
- 麻疹
- 伝染性単核症

2）自己免疫疾患

- 天疱瘡（図13）
- 類天疱瘡

3）遺伝性疾患

- 先天性表皮水疱症

5．その他の疾患

Quincke浮腫や肉芽腫性口唇炎、溝状舌（図14）、アミロイドーシス、歯肉増殖症、貧血、顆粒球減少

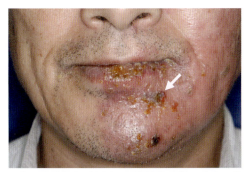

図⓬ 帯状疱疹（左側三叉神経第3枝）。水痘・帯状疱疹ウイルス（VZV）の初感染によって水痘を発症した後、三叉神経節に潜伏感染していたVZVが再活性化され、三叉神経第3枝（下顎神経）支配領域に水疱を形成した。病変が左側のみに出現していることに注意する。多くの水疱はすでに破れて痂皮化している（矢印）

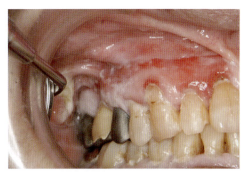

図⓭ 天疱瘡。口腔内は歯や食物による機械的刺激が多いため、できた水疱は容易に破れてびらんや潰瘍となる。このため、実際の臨床においてはこのような所見を呈することが多い

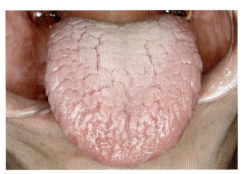

図⓮ 溝状舌。舌表面に多数の溝がみられる。この溝で細菌が繁殖すると、舌の灼熱感やヒリヒリ感などを訴えることがあり、含嗽薬の処方や口腔衛生指導を行う

症、白血病、血小板減少性紫斑病、血友病、播種性血管内凝固症候群などが、口腔に症状を呈することがある。

　超高齢社会の進行に伴う疾病構造の変化を背景として、今後、口腔内にさまざまな症状を有する国民の増加が予想される。また、誤嚥性肺炎をはじめとする高齢者にみられる全身疾患のなかには、口腔と関連が深いものも多い。このことから、口腔の専門家として歯科医師の果たすべき社会的役割はより大きくなりつつある。本項では、とくに口腔粘膜疾患に関して概説したが、口腔粘膜疾患に関する知識を、単に疾患の診断のみではなく、口腔内に発生するさまざまな変化を見逃すことなく、正確に把握するための基本的知識として役立てていただければ幸いである。

【参考文献】
1) 山根源之, 草間幹夫, 久保田英朗（編集主幹）, 片倉 朗, 北川善政, 里村一人（編）：口腔内科学. 永末書店, 京都, 2016.
2) 又賀 泉, 森田章介, 杉山芳樹, 大木秀郎, 柴原孝彦, 依田哲也, 原田浩之, 原田 清（編）：最新口腔外科学 第5版. 榎本昭二, 道 健一, 天笠光雄, 小村 健（監）, 医歯薬出版, 東京, 2017.
3) 佐藤 廣, 白数力也, 又賀 泉, 山根源之（編）：改訂版 口腔顎顔面疾患アトラス. 道 健一（監編）, 永末書店, 京都, 2012.
4) Scully C (ed): Oral & Maxillofacial Medicine, 3rd Edition. Churchill Livingstone, London, 2013.
5) Cawson RA, Odell EW: Cawson's Essentials of Oral Pathology and Medicine 8th Edition. Churchill Livingstone, London, 2008.

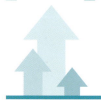

8章 口腔粘膜疾患

[03] 口腔扁平苔癬の診断と治療

東京歯科大学　オーラルメディシン・口腔外科学講座　野村武史

▶ 口腔扁平苔癬の特徴

　口腔扁平苔癬（Oral Lichen Planus：OLP）は、角化異常を伴う難治性の慢性炎症性疾患で原因は不明である。口腔粘膜疾患のなかで発症頻度が高く、一般人口の約1％程度とされる。人種差や地域差などは認めない。中年の女性に多く、しばしば両側性あるいは対称性に生じ疼痛や出血を伴う。頬粘膜、歯肉、舌の順に好発し、時に複数箇所にまたがることもある。口腔扁平苔癬は、臨床的に他の多くの口腔粘膜疾患との鑑別が重要とされる。

　口腔扁平苔癬の発症メカニズムで重要なのは、遅延型アレルギーに類似した細胞免疫反応が病変の進展に深くかかわっていることである。口腔粘膜上皮の基底細胞に対し、Tリンパ球を介した細胞障害が持続的に加わることで本疾患が進行、増悪する。したがって原因療法は存在せず、治療の本質は免疫反応の抑制、すなわちステロイドや免疫抑制剤を用いた対症療法が主体となる。

▶ 口腔扁平苔癬の診断

 臨床所見

　口腔扁平苔癬を診断するためには、臨床的特徴を把握することが重要である。初発症状は、口腔粘膜上皮の表面からわずかに盛り上がった白色の斑状、線状、丘疹の所見から始まる。そして、局所においてこれらが互いに連結・融合し、レース状あるいは網状の白色病変を形成する。また、症状が進行すると、白色病変に加えて紅斑やびらん、潰瘍、水疱を伴った紅色病変を呈してくる。一般に、紅色病変が大勢を占めると、疼痛や出血などの自覚症状を訴えることが多く、治療に抵抗性を示すようになる。

　わが国では、日本口腔内科学会と日本臨床口腔病理学会が2009年に共同で口腔扁平苔癬ワーキンググループを組織し、共同調査研究を4年にわたって実施した。そして、2015年に「口腔扁平苔癬全国調査に基づいた病態解析および診断基準・治療指針の提案」を公表した。本ワーキンググループは臨床視診型として、白斑を主体とする白色型（white type）と紅斑、びらんを主体とする紅色型（red type）の2つの分類案を提唱している（表1）。さらに、白色型は網状型、斑状型、丘疹型に、紅色型はびらん・潰瘍型、萎縮型、水疱型に細分類される（図1、2）。

　網状型は、網状あるいはレース状の白色病変を特徴とし、口腔扁平苔癬の最も一般的な臨床像である。また、斑状型は喫煙者に多いといわれている。丘疹型は、口腔扁平苔癬の発症初期にみられる臨床像である。一方、びらん・潰瘍型を代表とする紅色型は、症状進行とともに優勢となり、接触痛を伴うようになる。萎縮型は、とくに口蓋粘膜に好発するといわれている。また、水疱型は稀で、歯肉粘膜や臼歯部の頬粘膜に好発するといわれている。これら臨床的特徴を表1に示す。

　以上のことより、まず、初期臨床像として、肉眼的に最も典型的なレース状あるいは網状の白色病変を見つけることが重要である。さらに、好発部位である頬側に発症することや、両側性に発症していた場合は、臨床的に本疾患を強く疑うこととなる。また、本疾患はその他の多彩な臨床像を有していることから、他の口腔粘膜疾患が疑われる場合でも、鑑

表❶　臨床視診型分類

	白色型			紅色型		
	網状型	斑状型	丘疹型	びらん・潰瘍型	萎縮型	水疱型
臨床的特徴	・最も一般的 ・無症候であることが多い	・喫煙者に多い ・接触痛を伴う	・病型初期と考えられる	・接触痛 　摂食障害を 　引き起こす	・頬粘膜や 　口蓋粘膜に 　好発する	・最も稀 ・歯肉粘膜や 　臼歯部の頬粘膜 　に好発する
臨床像	・網状または 　レース状	・均一な斑状の 　白斑	・小白斑がドット 　状に点在	・白色偽膜に 　覆われた潰瘍	・均一な発赤 ・周囲は白色線条	・水疱は破れて 　びらんを形成

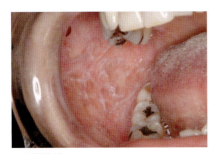

a：網状型　　　　　　　　　　b：斑状型　　　　　　　　　　c：丘疹型

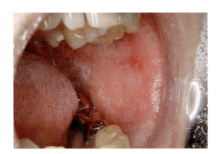

図❶a〜c　白色型の口腔扁平苔癬

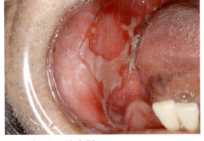 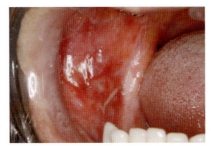 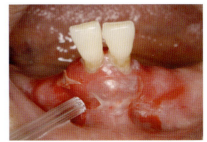

a：びらん・潰瘍型　　　　　　b：萎縮型　　　　　　　　　　c：水疱型。エアーシリンジにより破れて自壊する

図❷a〜c　紅色型の口腔扁平苔癬

別疾患として、口腔扁平苔癬を必ず念頭におく必要がある。

2．病理組織学的所見

本疾患を臨床所見だけで確定することは困難である。このため、臨床的に本疾患を疑う場合、次に病理組織学的検査を行って確定診断を下す必要がある。病理組織学的検査を行うタイミングは重要で、初診で診断をつける場合、あるいは経過観察中で症状が顕著なときに生検を行うのがよいといわれている。また、一度確定診断がついても経過観察中に悪性転化を来すことがあるため、複数回実施することもある。生検で確実に確定診断を得るためには、どこから採取するかも重要である。一般に採取部位は、肉眼で病変と正常部位を含めた部位、網状白斑を認める場合はそこを横断する部位、また、びらんや潰瘍の中心などが推奨されている。

病理組織学的な特徴は、棘細胞層の肥厚や表層の錯角化亢進、上皮突起の鋸歯状化、上皮直下の粘膜固有層の帯状のリンパ球浸潤が典型的である（図3）。また、Tリンパ球を介した細胞障害により、基底細胞層に融解変性が生じ、粘膜上皮と粘膜固有層との間が剥離して水疱形成やコロイド小体（硝子様小体、Civatte bodiesなど）が認められる。

3．鑑別疾患

口腔扁平苔癬と最も鑑別が難しい疾患は、口腔扁平苔癬様病変（Oral Lichenoid Lesions：OLL）である。本疾患は、歯科用金属や薬物など、原因があきらかな扁平苔癬類似の病変で、口腔扁平苔癬と異なり、原因の同定や除去によって改善することがある。口腔扁平苔癬様病変は、臨床的にも病理組織学的にも口腔扁平苔癬とほぼ同様の所見を呈しているため鑑別は困難を極めるが、病変が歯科用金属と直

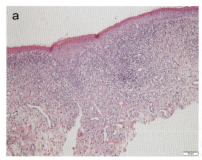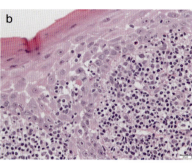

図❸a、b　病理組織学的所見。a：弱拡大（×40）。上皮は鋸歯状変化を認める。また、棘細胞層の肥厚や表層の錯角化亢進、上皮直下の粘膜固有層には帯状のリンパ球浸潤がみられる。b：強拡大（×200）。Tリンパ球を介した細胞障害により、基底細胞層には融解変性が生じている

接接しているか、薬物投与後に誘発したと考えられるかなど、詳細な診察により本疾患の可能性を考えることが重要である。そして、金属アレルギーの関与が疑われる場合はパッチテストを、薬物アレルギーが疑われる場合は原因薬剤の中止などにより、症状の推移を観察することで本疾患との鑑別が可能となる。また、過去に輸血歴がある場合、急性白血病などで造血幹細胞移植を受けている場合、あるいはＣ型肝炎の患者にも発症するという報告もあるため、必要に応じて既往歴を聴取する。口腔扁平苔癬様病変の詳細は、11章01を参照されたい。

続いて口腔扁平苔癬との鑑別で重要であるのが口腔扁平上皮がんで、初診時に細胞診を行うことが多い。また、病理組織学的検査で上皮性異形性を認める場合は、悪性化のリスクを重視して口腔扁平苔癬の診断から除外する。このような変化は経過観察中に生じることがあり、口腔扁平上皮がんの診断が一度否定されても、粘膜に変化がみられた場合は、繰り返し細胞診や生検を実施して鑑別する必要がある。

その他の鑑別疾患として、尋常性天疱瘡あるいは粘膜類天疱瘡といった自己免疫疾患、多形滲出性紅斑、ウイルス性口内炎、萎縮性カンジダ症などが挙げられる。これらは、病理組織学的検査や血液検査、真菌培養などを適宜実施し、鑑別しなければならない。とくに、口腔カンジダ症は口腔扁平苔癬が発症した部位に併発していることが多いため、治療法を選択するにあたり随時検査が必要となる。

口腔扁平苔癬の治療

本疾患は難治性で根治は難しく、薬物による対症療法が主体となる。自覚症状を伴う場合は、ステロイド外用薬でまず症状の改善を図り、その後、含嗽剤などで症状緩和の状態を維持し、長期経過観察を継続する。本疾患の治療の原則は、自覚症状が強い場合はより強い薬物療法を選択して症状の鎮静化を図り、症状改善後は弱い薬剤へ変更することである。2015年の「口腔扁平苔癬全国調査に基づいた病態解析および診断基準・治療指針の提案」では、基本的な治療方針として、口腔清掃を主体とした口腔管理、副腎皮質ステロイド外用薬を中心とした局所療法、全身療法（薬物療法）、そして定期観察の4つを推奨している（図4）。

1．口腔管理

まず、口腔内の衛生管理を定期的に行い、二次的に生じる症状増悪の抑制を図る。その際、本疾患に高頻度で口腔カンジダ症が合併している可能性を考慮する必要がある。口腔カンジダ症との合併症が疑われた場合、まず真菌検査によりカンジダ菌の同定を行う。そして、カンジダ症を認めた場合はまず抗真菌療法による除菌を行う。また、本疾患でステロイド外用薬を長期継続していると、二次的に口腔カンジダ症やウイルス性口内炎が発症するため、一時的に抗菌療法に変更することがある。このためにも、口腔清掃の継続は重要である。

2．局所療法

口腔扁平苔癬の一般的な治療は、抗炎症作用や抗アレルギー作用を期待したステロイド局所療法である。ステロイド外用薬は、トリアムシノロンアセトニド軟膏（オルテクサー®口腔用軟膏）、デキサメタゾン軟膏（デキサルチン®口腔用軟膏）、プロピオン酸ベクロメタゾン噴霧剤（サルコート®）がよく用いられる。このなかでプロピオン酸ベクロメタゾン噴霧剤は、作用が強いため症状が広がった場合や、疼痛が強く他では緩解が難しい場合に用いるべ

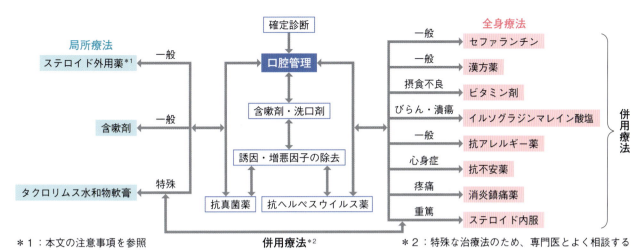

図❹ 口腔扁平苔癬の治療アルゴリズム（参考文献1)より引用改変）

きである。注意点として、ステロイドの長期使用は、局所の免疫機能低下により口腔カンジダ症やウイルス感染を誘発するリスクが高くなることが挙げられる。また、ステロイドは創傷治癒遅延作用があり、口腔粘膜の萎縮や難治性に移行することがあるので、漫然と使い続けないように注意する。このため、ステロイド外用薬とともに、口腔清掃を目的に含嗽剤を処方する。疼痛や出血などの症状が強い場合は、抗炎症効果のあるアズレンスルホン酸ナトリウム水和物（アズノール®うがい液）による含嗽が推奨される。また、口腔カンジダ症やウイルス性口内炎の予防をメインに考えた場合は、ポビドンヨード含嗽剤（イソジン®ガーグル液）やベンゼトニウム塩化物（ネオステリン®グリーン）を使用する。

また、本疾患に対しての適応はないが、難治性の口腔扁平苔癬に免疫抑制効果のあるタクロリムス水和物軟膏（プロトピック®軟膏）の使用が効果的であるといわれている。本薬剤は、有効性に関する多くの報告がある一方、皮膚以外の使用に対する安全性が確立されていないため、使用に際しては専門医と相談し十分注意する必要がある。

3．全身療法

基本的に保険適用のある薬剤は少ない。抗アレルギー作用を期待したセファランチン（セファランチン®）や、口内炎に適応のある黄連湯、半夏瀉心湯などの漢方薬、ビタミン製剤、抗アレルギー薬、経口ステロイド剤が使用される。また、びらんや潰瘍が激しい場合はイルソグラジンマレイン酸塩（ガスロンN®）、疼痛緩和のために消炎鎮痛薬、精神因子が強い場合は抗不安薬の投薬を行う。

4．経過観察

1）長期経過観察の重要性

治療によって症状が鎮静化した場合でも、数ヵ月あるいは数年後に再燃することがある。また、薬物療法を長期に使用すると薬物抵抗性を示し、難治性に変化することもしばしば経験する。このため、慎重かつ長期的な経過観察を行い、薬物の中止と再開を慎重に行うことが重要となる。また、経過観察中に悪性化する可能性については、つねに念頭におく必要がある。

2）口腔扁平苔癬のがん化

2017年にWHOで提唱された、口腔潜在的悪性疾患（Oral Potentially malignant Disorders：OPMDs）は、口腔がんの可能性をもったすべての臨床的変化を示す疾患群の総称で、この疾患群の一つに口腔扁平苔癬が含まれている。口腔扁平苔癬のがん化率は、約1％とされ、診断からがん化までの平均期間は51.4ヵ月程度といわれている。本疾患の発がんの機序については不明な点が多い。しかし、本疾患の病態がTリンパ球を介した細胞免疫機序により基底細胞に持続的かつ長期的な細胞障害が加わることを考えると、慢性刺激に伴う遺伝子の損傷が発がんの誘因となる可能性は十分に考えられる。

【参考文献】
1）小宮山一雄：口腔扁平苔癬全国調査に基づいた病態解析および診断基準・治療指針の提案. 日本口腔内科学会雑誌, 21(2)：49-57, 2015.

Level Up & H!nt

8章 口腔粘膜疾患

[04] 口腔カンジダ症の診断と対応

北海道大学大学院歯学研究院　口腔健康科学分野　高齢者歯科学教室　山崎 裕

　近年、口腔カンジダ症の病態は大きく変化した。従来は、口腔カンジダ症といえば拭って除去可能な白苔が認められる偽膜性カンジダ症、いわゆる白いカンジダ症が主であったため、診断は容易で抗真菌薬にもよく反応し、日常臨床で対応に苦慮するような疾患ではなかった。しかし現在、外来患者の多くは白ではなく赤いカンジダ症、つまり紅斑性カンジダ症（萎縮性カンジダ症）である。

　紅斑性カンジダ症は、視診では白苔の存在はなく、舌乳頭の萎縮や発赤、口角炎などの所見のみのため、見過ごされやすい。そして、全身の抵抗力の低下は必要不可欠ではなく、口腔乾燥や義歯の清掃不良などの局所的要因のみで容易に口腔カンジダ症になる。

　紅斑性カンジダ症では、適切な検体の採取をしないと検査をしても偽陰性になる場合があったり、近年では、抗真菌薬が奏効しない割合が増えてきていたりする。また、起炎菌も従来は*Candida albicans*（*C. albicans*）だけを考慮すればよかったが、近年、*C. albicans*以外のカンジダ、そのなかでもとくに*Candida glabrata*（*C. glabrata*）の占める割合が増加しており、それに対する配慮も必要になってきている。

　このように、口腔カンジダ症を従来の概念でとらえていると、適切な診断や対応が困難になってきている。わが国は超高齢社会の進展のなかで、多剤服用による口腔乾燥症や、義歯が清掃不良である高齢者が増加している。したがって、自ずと高齢者における口腔カンジダ症の頻度も増加している。

　本項では、最新の口腔カンジダ症の診断と対応について概説する。

口腔カンジダ症の診断法

1. 視診と病歴聴取

　前述したように、偽膜性カンジダ症は拭って除去できる白苔の付着があるため、診断は容易である。問題は紅斑性カンジダ症であり、舌乳頭の萎縮や発赤、他の口腔粘膜の発赤、口角炎、義歯床下粘膜の発赤を注意深く確認する。しかし、視診上では口腔カンジダ症と判定できない場合が半数近く認められている[1]。そのため、口腔カンジダ症の主訴で大部分を占める舌痛と味覚異常を訴える場合には、初診時の必須検査項目にカンジダ検査を加えると見落としが減る。

　病歴聴取においては、痛みの性状（安静時と摂食時、とくに刺激物摂取時の痛みの変化と日内変動）、味覚異常と口腔乾燥の有無、抗菌薬や抗がん剤、ステロイド製剤、免疫抑制剤の服用歴を確認する。このなかで、ピロリ菌の除菌や喘息による吸入、口内炎に対する軟膏塗布では、上記薬剤が内服や外用で使用されるため、注意が必要である。

2. 検査法

　口腔カンジダ症の検査には、顕微鏡検査法と培養検査法がある。両検査とも検体を確実に採取することが肝要である。偽膜性カンジダ症では、白苔が採取されれば容易に診断されるが、紅斑性カンジダ症では、舌背の糸状乳頭は萎縮して乾燥している場合が多いため、綿棒で軽く擦過しただけでは検体をうまく採取できないことが多い。そのため、以下に示す顕微鏡検査や培養検査を行う際には、注意が必要である。この他に、内臓カンジダ症などの深部カン

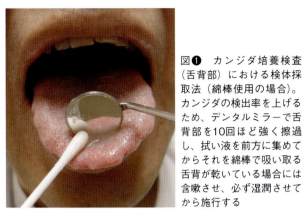

図❶ カンジダ培養検査（舌背部）における検体採取法（綿棒使用の場合）。カンジダの検出率を上げるため、デンタルミラーで舌背部を10回ほど強く擦過し、拭い液を前方に集めてからそれを綿棒で吸い取る。舌背が乾いている場合には含嗽させ、必ず湿潤させてから施行する

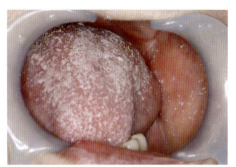

図❷ 79歳、女性。偽膜性カンジダ症。喘息によるステロイドホルモン内服により、口腔内全体に拭って除去できる白苔の付着が認められた

ジダ症では血行性播種が起こるため、血清学的検査が用いられるが、口腔カンジダ症は表在性カンジダ症のため一般に陰性であり、診断的意義はない。

1）顕微鏡検査法

迅速で有用な診断法で、グラム染色、PAS染色、グロコット染色、ギムザ染色などがある。カンジダは菌糸形と酵母形の二形性の発育様式をとる。常在して静菌状態のときは酵母形だが、活動期になって増殖状態になると菌糸形になるため、形態的に菌糸（仮性菌糸）が確認されれば、口腔カンジダ症と確定診断が可能になる。

しかしながら、顕微鏡検査は技術的に習熟していないと困難であること、菌種を同定できないこと、カンジダの起炎菌が *C. glabrata* の場合は菌糸形をとらないために診断が難しいことなどの欠点を有している。

2）培養検査法

患部の拭い液を選択培地上に塗抹培養し、コロニーの形態と色調で菌種を同定する。多忙な診療中にも短時間で容易に検査は可能であるが、結果が出るまでに最低2日間かかること、口腔カンジダは常在菌のため、カンジダのコロニーが認められただけでは口腔カンジダ症か否かを正確に判定できないなどの欠点を有している。そのため、口腔カンジダ症と診断するためには、それを示唆する臨床症状や所見を有し、一定数以上のコロニーが検出される必要がある。

当科では、次のような培養検査法にて10個以上のコロニーが認められた場合を口腔カンジダ症の目安にしている。

- 当科の培養検査法[2]

選択培地はクロモアガーカンジダ（関東科学）を用い、コロニーの形態と色調によって菌種を同定している[3]。検体採取では綿棒（シードスワブ）を用いずに、デンタルミラーで舌背部を10回擦過し、白濁した拭い液を前方部に寄せ集めてそれをミラーで掬い取り、直接クロモアガーカンジダに塗抹して培養している。このとき、舌背が平滑舌傾向で乾燥していると必要な量の検体が得られないので、事前に十分に含嗽させ、舌背を湿潤させてから強く擦過することがポイントになる。シードスワブを検査機関に提出する場合でも、ミラーで前方に寄せ集めた拭い液を吸い取るようにするとよい（**図1**）。

▶ 口腔カンジダ症の分類[4]

口腔カンジダ症は、偽膜性カンジダ症、紅斑性カンジダ症、肥厚性カンジダ症、カンジダ関連疾患に分類される。

1. 偽膜性カンジダ症（白いカンジダ症）

口腔粘膜を拭って容易に除去できる白苔が付着する病変である（**図2**）。白苔の周囲粘膜が発赤している場合は痛みを訴えるが、発赤がない場合は痛みを訴えない。全身状態の悪化した入院患者や、HIV感染症、抗がん剤、抗菌薬、ステロイドホルモン、免疫抑制薬の長期投与中など、全身的にあきらかな要因が認められる場合が多い。喘息患者のステロイドホルモン吸入による口腔カンジダ症では、軟口蓋から咽頭粘膜、頬粘膜後方など、口腔の後方に限局する病変で偽膜性を呈する。

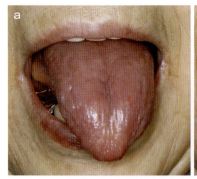
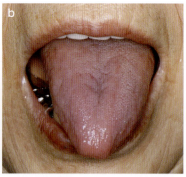

図❸ 83歳、女性。紅斑性カンジダ症。a：初診時。主訴は摂食時痛と口腔内の苦みで、舌乳頭の発赤と萎縮による平滑舌を認めた。同部のカンジダ培養で C.albicans と C.glabrata の増殖が認められた。b：フロリードゲル®7本使用により平滑舌は消失し、舌乳頭の再生が認められた。自覚症状は消退し、再度の培養検査でカンジダの除菌が確認された

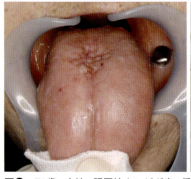
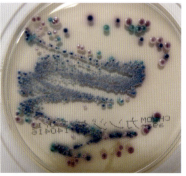

図❹ 71歳、女性。肥厚性カンジダ症。舌背後方部に軽度白色を帯びた硬い小腫瘤が散在し、同部からの培養検査で複数の菌種によるカンジダの増殖が認められた

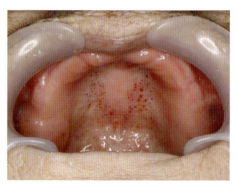

図❺ 80歳、女性。カンジダによる義歯性口内炎。義歯床下粘膜硬口蓋部に点状の発赤を多数認める

2．紅斑性カンジダ症（赤いカンジダ症）

現在、外来患者に認められる口腔カンジダ症の多くはこのタイプである。偽膜性カンジダ症と異なり、健康な高齢者が口腔乾燥や義歯の清掃不良による局所防御機能の低下だけで発症する。舌乳頭の萎縮や発赤を特徴とし、自覚症状では舌のヒリヒリした痛みや灼熱感、味覚異常、口腔乾燥などが多い。舌乳頭の萎縮が高度になると平滑舌を呈し、舌表面は乾燥する（図3）。

舌の痛みを訴えるため、舌痛症との鑑別が問題になる。紅斑性カンジダ症では、舌の痛みは安静時よりも摂食時に増強し、とくに熱いものや刺激物で顕著になる。一方、舌痛症は安静時に痛みを感じるが、摂食時には軽快するのが最大の鑑別点である。味覚異常では、味覚減退の他に、口腔内に何もないのに苦味や渋味、塩味などをつねに感じる自発性異常味覚が多い。

3．肥厚性カンジダ症

舌背粘膜や口角後方の頰粘膜に好発し、周囲の粘膜より肥厚して硬くなり、肉芽腫や白板を形成する病変（図4）で、白色病変は粘膜に固着して拭っても除去できない稀な疾患である。

4．カンジダ関連疾患

1）口角炎

両側口角のびらん性病変として認めることが多いが、片側性にみられる場合もある。口内炎へのステロイド軟膏の長期使用によって生じる場合がある。

口腔カンジダ症以外で口角炎を発症する場合もあるが、難治性や再発を繰り返す場合は口腔カンジダ症を疑う。

2）義歯性カンジダ症

「義歯はカンジダのリザーバー」とされ、カンジダは義歯粘膜面に一般細菌とともにバイオフィルムを形成して強固に付着し、さらに義歯粘膜面に傷ができると、亀裂や気泡、小窩に沿って深部に入り込む。そのため、いったん定着すると除菌は困難になる。義歯装着時には症状は乏しく、軽度の痛みや違和感程度の場合が多い。義歯床下粘膜に一致した粘膜の発赤が特徴である。口蓋粘膜に点状の発赤が集簇した像として認められる場合がある（図5）。軟質裏装材が使用されている場合は、義歯洗浄剤の効果が乏しく、除菌は困難である。

3）正中菱形舌炎

舌背正中部の後方において、舌乳頭が消失した平

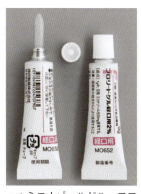 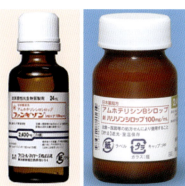 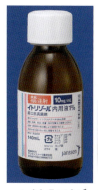

a：ミコナゾールゲル。フロリードゲル®経口用2％（持田製薬）

b：アムホテリシンBシロップ。左；ファンギゾン®シロップ100mg/mL（ブリストル・マイヤーズスクイブ）、中央・右；ハリゾンシロップ100mg/mL（富士製薬）

c：イトラコナゾール。イトリゾール®内用液1％（ヤンセンファーマ）

図❻ 口腔カンジダ症に適応のある3種抗真菌薬。ミコナゾールゲルとイトラコナゾールは同じアゾール系に属するため、他の薬物との相互作用もほぼ同じになる

坦で発赤を伴う菱形の病変で、以前は胎生期における無対結節の癒合不全が原因と考えられていたが、現在では、限局したカンジダ症病変との関連が示唆されている。一般に自覚症状はないが、違和感や疼痛を訴えることもある。

稀に、正中菱形舌炎に対応する硬口蓋正中部に"Kissing lesion"と呼ばれる紅斑を認める。同部からは正中菱形舌炎と同種のカンジダが検出され、AIDSの1症候とも考えられている。

口腔カンジダ症の対応[5]

培養検査でカンジダ陽性、またはカンジダ症の診断的治療に対し、抗真菌薬を投与する。現在、わが国では口腔カンジダ症に対して、ミコナゾールゲル（フロリードゲル®：図6a）、アムホテリシンBシロップ（ファンギゾン®シロップ、ハリゾンシロップ®：図6b）、イトラコナゾール（イトリゾール®内用液：図6c）という3種類の抗真菌薬が使用可能である。これらの有効率は、ともに約80％前後とされてきたが、近年、アゾール系のミコナゾールゲルとイトラコナゾールに対し、C. albicans以外の菌、とくにC. glabrataに耐性菌が増加してきている。そのため、アゾール系抗真菌薬を2週間以上使用しても効果が得られない場合は、アムホテリシンBシロップに変更する。

ミコナゾールゲルは薬剤の滞留性に優れ、口角や義歯内面への塗布が容易であるため、当科では第1選択薬として用いている[5]。添付文書では1日4回、計10～20gを嚥下させるが、これだけの量を服用できる高齢者は少ない。当科では1日5gを目標に、嚥下させずに塗布1時間後に含嗽して吐き出させているが、これでも効果は十分にある。義歯使用者には、口腔粘膜のみならず義歯内面にもゲルを塗布させる。ミコナゾールは相互作用を示す薬物が多く、なかでもワルファリンやトリアゾラム（ハルシオン®）、リバーロキサバン（イグザレルト®）との併用は禁忌のため、投与前には必ず服用の有無を確認する。また、イトラコナゾールはトリアゾラム、リバーロキサバン、ダビガトラン（プラザキサ®）と併用禁忌である。

このように、他の薬物との相互作用が問題になる場合には、相互作用の少ないアムホテリシンBシロップを用いる。除菌の確認または臨床所見が改善したのに舌痛が残存する場合は、舌痛症との併発が疑われるため、その治療を考慮する。また、口腔カンジダ症は口腔常在菌であり、容易に再発を繰り返す傾向があり、除菌後に日ごろからの保湿や義歯の管理を含めた口腔清掃管理が大切である。

【参考文献】
1) 山崎 裕, 佐藤 淳, 他：カンジダ性味覚異常の臨床的検討. 日口外誌, 57(9)：493-500, 2011.
2) 山崎 裕：ワークショップ 舌痛への対処、舌痛症と紅斑性カンジダ症の鑑別を中心に. 菌薬療法, 35(1)：62-67, 2016.
3) Odds FC, Bernaerts R: CHROMagar Candida, a new differential isolation medium for presumptive identification of clinically important Candida species. J Clin Microbiol, 32(8): 1923-1929, 1994.
4) 山崎 裕：口腔カンジダ症の症状；口腔カンジダ症薬物療法の指針 第1版. 医歯薬出版, 東京, 2016：15-19.
5) 山崎 裕：舌痛を訴える患者への対応. 日歯先技研会誌, 21(2)：77-83, 2015.

Level Up & Hint

8章 口腔粘膜疾患

[05] 口腔乾燥症の診断と対応

北海道大学歯学部　口腔診断内科　鎌口真由美　北川善政

▶ 口腔乾燥症とは

口腔乾燥症のおもな自覚症状は、"口腔の乾燥感"である。

口腔乾燥症を生じる代表的疾患はSjögren症候群であるが、それ以外にも、常用薬の服用やストレス、頭頸部の放射線治療に関連するものなど、さまざまな要因がかかわっている（表1）。口腔乾燥症のなかには、潜在的な全身性疾患が隠れていることもある。持続する症状は本人のQOLを大きく損なうことにも繋がるため、適切な診断と対応が必要である。

口腔乾燥症は、問診や視診、口腔乾燥症状への対応法の指導など、開業歯科医院での対応が非常に重要となる疾患である。また、Sjögren症候群を含む全身疾患の診断のためには、口腔外科を含む専門機関への受診を勧めることも大切である。

▶ 口腔乾燥症の診査

1. 問診

口腔乾燥症患者のおもな訴えは、「口が乾く」、「ネバネバする」、「乾いたものを食べにくい」など多岐にわたる。この訴えが実際の唾液分泌量の低下と相関する場合もあるが、しない場合もある。

唾液分泌低下を来す薬剤を服用しているかどうかの把握は重要である。服薬開始時期や、変更時期と口腔乾燥症状が発症した時期が一致するかどうかを問うことも大切である。「目の乾燥感」がある場合には、Sjögren症候群の可能性がある。糖尿病や甲状腺機能亢進症など、全身性疾患に関連する口腔乾燥症の場合、問診によって未治療の疾患をみつけるきっかけにもなる。

2. 視診・触診

視診では、通常の口腔診査に加えて、口腔粘膜や舌の乾燥状態、唾液の性状、舌の歯痕や舌乳頭萎縮の有無などを確認する。口腔乾燥症患者の口腔内は、舌乳頭の萎縮、舌苔の付着、舌の乾燥のほかに、口腔粘膜の萎縮や発赤、非特異的な歯肉のびらんなど、多様な所見がみられる（図1）。

触診では、唾液腺の腫脹や圧痛の有無を確認する。耳下腺乳頭、あるいは舌下小丘からの唾液の流出があるかどうかもチェックする。口腔乾燥症の診断基準として、口腔乾燥度を4段階で評価する柿木分類

表❶　口腔乾燥症の原因（参考文献[1]より引用改変）

口腔乾燥状態を引き起こす疾患	唾液腺疾患（唾液腺炎、唾石症など） 自己免疫性疾患（Sjögren症候群、関節リウマチなど） 内分泌疾患（糖尿病、甲状腺機能亢進症など） 精神疾患や精神状態（ストレス、抗うつなど） 感染症（HIV/AIDS、C型肝炎など）
口腔乾燥に影響する全身状態や習癖	加齢、水分不足、喫煙・飲酒、常用薬など
医原性	頭頸部の放射線治療、移植片対宿主病（GVHD）、化学療法・免疫療法など

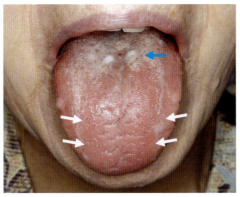

図❶ 口腔乾燥による舌乳頭の萎縮（白矢印）と泡沫状唾液（青矢印）がみられる

表❷ 口腔乾燥症の診断基準（柿木分類）（参考文献2)より引用改変）

＜0度	正常	口腔乾燥や唾液の粘性亢進はない
1度	軽度	唾液が粘性亢進、やや唾液が少ない。唾液が糸を引く
2度	中程度	唾液が極めて少ない。細かい泡がみられる
3度	重度	唾液が舌粘膜上にみられない

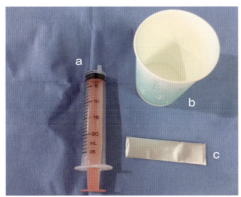

図❷ ガムテストに用いる器具。a：計量シリンジ、b：紙コップ、c：板ガム

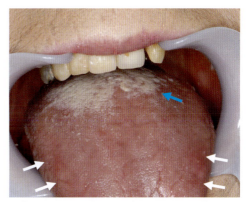

図❸ Sjögren症候群の患者の口腔内。口腔乾燥による舌乳頭の萎縮（白矢印）と舌苔の付着（青矢印）がみられる

も使用される（**表2**）[2]。

3．唾液分泌量の測定

　安静時唾液は、紙コップに唾液を吐き出す吐唾法を行うことが一般的であり、Sjögren症候群の診断基準に基づき、0.1mL/min以下を唾液分泌低下とみなす。刺激時唾液は、ガムの咀嚼刺激を用いるガムテスト（10mL/10min以下で唾液分泌低下）、ガーゼを用いるサクソンテスト（2g/2min以下で唾液分泌低下）が用いられる。

　ガムテストは、紙コップ、市販の板ガム（当科ではMint flavorのものを使用。無味無臭のGum baseと比較して唾液分泌量に有意差はない[3]という報告がある）、計量シリンジの3つがあれば、開業歯科医院でも実施可能な簡便な検査である（**図2**）。方法は、患者に10分間板ガムを嚙み、唾液を飲み込まずに紙コップにすべて吐き出してもらう。検査終了後、計量シリンジを使用して唾液量を測定し、10mL以下であれば唾液分泌低下と評価する。

▶ Sjögren症候群

　唾液線と涙腺を標的とする自己免疫性疾患で、40〜50歳代の女性に好発する。厚生労働省の指定難病53に指定され、わが国での患者数は約66,300人と推定される[4]。特徴的な症状は、口腔乾燥や目の乾燥（ドライアイ）であるが、唾液腺の腫脹や疼痛、全身症状として疲労や倦怠感がみられることもある。口腔内所見として、舌の乾燥や舌乳頭の萎縮、非特異的なびらん、口腔カンジダ所見などがみられる（**図3**）。

　1999年改訂の診断基準（厚生労働省研究班）を以下に挙げる。

①口唇小唾液腺の生検病理組織でのリンパ球浸潤
②ガムテストやサクソンテスト、唾液腺シンチグラフィーで唾液分泌量の低下、または唾液腺造影で唾液腺細胞の破壊などの所見が証明される（**図4**）
③シルマー試験、ローズベンガルテスト、または蛍

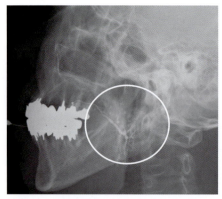

図❹ Sjögren症候群の患者の唾液腺造影。唾液腺細胞の破壊によるapple tree像がみられる（白丸）

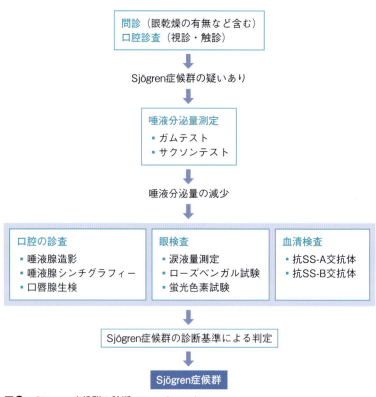

図❺ Sjögren症候群の診断フローチャート

光色素試験で涙量の低下を認める
④抗SS-A抗体か抗SS-B抗体が陽性

以上の4項目のなかで、2項目以上が陽性であればSjögren症候群と診断される（図5）[4]。一般的に慢性の経過を辿り、予後は良好であるが、口腔乾燥症のため、患者のQOLは必ずしも良好とはいえない場合もある。

口腔乾燥症の対応

口腔乾燥症の治療は、原因（糖尿病や腎疾患）をみつけて原因療法を行うこともあるが、多くは口腔乾燥症の自覚症状を軽減するための対症療法が基本である。

1. 治療薬

唾液分泌促進薬には、セビメリン塩酸塩水和物（エボザック®、サリグレン®）やピロカルピン塩酸塩（サラジェン®）がある。前者はSjögren症候群、後者はSjögren症候群と放射線性の口腔乾燥症に保険適用されている。両者とも、重篤な虚血性疾患や気管支喘息などがある場合は禁忌となる。発汗、動悸などの副作用が出る場合があるため、少量から始めて投与量を調節していくことが多い。

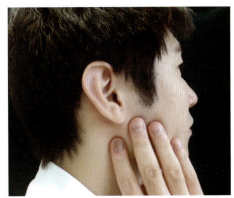

図❻ 耳下腺マッサージ

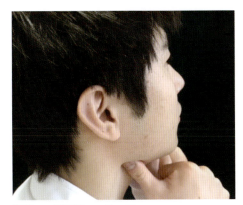

図❼a 顎下腺マッサージ

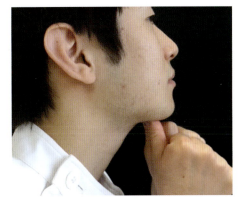

図❼b 舌下腺マッサージ

　また、東洋医学的アプローチとして漢方薬を使用することもある。保険適用のある漢方薬のうち、口腔乾燥症に効果があるのは、白虎加人参湯と五苓散である。前者は喉の渇きやほてりがある場合に用いられ、後者は体内の水分を整える働きがある[5]。

2．セルフケア

　口腔乾燥症状を緩和するためには、唾液腺マッサージや保湿剤使用などのセルフケアも有用である。

　唾液腺マッサージは、耳下腺・顎下腺・舌下腺を機械的に刺激するものである。患者自身が自宅で行うことができるため、歯科医院での指導が重要となる。耳下腺マッサージは、指全体を耳の前方に当て、円を描くように行う（図❻）。顎下腺・舌下腺のマッサージは、母指で下顎骨の内側を軽く押し上げるようにして行う（図❼a、b）。力を入れすぎないように指導することが大切である。

　保湿剤は、スプレータイプ、ジェルタイプ、洗口液タイプなど、さまざまな形状がある。スプレータイプは口腔内に数回噴霧するもので、簡便である一方、効果の持続時間が短い。ジェルタイプは、指に取り舌や頰粘膜、口蓋粘膜など口腔内全体に塗布する。持続時間が長い一方、ネバネバすると訴える場合もある。洗口液タイプは、1日数回含嗽するもので、刺激が少ないのが特徴である。製品によって味や性状、含まれる成分が異なるため、選択にあたっては、患者の症状、嗜好、コストなども考慮しながら指導を行うよう心がけることが大切である。

3．歯科治療

　唾液分泌量が低下している場合は、う蝕や歯周疾患が増悪する可能性が高いため、定期的な歯科受診を勧めることが大切である。また、口腔カンジダ症を発症しやすいため、安易にステロイド薬を使用しないことも重要である。

【参考文献】
1) Hann P, et al.: Dry mouth: A critical topic for older adult patient. J Prosthodont Res, 59(1): 6-19, 2015.
2) 柿木保明：口腔乾燥の病態と治療．日補綴会誌，7(2)：136-141, 2015.
3) 後藤 聡，他：シェーグレン症候群の診断における唾液分泌量測定法としてのガムテストの検討．日口粘膜誌，8(1)：20-28, 2002.
4) 藤林孝司：シェーグレン症候群改訂診断基準．厚生省特定疾患免疫疾患調査研究班研究報告書 平成10年度，1999：135-138.
5) 伊藤加代子，他：口腔乾燥症の基本的な診査・診断と治療．老年歯学，32(3)：305-310, 2017.

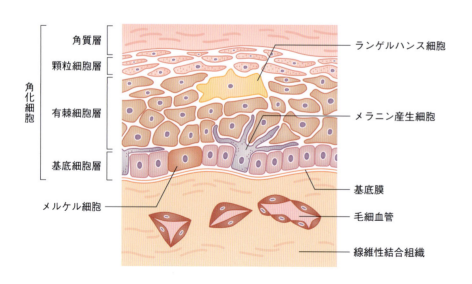

9章 唾液腺疾患

Level Up & H!nt

- [01] 唾液腺腫瘍 ……………………… 188
- [02] IgG4関連疾患 …………………… 192

Level Up & H!nt

9章 唾液腺疾患

[01] 唾液腺腫瘍

九州大学大学院歯学研究院　口腔顎顔面病態学講座　顎顔面腫瘍制御学分野　川野真太郎　中村誠司

▶ 発生と疫学

1．腫瘍発生

　一般に、唾液腺腫瘍は耳下腺、顎下腺、舌下腺の大唾液腺と、口腔粘膜下に存在する小唾液腺から発生する。その発生には、さまざまな要因が関与していると考えられている。生物学的因子としてよく知られているのはEpstein-Barrウイルスで、極地で生活しているイヌイットやエスキモーに多く発生するリンパ上皮がんと、Epstein-Barrウイルス感染との関連が示唆されている。また、多形腺腫(pleomorphic adenoma)では、腫瘍細胞のDNAにsimian virus 40シークエンスが認められたことが報告されている[1]。

　分子病理学的因子としては、8q12の転座が多形腺腫で高頻度に認められ、そこに位置する遺伝子の1つであるpleomorphic adenoma gene 1（PLAG-1）が腫瘍形成に関与することが示唆されている[2]。

　放射線との関連では、広島や長崎の被爆者において、Warthin腫瘍（Warthin tumor）や粘表皮がん（mucoepidermoid carcinoma）の発生頻度が著明に高いことが報告されている[3]。さらに、生活習慣との関連では、Warthin腫瘍と喫煙との関連が示唆されている。

2．疫学

　唾液腺腫瘍の発生頻度は比較的少なく、頭頸部腫瘍の約5％である。性差については、Warthin腫瘍と唾液腺導管がんは男性に、腺房細胞がん（acinic cell carcinoma）や多形低悪性度腺がんは女性に好発するという報告が多い。発生部位別では、耳下腺に最も好発し、小唾液腺、顎下腺の順に多い。小唾液腺より発生する腫瘍では、口蓋腺に由来するものが最も多い[4]。

▶ 臨床像

　一般的に、唾液腺腫瘍は、①比較的限局した腫瘤形成、②緩慢な発育、③多様な病理組織像、④組織型により異なる予後、⑤放射線療法や化学療法に対する治療抵抗性、を特徴とする。唾液腺腫瘍の主症状は腫脹または腫瘤形成であるため、病変が腫瘍性か非腫瘍性か、または良性か悪性か、を鑑別する際には、その臨床経過について詳細に問診を行う必要がある。

　臨床経過が極めて短く、発赤や熱感などを伴う場合は、炎症性疾患が疑われる。一方、長期の経過を辿っていたものが急速に増大し、潰瘍形成を伴う場合は、多形腺腫が悪性転化した可能性があるため、注意を要する。口蓋に生じた粘表皮がんでは、時に囊胞形成を伴い、波動を触知する場合があるため、膿瘍や粘液貯留囊胞などと安易に診断するのは危険である。また、舌下腺腫瘍のほとんどが悪性腫瘍であることも知っておく必要がある。

　小児は、成人と比べて悪性腫瘍の割合が高く、そのうち粘表皮がんや腺房細胞がんなどの低悪性度がんが過半数を占めることが知られている[5]。そのため、小児の唾液腺腫瘍を診断する際は、悪性腫瘍も念頭において慎重に診察を進める必要がある。

　大唾液腺由来の良性腫瘍では、境界明瞭な類球形の腫瘤として触知されるのに対し、悪性腫瘍では腫瘤の境界は不明瞭で、粘膜、皮膚および顎骨などの周囲組織と癒着していることが多い。小唾液腺腫瘍

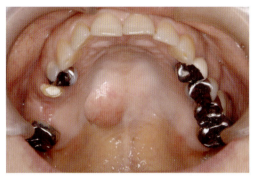

図❶　口蓋の多形腺腫。右側口蓋に境界明瞭な限局性腫瘤を認める。表面の粘膜は平滑で、潰瘍形成は認められない

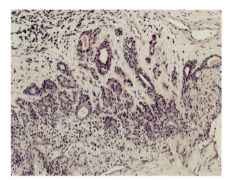

図❷　多形腺腫の病理組織像。腫瘍は2層の腺管構造とその周囲の筋上皮細胞の増殖からなる

の場合、良性腫瘍は半球形でドーム状を呈し、粘膜表面は平滑であるが、悪性腫瘍は境界が不明瞭で、多くの場合は潰瘍形成や疼痛を伴う。

▶ 診断

唾液腺腫瘍の診断では、CT、MRI、^{99m}Tcシンチグラフィー、超音波検査を行い、良・悪性を鑑別する。一般に多形腺腫は、MRIのT1強調像で低信号、T2強調像で高信号を示すが、悪性腫瘍では、T2強調像で低～中等度信号を呈することが知られており、唾液腺腫瘍の鑑別におけるMRIの有用性が報告されている。

良・悪性の鑑別が困難な場合は、病理診断が必要となる。耳下腺または顎下腺腫瘍では、腫瘍細胞の播種を可及的に最小限に留めるために、開放生検ではなく、穿刺吸引細胞診や針生検によって検体を採取する。その際、針が標的腫瘍内に的確に刺入されているかを超音波検査ガイド下で確認すると、より安全で確実である。口腔内に生じた小唾液腺腫瘍や舌下腺腫瘍の場合は、病変へのアプローチが比較的容易であるため、可能なかぎり部分切除生検による確定診断を行い、組織型を確認する。

▶ 唾液腺良性腫瘍

1. 多形腺腫

多形腺腫は、上皮成分とヒアリン、粘液腫様間質、および軟骨様組織などの間葉成分の混在を特徴とする唾液腺腫瘍である。

1）発生頻度

多形腺腫は、最も発生頻度が高い良性腫瘍で、全唾液腺腫瘍の約60％を占める。耳下腺に最も好発し、小唾液腺や顎下腺にも生じるが、舌下腺の多形腺腫は極めて稀である[4,6]。小唾液腺では、口蓋腺に好発し、口唇腺や頰腺にも生じる。発生頻度に大きな性差を認めず、子どもや高齢者にも発生する。

2）臨床所見

本腫瘍の発育は極めて緩慢で、通常、無痛性の類球形腫瘤として触知されるが、分葉状を呈することもある。腫瘤表面は平滑で、外的刺激がないかぎり潰瘍を形成することはない（図1）。硬さは組織成分によって異なり、上皮成分を多く含むものや、軟骨様組織を含むものは硬いが、粘液腫様間質成分に富むものは比較的軟らかい。また、稀に大小の囊胞形成を伴うこともある。線維性の被膜を有し、境界は明瞭であるが、周囲組織を圧排しながら増殖する。

3）病理組織学的所見

典型例では、内部に粘液様物質を含んだ腺管とその周囲から間質内へ移行して増殖する筋上皮細胞からなる上皮成分と、粘液腫様あるいは軟骨様組織が混在した間葉成分で構成されている。間葉成分の多いところでは、上皮細胞は網目様配列をなし、形態は紡錘形あるいは星芒状となる。しばしば間質の硝子化がみられ、骨組織や脂肪組織が観察されることもある。

多くの場合、腫瘍は線維性被膜に覆われているが、小唾液腺由来の腫瘍では、被膜が不完全なものや欠如しているものが散見される。時に、被膜内に腫瘍細胞を認めることがあるので注意を要する（図2）。

4）治療

周囲正常組織を含めて腫瘍を完全に摘出する。被

膜内に腫瘍細胞が入り込んでいることがあるため、被膜直上で腫瘍を摘出すると再発の危険性があることを知っておかなければならない。

5）経過ならびに予後

多形腺腫を治療せずに10年以上放置した場合、がん化する危険性がある（多形腺腫由来がん）。一般に、多形腺腫のがん化は多形腺腫の5〜10％に生じるとされ、その頻度は、治療までの期間が長いほど高くなると報告されている。周囲正常組織を含めて腫瘍が摘出された場合、予後は極めて良好である。

2. Warthin腫瘍

Warthin腫瘍は、リンパ組織と乳頭状に増殖した好酸性腺上皮細胞からなる良性腫瘍である。

1）発生頻度

全唾液腺腫瘍の2〜15％を占めると報告されている。本腫瘍の大多数は耳下腺、とくに浅葉の下極部に好発する[4]。多発性または両側性に生じることもある。50歳以上の男性に多く、喫煙との関連が示唆されている。

2）臨床所見

発育が緩慢な、無痛性の類球形腫瘤としてみられる。腫瘤は比較的軟らかく、波動を触知することもある。本腫瘍は、特異的に^{99m}Tcを取り込むので、シンチグラフィーが診断に有用である。

3）病理組織学的所見

好酸性で細顆粒状の細胞質をもつ上皮細胞が、嚢胞腔を囲み、腔内へ乳頭状に増殖している。上皮基底膜に隣接し、濾胞形成を伴うリンパ組織を認める。

4）治療

耳下腺に生じた症例では、顔面神経を温存した摘出術が基本である。

5）経過ならびに予後

外科的に完全に摘出できれば、再発はほとんどない。ただし、極めて稀に悪性化の報告がある。

 唾液腺悪性腫瘍

1. 粘表皮がん

粘表皮がんは、粘液産生細胞、類上皮細胞、中間型細胞の存在を特徴とする悪性腫瘍である。

1）発生頻度

粘表皮がんは、全唾液腺腫瘍の約10％を占め、耳下腺に最も好発する。小唾液腺では口蓋腺に多く発生し、稀に顎骨中心性に生じることがある[4]。好発年齢は30〜40歳であるが、10歳以下の小児や思春期の若年者にもしばしばみられる[5]。一般的に、性差はないとされている。

2）臨床所見

一般的には、緩徐な発育を示す無痛性腫瘤としてみられる。低悪性型では多形腺腫に類似した限局性腫瘤を呈するが、高悪性度型では周囲組織との境界が不明瞭となり、潰瘍形成や顎骨の骨破壊像を認める。小唾液腺由来の粘表皮がんでは、粘液貯留嚢胞のように青味を帯び、波動を触知する場合もあるので、鑑別に注意を要する。

3）病理組織学的所見

本腫瘍は類上皮細胞、粘液産生細胞、中間型細胞の3種類よりなる。しかしながら、その細胞構成は多様で、分化度の低い類上皮細胞や未分化中間型細胞が優位の低分化型（高悪性度）のものから、腫瘍細胞の50％以上が粘液産生細胞と分化した類上皮細胞からなる高分化型（低悪性度）まで、さまざまである。

4）治療

手術が第一選択の治療となる。病理組織学的悪性度に応じて、腫瘍周囲に十分な安全域をとって切除する。また、切除標本を病理学的に検討し、安全域が不十分と考えられた場合は、術後に化学放射線療法を行う。

5）経過ならびに予後

頸部リンパ節への転移率は、病理組織学的悪性度により大きく異なり、高悪性型では約80％、低悪性型では約5％との報告がある。遠隔転移も同様で、高悪性型では高率に転移を認める一方、低悪性型ではほとんど転移は認められない。粘表皮がん全体の5年生存率は約70％で、低悪性型は90％以上である。

2. 腺様嚢胞がん

腺様嚢胞がん（adenoid cystic carcinoma）は、極めて緩徐な発育と著明な浸潤性増殖を特徴とする唾液腺悪性腫瘍である。

1）発生頻度

本腫瘍は、全唾液腺腫瘍の5～10％を占め、小唾液腺由来の腫瘍では多形腺腫に次いで発生頻度が高い。好発部位は舌下腺、顎下腺、および口蓋腺である[4]。好発年齢は40～70歳であるが、性差はあきらかではない。

2）臨床所見

一般に、腺様嚢胞がんは、多形腺腫に類似した限局性腫瘤としてみられることが多い。しかしながら、神経や血管などの周囲組織への浸潤性増殖が顕著なため、疼痛や麻痺などの神経症状を示すことがあり、本腫瘍の特徴と考えられている。口腔内に生じたものは、時に潰瘍形成を認める。また、発育は極めて緩徐なため、受診まで数年を経過したものが多く、初診時にすでに肺などに転移を認めることも少なくない。

3）病理組織学的所見

本腫瘍では、上皮細胞が多数の小腔を含む篩状の胞巣を形成するのが特徴的である（篩状型）。また、腺管構造を示しながら増殖するもの（管状型）や、腺管構造をほとんど認めず充実性に増殖するもの（充実型）があり、これら3種類の増殖様式がさまざまな割合で混在している。周囲組織へ浸潤性・破壊性増殖を示し、しばしば神経線維周囲への浸潤を認める。

4）治療

外科的治療が中心となるが、周囲組織への浸潤が強いため、切除の際は十分な安全域を設ける必要がある。それでも切除断端に腫瘍細胞を認めることがしばしばあり、その場合は術後に放射線療法を行う。近年では、本腫瘍に対して重粒子線が有効との報告があるものの、長期的な合併症などが不明確であり、一般的ではない。

5）経過ならびに予後

組織型別では、管状型、篩状型、充実型の順に予後がよいと報告されている。本腫瘍の経過は長く、長期的な予後は極めて不良である。術後の局所再発および遠隔転移はしばしば認められる。頸部リンパ節への転移は扁平上皮がんと比べて少ないが、血行性転移により、肺や脳などに転移巣を形成する。5年生存率は50％以上であるが、15年、あるいは20年でみると、生存率は0～20％である。

3．腺房細胞がん

腺房細胞がんは、漿液性腺房細胞への分化を示す唾液腺悪性腫瘍である。

1）発生頻度

全唾液腺腫瘍の約1％と比較的稀な腫瘍である。この8割が耳下腺に発生し、次いで小唾液腺に多い。性差はなく、幅広い年齢層に発生する。粘表皮がんの次に小児に多い悪性腫瘍である。

2）臨床所見

臨床的には、多形腺腫と類似した、発育緩慢な無痛性の限局性腫瘤としてみられることが多い。耳下腺に生じた場合、他の悪性腫瘍と比べて顔面神経麻痺を伴うことは少ない。

3）病理組織学的所見

腫瘍は、主として好塩基性で細顆粒を含む細胞質を有し、細胞核が偏位した腺房細胞の増殖を特徴とする。また、介在部導管細胞、空胞化細胞、明細胞、非特異的腺細胞も混在してみられることが多い。一般的に、腫瘍細胞の異型や核分裂像は少ない。

4）治療

周囲組織を含めた外科的切除が主体となる。

5）経過ならびに予後

予後は他の悪性腫瘍と比較して良好であるが、不良なものもある。局所再発率は8～36％で、頸部リンパ節への転移率は5～16％である。5年生存率は76～90％で、小唾液腺由来の腫瘍は、大唾液腺発生例に比べて予後がよい。

【参考文献】

1) Martinelli M, Martini F, Rinaldi E, et al.: Simian virus 40 sequences and expression of the viral large T antigen oncoprotein in human pleomorphic adenomas of parotid glands. Am J pathol, 161(4): 1127-1133, 2002.
2) Voz ML, Astrom AK, Kas K, et al.: The recurrent translocation t(5;8)(p13;q12) in pleomorphic adenoma results in upregulation of PLAG1 gene expression under control of the LIFR promoter. Oncogene, 16(11): 1409-1416, 1998.
3) Takeichi N, Hirose F, Yamamoto H, et al.: Salivary gland tumors in atomic bomb survivors, Hiroshima, Japan, I. Epidemiologic observations. Cancer, 38(6): 2462-2468, 1976.
4) 川野真太郎，大部一成，他：唾液腺腫瘍151例の臨床統計的検討．日口外誌，52(7)：393-400，2006.
5) 永田博史，武藤博之，花澤豊行，本杉英昭，沼田 勉，今野昭義：小児唾液腺腫瘍の問題点とその対応．頭頸部外科，9(1)：33-39，1999.
6) 川野真太郎，鈴木華子，他：舌下腺に発生した多形腺腫の1例．日口外誌，57(6)：335-339，2011.

9章 唾液腺疾患

[02] IgG4関連疾患

九州大学大学院歯学研究院　口腔顎顔面病態学講座　顎顔面腫瘍制御学分野　森山雅文　中村誠司

IgG4関連疾患とは

IgG4関連疾患（IgG4-related disease：IgG4-RD）は、高IgG4血症と罹患臓器へのIgG4陽性形質細胞の浸潤を特徴とする全身性の疾患であり、わが国から提唱された新しい疾患概念である[1]。

2001年にHamanoら[2]が自己免疫性膵炎の患者において上記の特徴を呈することを報告して以降、ミクリッツ病（Mikulicz's disease：MD）、キュトナー腫瘍（Küttner's tumor：KT）、硬化性胆管炎、下垂体炎、リーデル甲状腺炎、間質性肺炎、間質性腎炎、糸球体腎炎、前立腺炎、リンパ節炎、および後腹膜線維腫などでも同様の報告がなされ、まったく異なる病態と考えられていたこれらの疾患が、IgG4-RDの1つであることがあきらかになった[1]。

歯科領域では、MDやKTがIgG4-RDの涙腺・唾液腺病変として認識されており、これらの疾患は、「IgG4関連涙腺・唾液腺炎（IgG4-related dacryoadenitis and sialoadenitis：IgG4-DS）」と呼ばれている[3]。

IgG4関連涙腺・唾液腺炎

1. 臨床所見

IgG4-DSは涙腺や唾液腺の対称性の腫脹を特徴とし、病理所見では著明なリンパ球浸潤を認め、一見するとシェーグレン症候群（Sjögren's syndrome：SS）と非常に類似した病理像を呈する。表1に、IgG4-DSとSSの臨床的特徴を比較したものを示す。

IgG4-DSの好発年齢は60歳代で、SSよりやや高齢である。また、SSは圧倒的に女性が多いのに対し、IgG4-DSにはあきらかな性差は認められない。IgG4-DSの主症状である涙腺や唾液腺の腫脹は、両側性・持続性であり、涙腺と顎下腺に高頻度に認められる

表❶　IgG4-DSとSSの臨床的特徴

	IgG4-DS	SS
好発年齢	60歳代	50歳代
性別	やや男性に多い	圧倒的に女性に多い
腺腫脹	両側性、持続性	両側性もしくは片側性、反復性
唾液分泌障害	軽度もしくは障害なし	中等度～重度
ステロイドの治療効果	著効	効果は限定的
血清IgG値	高値	しばしば高値
血清IgG4値	高値	正常
血清IgE値	しばしば高値	正常
抗SS-A/SS-B抗体	陰性	陽性（約70％／約30％）

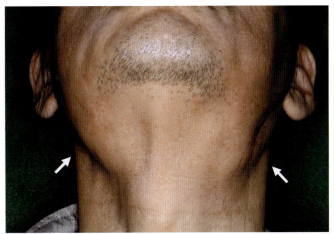

図❶ IgG4-DS 患者の口腔外所見。顎下腺のみが両側性に腫大している（矢印）

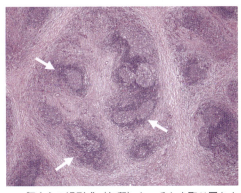

a：胚中心の過形成（矢印）と、それを取り囲むような線維化が特徴である

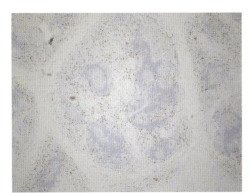

b：IgG4陽性形質細胞（茶色で染色）は、胚中心周囲にび漫性の浸潤を認める

図❷ IgG4-DS 患者の顎下腺における病理組織学的所見

（図1）。興味深いことに、耳下腺は涙腺と顎下腺に随伴して腫脹し、耳下腺単独で腫脹する症例は極めて稀である。一方、SSは耳下腺が腫脹することが多く、両側もしくは片側性の反復性腫脹であり、他の涙腺・唾液腺も一緒に腫脹する症例はほとんど認められない。

　唾液分泌障害については、IgG-DS は SS と比べて比較的軽度であるが、病悩期間が長いと分泌障害も重度になり、ステロイド治療後の唾液分泌量の増加率も低くなる傾向がある[5]。

　血清学的には、IgG4-DS は血清 IgG および IgG4 値が高値で、血清 IgE 値もしばしば高値である。また、SSのマーカーである抗 SS-A および抗 SS-B 抗体はほとんどの症例で陰性であり、他の自己抗体（リウマトイド因子や抗核抗体など）の陽性率も SS より低い。

2. 病理組織学的所見

　IgG4-DSの唾液腺病変（とくに好発部位の顎下腺）では、異所性胚中心を伴う著明なリンパ球浸潤を認め、その周囲を取り囲むように花筵様の線維化がみられる。免疫組織学的染色では、IgG4陽性形質細胞は胚中心周囲にび漫性に浸潤している。リンパ球の浸潤様式については SS に特徴的な導管周囲性ではなく、び漫性で導管の破壊はあまり認められない（図2）。

3. 画像所見

　超音波検査では、IgG4-DSの顎下腺病変は血流豊富な結節状（nodular）、もしくは深部に従って正常像に移行する網状（reticular）の低エコー領域として描出される。一方、SSでは低エコーと線状、または点状の高エコー領域が散在しており、外形の不明瞭化が認められることから、IgG4-DSとの鑑別は

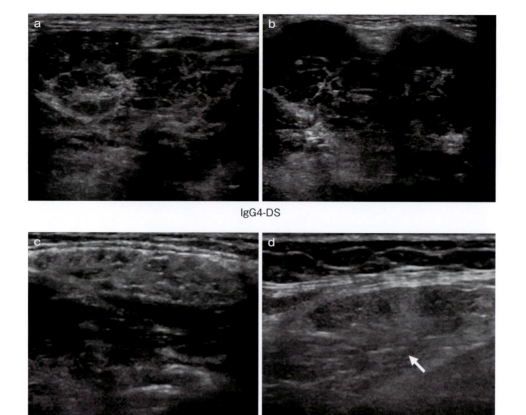

図❸ IgG4-DSおよびSS患者の顎下腺における超音波検査所見。IgG4-DS患者では、深部に従って正常像に移行する網状の低エコー領域（a）、もしくは血流豊富な結節状の低エコー領域（b）を認める。一方、SSでは腺全体にわたる網状の低エコー領域（c）や、外形の不明瞭化（d：白矢印）を認める

容易である（図3）。

唾液腺造影検査では、腺体内の腫瘤を形成した部位に一致して陰影欠損が認められることがあるが、SSに特徴的な点状陰影像（apple tree sign）は認められないことが多い。よって、IgG4-DSのスクリーニング検査としては腫瘤の内部性状を検索できないため、適当ではないと考えられる。

その他の画像検査としては、CT、MRI、FDG-PET検査などがあり、それぞれIgG4-DSの診断に有用であることが示唆されている。Shimizuら[4]は、超音波を含めたこれら4つの検査法について比較検討した結果、最も感度・特異度が高かった超音波検査を推奨している。

4．診断方法

図4に示すように、IgG4-DSの場合、「IgG4関連疾患包括的診断基準」と「IgG4関連ミクリッツ病（IgG4涙腺・唾液腺炎）診断基準」を併用して診断を行う。とくに、悪性腫瘍や類似疾患を除外するために、病変局所からの組織生検が推奨されている[6]。

一般的には腫脹した顎下腺から組織生検を行うが、全摘出されることも多く、唾液分泌機能の低下や顔面神経障害などの合併症が生じることがある。よって筆者らは、より侵襲が少ない顎下腺部分生検を採用している[7]。

一方、SSでも頻繁に施行される口唇腺生検では、感度は6割程度と低く、悪性リンパ腫との鑑別も困難であるため、口唇腺生検単独による診断は注意を要する[8]。

5．治療

ステロイドが第一選択薬である。投与後からすみやかに腺腫脹の軽減または消失を認め、血清IgGおよびIgG4値は著明に減少する。しかし、長期投与が必要であり、5年再燃率も約4割と高い[9]。現在、米国ではリツキシマブ（ヒト型抗CD20モノクローナル抗体）などの分子標的薬による治験が開始されており、一定の治療効果を挙げている[10]。

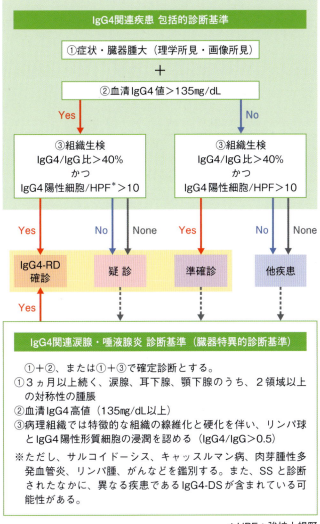

図❹ IgG4関連疾患の診断アルゴリズム（IgG4-DSの場合）

【参考文献】
1) Umehara H, et al.: A novel clinical entity, IgG4-related disease (IgG4RD): general concept and details. Mod Rheumatol, 22(1): 1-14, 2012.
2) Hamano H, et al.: High serum IgG4 concentrations in patients with sclerosing pancreatitis. N Engl J Med, 344(10): 732-738, 2001.
3) Stone JH, et al.: Recommendations for the nomenclature of IgG4-related disease and its individual organ system manifestations. Arthritis Rheum, 64(10): 3061-3067, 2012.
4) Shimizu M, et al.: Effectiveness of imaging modalities for screening IgG4-related dacryoadenitis and sialadenitis (Mikulicz's disease) and for differentiating it from Sjögren's syndrome (SS), with an emphasis on sonography. Arthritis Res Ther, 17: 223, 2015.
5) Moriyama M, et al.: Clinical characteristics of Mikulicz's disease as an IgG4-related disease. Clin Oral Invest, 17(9): 1995-2002, 2013.
6) Umehara H, et al.: Comprehensive diagnostic criteria for IgG4-related disease (IgG4-RD), 2011. Mod Rheumatol, 22(1): 21-30, 2012.
7) Moriyama M, et al.: The diagnostic utility of biopsies from the submandibular and labial salivary glands in IgG4-related dacryoadenitis and sialoadenitis, so-called Mikulicz's disease. Int J Oral Maxillofac Surg, 43(10): 1276-1281, 2014.
8) Moriyama M, et al.: The diagnostic utility of labial salivary gland biopsy in IgG4-related disease. Mod Rheumatol, 26(5): 725-729, 2016.
9) Yamamoto M, et al.: Evaluation and Clinical Validity of a New Questionnaire for Mikulicz's Disease. Int J Rheumatol 2012, 11: 283459, 2012.
10) Khosroshahi A, et al.: Rituximab therapy leads to rapid decline of serum IgG4 levels and prompt clinical improvement in IgG4-related systemic disease. Arthritis Rheum, 62(6): 1755-1762, 2010.

	IgG4-DS	SS
好発年齢	60歳代	50歳代
性別	やや男性に多い	圧倒的に女性に多い
腺腫脹	両側性、持続性	両側性もしくは片側性、反復性
唾液分泌障害	軽度もしくは障害なし	中等度～重度
ステロイドの治療効果	著効	効果は限定的
血清IgG値	高値	しばしば高値
血清IgG4値	高値	正常
血清IgE値	しばしば高値	正常
抗SS-A/SS-B抗体	陰性	陽性（約70％／約30％）

10章 手術手技

Level Up & H!nt

- [01] 抜歯のためのX線画像診断 …………… 198
- [02] Endodontic Microsurgery ………… 204
- [03] 安全に行う下顎埋伏智歯の抜歯
  ——GPにとっての"べからず"集 ………… 210
- [04] 骨移植術
  ——インプラント治療における
  　骨造成と骨移植材料 ………… 218
- [05] レーザーメスの口腔外科への適応 ………… 222
- [06] 抗血栓療法患者の
  ガイドラインに準じた抜歯時の対応 ……… 224
- [07] 偶発症発生時の対応 …………………… 230

Level Up & H!nt

10章　手術手技

[01] 抜歯のためのX線画像診断

日本大学歯学部　歯科放射線学講座　**林 悠介　本田和也**

　智歯の抜歯を行う際に、X線画像検査および診断は必須だといえる。正常に萌出した智歯であれば、通常の抜歯に近い手技でアプローチを行えるが、半埋伏あるいは水平埋伏している場合は、歯牙の植立状態を目視で判別し難い。このような状況下では、抜歯時に起こり得るアクシデントを避けるために、X線画像検査を行うことは有用である。本項では、筆者らが読影を行い、歯科用コーンビームCT（CBCT）検査によって新たな情報が得られた症例を提示する。

▶ 歯科用コーンビームCT

　デンタルX線写真撮影法あるいはパノラマX線写真撮影法にて、智歯と上顎洞、または下顎管との近接・重複が疑われた際には、3次元的な位置関係を把握するためにCBCTの撮影が選択される。CBCTは医科用CT撮影と比較し、被曝線量は約1/70と低被曝である[1]。CBCTを撮影することにより、上顎智歯の場合では歯根が上顎洞内に開通しているのかどうかを正確に判断し、下顎智歯では下顎管との正しい位置関係を把握できる。被曝線量はFOV 4 cmの小照射野で撮影した場合、デンタルX線撮影のおよそ10倍の被曝線量であるが、得られる画像情報量は多い[1]。

▶ 臨床症例

　筆者らが実際にCBCTの画像診断を行った埋伏智歯に関連するものを紹介する。読影所見はおもに智歯に着目したもののみ記載する。

1. 症例1：下顎管の圧迫（図1a、b）

1）画像所見

- デンタルX線像：8̄は水平埋伏している。根は2根に収斂傾向がみられる。8̄の近心根根尖部にて下顎管と一部重複しており、下顎管の下方への圧排移動を疑う。
- CBCT（水平断面像）：8̄の根尖部頬側にて、下顎管との近接を認める。
- CBCT（前額断面像）：8̄の根尖部下方にて、下顎管と近接しており、近接部下顎管は扁平な形態にみられる。
- CBCT（矢状断面像）：8̄の近心根と下顎管は重複してみられ、重複部では歯根膜腔は不鮮明である。

2）画像診断

　デンタルX線像では水平埋伏している8̄の根尖と下顎管は重複しており、下顎管は下方へ圧排されているようにみられる。CBCT検査でも同様に、前額断面像にて下顎管は下方へ圧排され、扁平な形態を呈している。

2. 症例2：根間に下顎管走行（図2a、b）

1）画像所見

- デンタルX線像：8̄は頬舌側へ傾斜し、半埋伏している。根は2根で、遠心根は根尖部にて頬舌側へ湾曲しているようにみられる。根尖と下顎管は一部重複している。
- CBCT（水平断面像）：8̄の近遠心根の間に下顎管が走行している。
- CBCT（前額断面像）：8̄の遠心根に対し、頬側に接触した下顎管の走行を認める。下顎管接触部

症例1

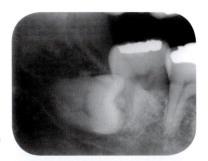

図❶a 症例1。
デンタルX線像

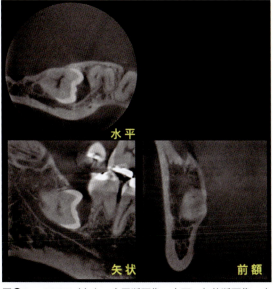

図❶b CBCT（左上：水平断面像、左下：矢状断面像、右下：前額断面像）

症例2

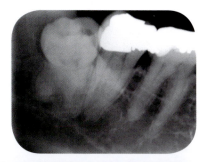

図❷a 症例2。
デンタルX線像

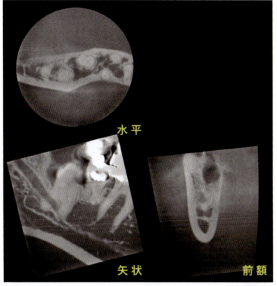

図❷b CBCT（左上：水平断面像、左下：矢状断面像、右下：前額断面像）

では遠心根が陥凹しているようにみられる。
- CBCT（矢状断面像）：2根の間に走行する下顎管を認める。近心根根尖部では、下顎管の走行は不明瞭である。

2）画像診断

　デンタルX線像では、埋伏している8̄の根尖と下顎管は重複してみられ、遠心根根尖部では頰舌側の湾曲が疑われた。CBCT検査により、下顎管は近遠心根の間に走行していることが判明し、8̄の遠心根根尖部では下顎管を囲むような歯根形態をしていることがわかった。

3．症例3：舌側皮質骨の菲薄化（図3a、b）

1）画像所見

- デンタルX線像：8̄は水平半埋伏しているようにみられる。根は2根が肥大化し、根尖部にて中央湾曲しており、下顎管との一部重複を認める。
- CBCT（水平・前額断面像）：埋伏している8̄に対し、頰側で下顎管は近接している。また、根尖部にて舌側皮質骨は極めて菲薄になっており、歯根による骨膨隆も認める。

症例3

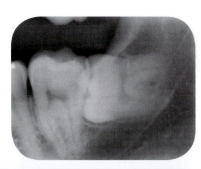

図❸a 症例3。
デンタルX線像

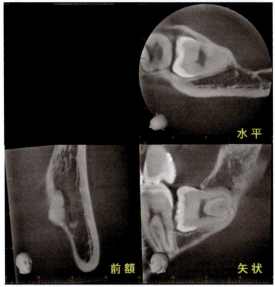

図❸b CBCT（右上：水平断面像、左下：前額断面像、右下：矢状断面像）

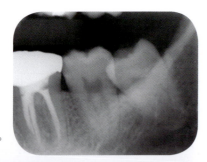

図❹a 症例4。
デンタルX線像

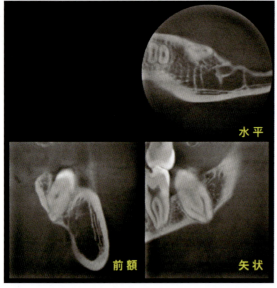

図❹b CBCT（右上：水平断面像、左下：前額断面像、右下：矢状断面像）

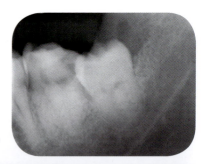

図❺a 症例5。
デンタルX線像

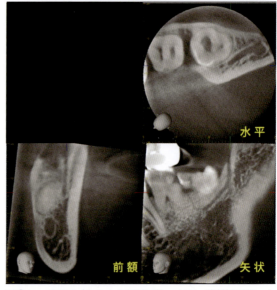

図❺b CBCT（右上：水平断面像、左下：前額断面像、右下：矢状断面像）

2）画像診断

デンタルX線像にて、水平半埋伏した8̄を認める。肥大化した2根の根尖と下顎管の重複が疑われた。CBCT検査により、下顎管は重複ではなく近接していた。また、新たに得られた情報として、根尖部にて舌側皮質骨は極めて菲薄になっており、抜歯時の穿孔などが危惧された。

4．症例4：下縁皮質骨の菲薄化（図4a、b）

1）画像所見

- デンタルX線像：8̄は近心傾斜し、半埋伏しているようにみられる。根は2根が単根化しており、根尖部にて下顎管との一部重複を認める。
- CBCT（水平断面像）：8̄の根尖と下顎管の間に距離を認める。
- CBCT（前額断面像）：8̄の根尖と下顎管の間に距離を認める。根尖部にて舌側皮質骨は極めて菲薄にみられる。

2）画像診断

デンタルX線像では、8̄の根尖と下顎管は重複関係にあると疑われた。CBCT検査により、根尖と下顎管の間には距離を認めた。また、根尖部にて舌側皮質骨は極めて菲薄になっており、抜歯時の穿孔などが危惧された。

5．症例5：下顎管側枝（図5a、b）

1）画像所見

- デンタルX線像：8̄はわずかに近心傾斜し、半埋伏しているようにみられる。根は2根が単根化しており、根尖部にて下顎管との一部重複を認める。
- CBCT（水平断面像）：埋伏している8̄に対し、頬側では下顎管側枝が近接している。
- CBCT（前額断面像）：下顎管（本管）と8̄の根尖は近接している。また、根尖部頬側にて、側枝との近接を認める。
- CBCT（矢状断面像）：8̄の後方では側枝の開口を認める。

2）画像診断

デンタルX線像にて、8̄の根尖と下顎管は近接関係にあると疑われた。CBCT画像により、下顎管（本管）だけではなく、側枝が近接していることが判明した。

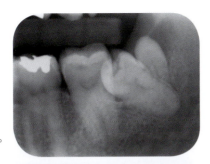

図❻a 症例6。
デンタルX線像

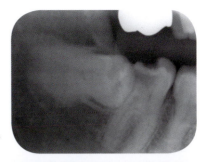

図❼a 症例7。
デンタルX線像

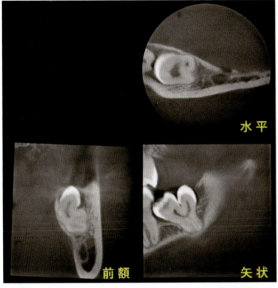

図❻b CBCT（右上：水平断面像、左下：前額断面像、右下：矢状断面像）

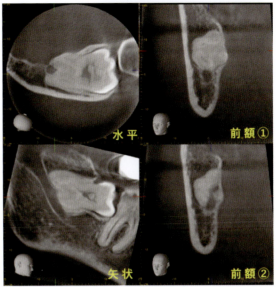

図❼b CBCT（左上：水平断面像、右上：前額断面像①、左下：矢状断面像、右下：前額断面像②）

● 下顎管側枝とは

デンタルX線像やCBCT画像で、8|の根尖部付近に下顎管（本管）より分岐し走行している微細管状構造物（側枝）を認めることがある。これらは解剖学的に臼歯枝・臼後枝であるとされている[2]。術中、側枝に障害を与えることは本管の損傷と同意であり、術中の異常出血や術後の知覚麻痺の出現が生じるとされている[3]。

6．症例6：双生歯（図6a、b）

1）画像所見

- デンタルX線像：8|は近心傾斜して半埋伏している。根は2根が単根化しているようにみられ、根尖部にて下顎管との一部重複を認める。また、8|遠心側に重複して過剰歯を疑う不透過像を認める。
- CBCT（前額断面像）：根尖と下顎管との間に距離を認める。
- CBCT（矢状断面像）：8|遠心に隣接した歯を認め、根長1/2相当にて、歯髄腔は連続している。

2）画像診断

デンタルX線像にて、半埋伏している8|と過剰歯の存在が疑われたが、CBCT検査によって、8|は双生歯であることが判明した。

7．症例7：4根4根管（図7a、b）

1）画像所見

- デンタルX線像：|8は水平半埋伏している。根は3根あるいは4根が疑われ、近心根根尖と下顎管は一部重複している。
- CBCT（水平断面像）：|8の頬舌側2根の間に近接した下顎管の走行を認める。
- CBCT（前額断面像①）：4根4根管にみられ、下方に近接した下顎管を認める。また、近心舌側根部では皮質骨が菲薄しているようにみられ、わずかに骨膨隆を認める。
- CBCT（前額断面像②）：|8の頬側2根および遠心1根舌側根と近心舌側根の間に下顎管の走行を認める。
- CBCT（矢状断面像）：|8の遠心根と下顎管は近接している。近心根と下顎管も近接しているが、近接部の歯根膜腔は不鮮明である。

症例8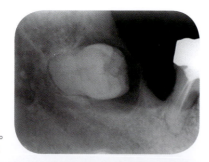

図❽a 症例8。
デンタルX線像

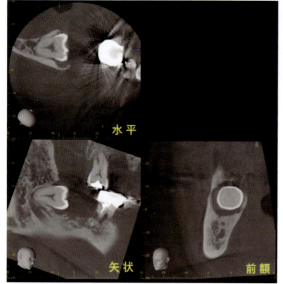

図❽b CBCT（左上：水平断面像、左下：矢状断面像、右下：前額断面像）

症例9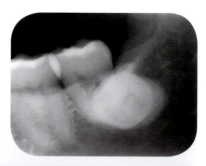

図❾a 症例9。
デンタルX線像

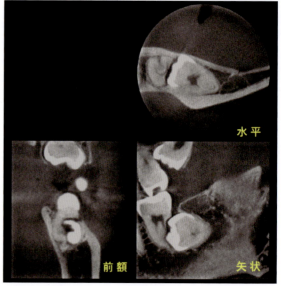

図❾b CBCT（右上：水平断面像、左下：前額断面像、右下：矢状断面像）

2）画像診断

デンタルX線像では、8̄は3根あるいは4根の水平埋伏智歯であり、下顎管とは重複関係が疑われた。CBCT検査により、4根4根管であり、下顎管は頰舌側の根間を走行していることが判明した。

8．症例8：含歯性囊胞（図8a、b）

1）画像所見

- デンタルX線像：8̄は水平埋伏しており、歯冠腔の著明な拡大を認める。根は単根化しているようにみられ、根尖と下顎管の近接を認める。また、周囲顎骨では骨硬化像を認める。
- CBCT（水平断面像）：8̄の歯頸部から前方にかけて歯冠腔の拡大を認め、頰側皮質骨は菲薄である。8̄の根尖と下顎管は近接している。
- CBCT（前額断面像）：8̄の歯冠腔拡大部では、頰舌側皮質骨が菲薄しているようにみられる。周囲に骨硬化像を認め、下顎管（本管）および側枝が明瞭に観察される。
- CBCT（矢状断面像）：8̄の歯頸部から前方に歯冠腔の拡大を認める。8̄の根尖と下顎管は近接を

認める。

2）画像診断

デンタルX線像では、水平埋伏している8̄を認め、歯冠腔の著明な拡大がみられた。さらに、周囲顎骨に骨硬化像を認めた。CBCT検査により、歯頸部から前方にかけて歯冠腔の単房様拡大を認めた。

画像診断から含歯性囊胞が疑われたため、囊胞摘出がなされた。術後の生検では、含歯性囊胞の病理診断が得られた。総括した結果、本疾患は水平埋伏智歯＋含歯性囊胞と診断された。

9．症例9：隣接歯圧迫吸収（図9a、b）

1）画像所見

- デンタルX線像：8̄は水平埋伏しており、7̄遠心と重複してみられる。8̄の根は単根化してみられ、根尖と下顎管の近接を認める。
- CBCT（水平断面像）：8̄の根尖部にて下顎管との近接を認める。また、7̄は樋状根であり、遠心部では8̄により歯根の圧迫吸収を認める。
- CBCT（矢状断面像）：7̄根長1/2から根尖にかけて、8̄による歯根の圧迫吸収を認める。

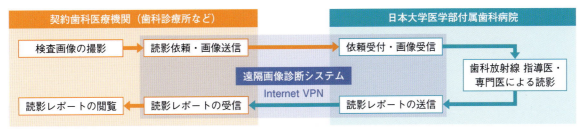

図⓾　遠隔画像診断のおおまかな流れ

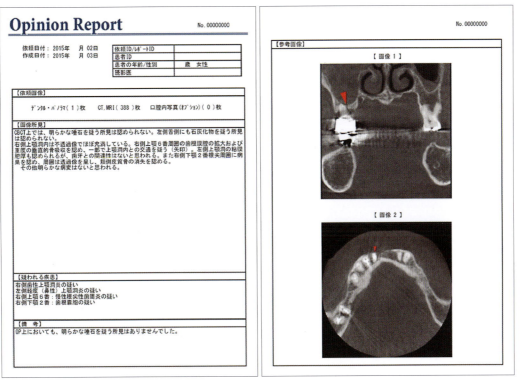

図⓫　実際の読影レポート

2）画像診断

　デンタルX線像では水平埋伏している|8を認め、|7とは頬舌側方向での重複を認めた。CBCT検査により、水平断面像および矢状断面像から智歯と重複した|7根の圧迫吸収を認めた。

遠隔画像診断

　歯科医院にCBCT装置を導入し、撮影することは可能であるが、画像診断に苦慮するケースも少なくない。当院では遠隔画像診断サービスを実施しており、撮影した画像データがあれば専門医の読影レポートを添えて意見交換をすることが可能である。CBCTだけでなく、パノラマX線撮影による画像の診断も行っている。

　前述した症例は、デンタルX線撮影では、智歯の形態や下顎管との位置関係、周囲顎骨などを正確に把握するのは難しく、CBCT検査により精密な情報を得られるものが大半である。CBCTを導入していない場合、デンタルX線像あるいはパノラマX線像にて異変を感じた際には、大学病院に紹介することを強く勧める。また、遠隔画像診断サービスの利用も検討いただければ幸いである（図10、11）。遠隔画像診断は保険請求も認められており、自院での埋伏智歯抜去の計画立案の参考や、大学病院へ紹介する必要性を確認するためにも、遠隔画像診断サービスの利用は有用と考えられる。

【参考文献】

1）川嶋祥史, 本田和也：歯科治療のX線撮影は安全です！. 東京都歯科医師会雑誌 8月号付録, 2011.
2）Yamada T, Ishihama K, Tasuda K, et al.: Inferior alveolar nerve canal and branches detected with dental cone beam computed tomography in lower third molar region. J Oral Maxilofac Surg 69 (5): 1278-1282, 2011.
3）大滝祐吉, 植田章夫, 宮坂 伸, 他：下歯槽神経側枝を考慮しインプラントを施行した1症例. 松本歯学, 23(1): 38-42, 1997.

Endodontic Microsurgery

10章 手術手技

東京都・井澤歯科医院 **井澤常泰**

これまで"根切"と称されて行われてきた外科処置は、成功率が低いうえ、痛くて腫れる治療であったため、患者にも歯科医師にも受け入れがたいものであった（図1）。1990年代に入り、手術用顕微鏡（マイクロスコープ）がこの分野に導入され、術後症状が少ない低侵襲の手術が可能となった。さらに、成功率が飛躍的に向上したばかりでなく、根管治療の分野では"Endodontic Microsurgery"として進歩し、再根管治療のオプションとしての地位を確立した（図2）[1]。

Endodontic Microsurgeryとは

Endodontic Microsurgery（以下、Microsurgery）は、フラップを開けて骨削除も行う外科処置であるが、本質は根管治療である。歯根端切除術というと、根尖を切除することが目的のように誤解されているが、正しい逆根管治療、逆根管充塡なくしてこの手術の成功はあり得ない。

従来の歯根端切除術の成功率が約60％であったのに対し、Microsurgeryのそれは90％を超える[2]。

これは、逆根管処置をマイクロスコープ下で正確に行えるようになったためである。同時に、最小限の骨削除での施術が可能となったため、術後症状を抑えられるようになった。近年では、術前に歯科用コーンビームCT（CBCT）による診査が可能となり、より正確な手術ができるようになった。

歯根端切除術は経時的に術後成績が下がるという報告があるが、これらはマイクロスコープが使用される以前、アマルガムによる逆根管充塡が行われていた時代の論文を分析した結果である[3, 4]。大雑把にいうと、1995年以前の手術にマイクロスコープは使用されておらず、MTAによる逆根管充塡は2000年以降となるため、時期による術式の違いを考慮せずに結果を比較することは正しい評価とはいえない。

MicrosurgeryのGold Standardとは

- 3mmルール（図3）
- 超音波レトロチップによる逆根管拡大
- MTAによる逆根管充塡

上記の3点は、文献的にもMicrosurgeryの原則

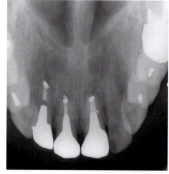
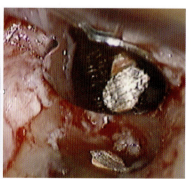

図❶　古い"根切"症例。アマルガムの逆根管充塡は根管を封鎖していない

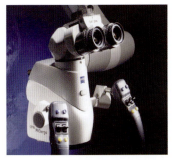
a：マイクロスコープ

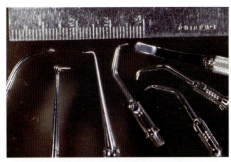
b：マイクロインスツルメント

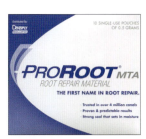
c：MTA

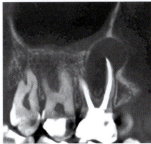
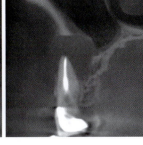
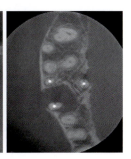
d：CBCT

図❷ a～d　"根切"を"Endodontic Microsurgery"へと進歩させた器材・材料

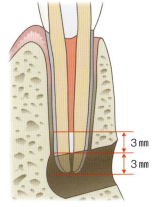
図❸　3mmルール。根尖を3mm切除し、逆根管拡大、逆根管充填を根管内3mmの深さまで行う

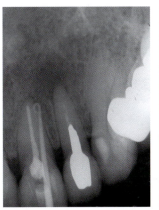
a：術前（2001年10月30日）

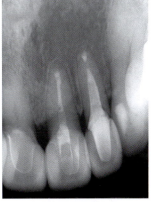
b：2008年7月28日

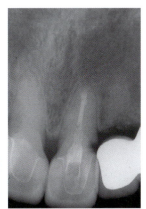
c：2016年11月18日

図❹　初期のMTAによる逆根管充填。|2は途中で歯根破折により抜歯となった。|1のMTA逆根管充填は15年経過するも安定しており、歯根膜腔が連続した治癒像がデンタルX線写真上でみられる

といえる。

　感染源を除去するためには、根尖を約3mm切除することが推奨されている。これは、3mm切除することで90％以上の根尖分岐、側枝が除去できるという歯根透明標本を観察した結果に基づく。また、根管内窩洞の深さは3mmを目標とし、緊密に逆根管充填することで根管の封鎖が可能である[5]。超音波レトロチップの先端が約3mmであり、根管内に先端が全部入る窩洞の深さが目安となる。根管内をマイクロミラーで観察し、根管充填材を除去するだけではなく、根管全壁をレトロチップで拡大する。

　逆根管充填材として、現在のところMTAが最も治療成績が良好との報告がある[6]。反面、MTAは扱いにくいという意見もあるが、これは混水比の調節によって解決できる。混水比を少なくすることで操作性は良好となり、機械的強度、造影性も増す。MTAの特徴として、次の2点が挙げられる。

①根管内が血液で濡れた状態でも、封鎖性が良好である（十分に浸潤麻酔が奏効した状態で、骨窩洞内に止血剤を使用し、根管内をエアーで乾燥することが可能）[7]

②逆根管充填したMTAの上にセメント質の再生が期待できる（術後のデンタルX線写真で歯根膜腔の連続が逆根管充填材の上にもみられる：図4）[8]

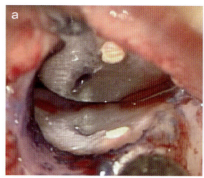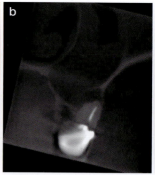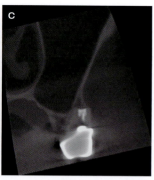

図❺　MB2が未処置であった|6近心根。根尖部の炎症は上顎洞にまで波及していたが、逆根管治療のみで根尖および上顎洞は完治している。bは術前、cは術後1年

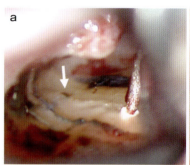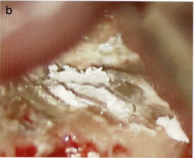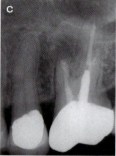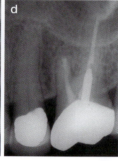

図❻　未処置の|6 MB2。イスムスを含む逆根管治療だけで根尖は治癒する。cは術直後、dは術後1年

Microsurgeryの前に再根管治療は必要か

補綴物の適合、根管充填の状態がよいと、良好な術後成績が期待される。しかし、すべての症例において術前の補綴物除去や再根管治療をする必要はない[6]。前述したように、根尖を3mm切除して3mm逆根管治療することで、根管の封鎖は十分である。たとえば、トラブルの多い|6のMB2や4|の複根管は、ほとんど未処置のまま施術されるが、予後に問題はない（図5、6）。

大きな根尖病変への対応

根尖病変が大きい、あるいは排膿が止まらないなどの理由で、根管が長期間開放された症例に遭遇することがある。本来、根管の開放は急性期に短期間のみ行われるべきであり、長期間の開放で病変が縮小することはなく、根管を汚染させるだけである。Microsurgeryによる適切な逆根管治療を早期に行うことで、歯の保存が可能なだけではなく、無駄に治療期間を長引かせることもない（図7、8）[9]。

術後症状を最小限にするには

術後には、痛みや腫れ、感染、麻痺、上顎洞のトラブル、術後出血などが懸念される。

可能なかぎり清潔な環境で行われ、術後に抗菌薬を投与することで、健康な患者であれば感染の心配はほとんどない。オトガイ孔の位置や根尖と上顎洞との位置関係をCBCTによる術前診査で慎重に行えば、トラブルはほぼない（図9）。術後疼痛、腫れ、術後出血のトラブルは、骨の削除方法や削除量に起因するところが大きい。なるべく小さな骨窩洞で施術を終わらせることが肝要であり、しかも治癒の早期化にも繋がる。骨窩洞の大きさは、レトロチップが自由に使える広さがあれば十分であり、理想的には直径4mm以内で行いたい[5]。これは前歯部に限らず、小・大臼歯部でも同様である。大臼歯部では近心に便宜拡大しないと、口蓋側や舌側の根管が見えないこともある（図10〜17）。

Microsurgeryは、いい加減な根管治療の救済策ではない。しかし、歯を保存するためには、再根管

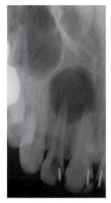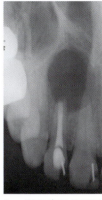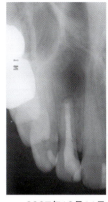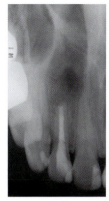

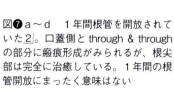

a：術前（2007年5月7日）　b：2007年5月25日　c：2007年12月11日　d：術後1年（2008年5月15日）

図❼a〜d　1年間根管を開放されていた2｜。口蓋側とthrough & throughの部分に瘢痕形成がみられるが、根尖部は完全に治癒している。1年間の根管開放にまったく意味はない

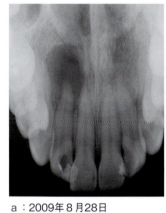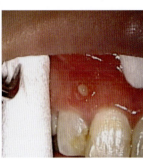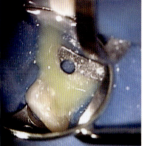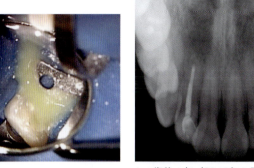

a：2009年8月28日　　　　　　　　　　　　　　　　　　　　　　　　　　b：術後1年（2010年9月8日）

図❽a〜c　根管からの排膿が止まらず、1年間開放されていた2｜。逆根管治療後1年で完全に治癒している

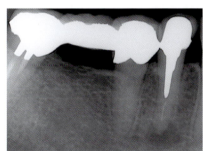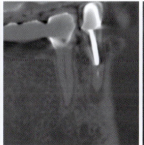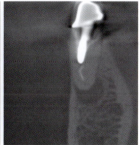

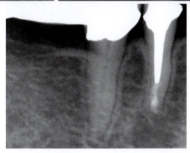

図❾　複根管であった｜4｜。CBCTでオトガイ孔の位置や根管の形態を知ることで、スムースに逆根管治療が行える。下：術後1年

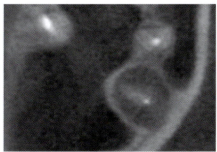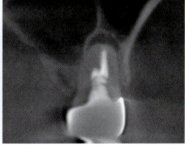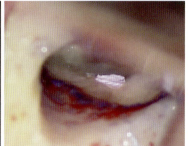

図❿　上顎洞と根尖病変が複雑な位置にある｜6近心根。MB2を直視するためには、骨窩洞を近心に便宜拡大する必要がある

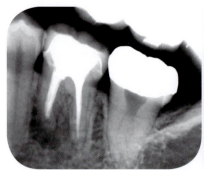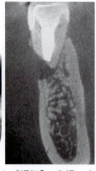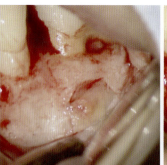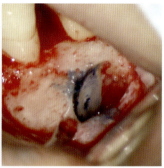

図⓫ 「6近心根、まったくルールを無視した"根切"。歯根は大きなベベルを付与して切断され、骨窩洞が大きい。根管はまったく逆根管治療されていない

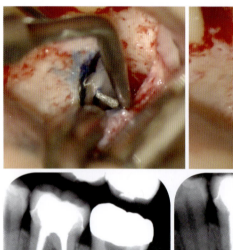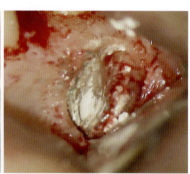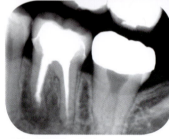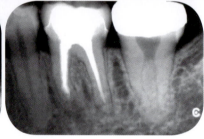

図⓬ "根切"が失敗してもMicro-resurgeryで歯を救うことができる。右下は術後1年（参考文献[10]より転載）

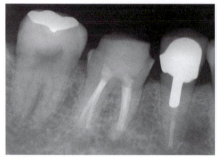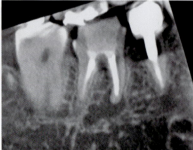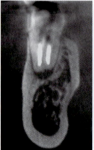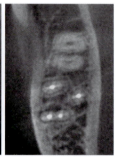

図⓭ 「6の近心根にはレッジが形成されており、再根管治療後に症状が再発した。頬側の骨に開窓はなく、最小限の骨削除で施術するMicrosurgeryの見せ場である

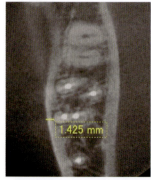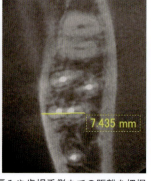

図⓮ CBCT上で、頬側の骨の厚みや歯根舌側までの距離を把握する

治療ができない、あるいは再根管治療を失敗した症例には積極的に行うべきである。施術に際してはMicrosurgeryの原則を遵守し、自己流の処置は慎むべきである。"根切"の失敗は、ほとんど歯科医師の技術や知識の欠如が原因であることを肝に銘じるべきである。

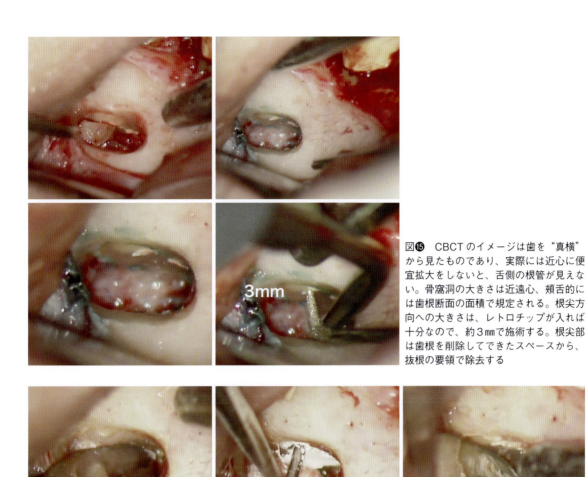

図⓯ CBCTのイメージは歯を"真横"から見たものであり、実際には近心に便宜拡大をしないと、舌側の根管が見えない。骨窩洞の大きさは近遠心、頰舌的には歯根断面の面積で規定される。根尖方向への大きさは、レトロチップが入れば十分なので、約3mmで施術する。根尖部は歯根を削除してできたスペースから、抜根の要領で除去する

図⓰ レトロチップで形成された逆根管窩洞。頰舌側の根管は約3mm、イスムスは1.5mmの深さに窩洞形成する。十分に止血、乾燥された根管にMTAを充塡する。MTAに血液が混じることはない

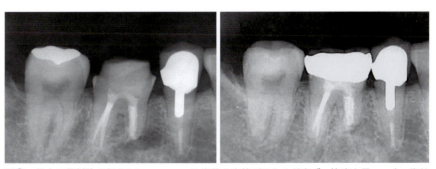

図⓱ 最小の骨削除で行うMicrosurgeryは術後の症状がほとんど出ず、治癒も早い。左：術前。右：術後1年

【参考文献】

1) 井澤常泰, 吉岡隆知：Contemporary Endodontics 外科的根管治療の必要性. デンタルダイヤモンド社, 東京, 2016.
2) Setzer FC, Shah SB, Kohli MR, Karabucak B, Kim S: Outcome of endodontic surgery: a meta-analysis of the literature--part 1: Comparison of traditional root-end surgery and endodontic microsurgery. J Endod, 36(11): 1757-1765, 2010.
3) Kvist T, Reit C: Results of endodontic retreatment: a randomized clinical study comparing surgical and nonsurgical procedures. J Endod, 25(12): 814-817, 1999.
4) Torabinejad M, et al.: Outcomes of nonsurgical retreatment and endodontic surgery: a systematic review. J Endod, 35(7): 930-937, 2009.
5) Kim S, Pecora G, Rubinstein R: Color atlas of microsurgery in endodontics. WB Saunders, Philadelphia, 2001.
6) von Arx T, Peñarrocha M, Jensen S: Prognostic factors in apical surgery with root-end filling: a meta-analysis. J Endod, 36(6): 957-973, 2010.
7) Torabinejad M, Higa RK, McKendry DJ, Pitt Ford TR: Dye leakage of four root end filling materials: effects of blood contamination. J Endod, 20(4): 159-163, 1994.
8) Baek SH, Plenk H, Kim S: Periapical tissue responses and cementum regeneration with amalgam, SuperEBA, and MTA as root-end filling materials. J Endod, 31(6): 444-449, 2005.
9) 井澤常泰：逆根管治療の真髄 Endodontic Breakthrough. クインテッセンス出版, 東京, 2016.
10) Song M, Shin S, Kim E: Outcomes of endodontic micro-resurgery: a prospective clinical study. J Endod, 37(3): 316-320, 2011.

Level Up & H!nt
10章　手術手技

[03] 安全に行う下顎埋伏智歯の抜歯
——GPにとっての"べからず"集

東京歯科大学　口腔病態外科学講座　笠原清弘

　下顎埋伏智歯抜歯と一口にいっても、その難易度は比較的平易な症例から、熟練の口腔外科医にとっても困難なものまでさまざまである。本項では一般開業歯科医師（general practitioner：以下、GP）が日常臨床で下顎埋伏智歯抜歯を安全に行うための勘所について解説し、後半では症例を供覧する。

 埋伏智歯だからといって必ず抜歯するべからず

　智歯周囲炎を呈していたり、第2大臼歯遠心の盲嚢感染を生じている（あるいは放置するとその可能性のある）など、適応症を選ぶことが重要である。闇雲に「親知らずだから」という理由だけで無症状の智歯を抜歯することは、時に術後の不快症状を惹起するだけの破壊行為になってしまう。ただし、歯科矯正治療上必要な智歯抜歯はこの限りではない。

 患者の同意を怠るべからず

　埋伏智歯に限らず、抜歯は手術である。抜歯の必

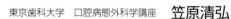

図❶　抜歯同意書

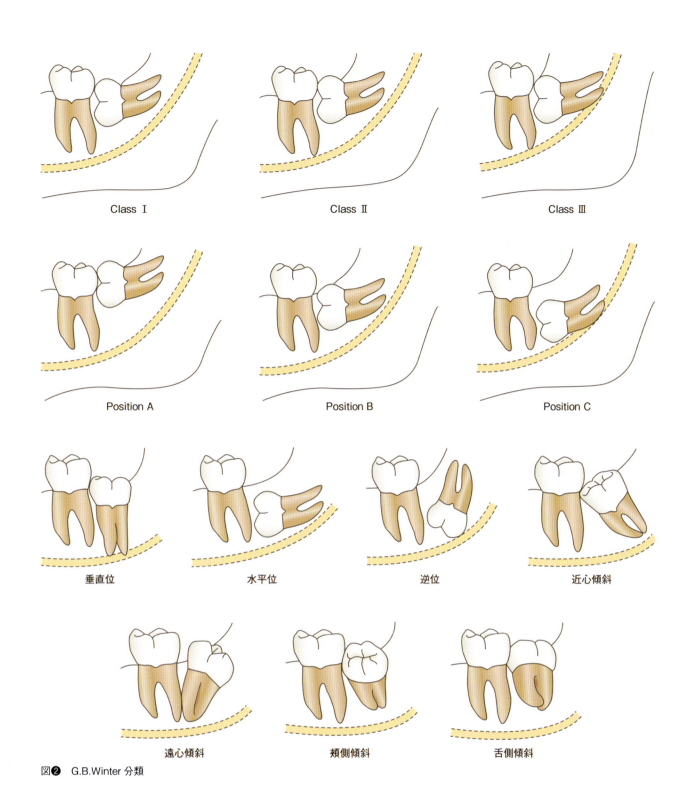

図❷　G.B.Winter 分類

要性、術式、術後の症状、および起こり得る合併症などについて十分なインフォームド・コンセントを得ておくことは必須である。

術後にオトガイ神経領域の知覚異常が生じてしまった場合、「想定外なので説明しなかった」はトラブルのもとである。術前に文書で説明し、患者の署名を得た抜歯同意書を診療録に添付するのが望ましい。筆者は**図1**のようなチェックボックス式の同意書を使用している（症例に合わせて欄外にも追記）。

絶対に無理をするべからず

下顎埋伏智歯抜歯は、粘膜や筋、骨を含む複雑な小手術である。したがって、無理をして困難な症例に挑戦しても、思わぬ合併症を引き起こし、その対応に苦慮することとなる。抜歯の難易度を図るうえで有用なG.B.Winter分類を**図2**に示す。

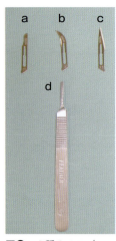
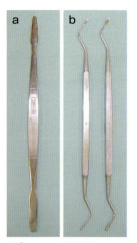
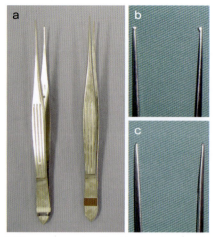

図❸ 3種のメス（a：No.15、b：No.12、c：No.11）、d：ホルダー

図❹ a：骨膜起子、b：歯科用鋭匙

図❺ a：マッカンドーピンセット、b：有鈎、c：無鈎

1．簡単な症例を数多くこなす

GPとして重要なことは、自らの力量をわきまえて、まずは手に負える症例を確実にこなしながら、「成功体験」を積んでいくことである。具体的にはClass Ⅰ・PositionA・垂直位、かつ歯根彎曲・肥大・離開などのない、最も容易な症例から着手する。

2．チェアータイムを十分とる

簡単と思っていた抜歯でも、いざ処置を始めると意外と手こずることがある。有事の際にギリギリのチェアータイムでは、後に控える患者の治療に影響するため、術者が平常心を保つのが困難となる。

3．困難な症例は専門医に紹介する

極めて深部の骨性埋伏智歯、下顎管に著しく近接した症例などは、躊躇なく専門の医療機関に抜歯を依頼する。「下顎管に近いケースだが、自分のオフィスでは歯科用CT検査を行うから大丈夫」という次元で判断してはならない。

また、全身疾患を有する患者においては、医科に照会を行う。その際は抜歯の侵襲度、どんな情報を得たいかを照会状に明確に記載することが重要である。もちろん、疾患の状態によっては、専門医療機関へ抜歯を依頼する。

▶ **不適切な器具で執刀するべからず**

熟練した口腔外科医ほど良質な器具に拘る傾向があるが、それはビギナーでも同様である。粘膜骨膜弁の断裂や器具の破折・残留、誤操作による生体損傷などの事故を未然に防ぐには、専用の器具を適材適所で使うことが肝要である。以下、使い古し、かつあり合わせの器具だけで開始しがちなポイントに絞って解説する。

1．よく切れる替刃メスを使用する

切開時に使用するメスとしては、尖刃刀（No.11）もしくは円刃刀（No.15）を専用のメスホルダーにセットして使用する。歯周環状靭帯の切離には彎刃刀（No.12）が有用である。No.12メスがない場合、探針で代用することもあるが、劣化したものは先端が稀に破折するので要注意である（図3）。

2．骨膜起子は使いやすいタイプを選ぶ

切開後は粘膜骨膜弁を形成するが、この際に使用するのが骨膜起子である。一般開業歯科のオフィスによくある、ブレードが短くて一方の端が鋭利なタイプは、智歯抜歯の際にはやや使いにくく、時に危険でもある。また、下顎第2大臼歯遠心の結合織が剝離しにくい場合は、歯科用鋭匙を適宜使用する。有窓鋭匙は通常用いない。筆者は骨膜起子および歯科用鋭匙は図4のタイプを推奨する。

3．ピンセットはマッカンドー型を用意

粘膜骨膜弁や縫合針を把持するには、先端に滑り止めの歯を有するマッカンドー型有鈎ピンセットが最も使いやすい。組織の挫滅を防止しつつ、確実に把持ができる。ただし、有鈎ピンセットで抜去した硬組織を把持してはならないので、無鈎のマッカンドー型をセットで揃えておくのが理想的である。い

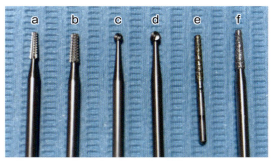

図❻　a：ラウンド小、b：ラウンド大、c：フィッシャー細、d：フィッシャー太、e：5倍速マイクロモーター用ダイヤモンドポイント、f：ダイヤモンドフィッシャー

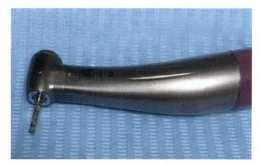

図❼　5倍速マイクロモーターと専用ダイヤモンドポイント

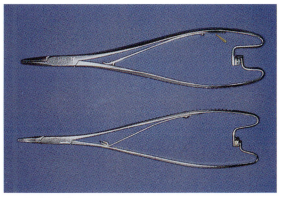

a：Mathieu型　　　　　　　　　　　b：Hegar型

図❽a、b　持針器。一般開業歯科のオフィスでは、bのほうが推奨される

ずれにしろ、埋伏智歯抜歯の際にピンセットが歯科用のみでは非常に煩わしい思いをすることになり、危険でもある（図5）。

4. 骨削去にはラウンドバーとフィッシャーバーを使用する

骨削去には骨ノミとマレットを使用することもあるが、初心者にはスチールバーの使用が無難である（ビジュアル的にも患者の不安が少ない）。バーは、ラウンドタイプとフィッシャータイプを大小揃え、歯科用ハンドピースに装着して使用する。ただし、あまりに先端が小さい（または細い）ものは術中破折することがあり、使用しないほうがよい。

5. 歯の分割には5倍速マイクロモーターと専用のダイヤモンドポイントの使用がベスト

歯冠・歯根の分割にはエアータービンを使うことも多いが、稀に皮下気腫を惹起することがある。このため、厚生労働省は5倍速マイクロモーターの使用を推奨している。専用のダイヤモンドポイントと組み合わせればトルクもあり、切削効率も高い（専用のポイント以外を使用すると故障の原因となるので注意）。なお、ゼクリアタイプのカーバイドバーは破折することが多く、顎骨内や軟組織中に迷入すると除去が非常に困難となるので、使用は控えたほうがよい。また、コントラアングルが術野に入りにくい際は、ストレートハンドピースにダイヤモンドフィッシャーバーを装着して使用することもある。一般開業歯科のオフィスでは、図6に示す6種のバーで十分である。5倍速マイクロモーターと専用のダイヤモンドポイントの組み合わせは図7に示す。

6. 持針器はHegar型を選ぶ

一般開業歯科のオフィスには、Mathieu型が常備されていることが多い。しかし、初心者からベテランまで、Hegar型のほうがはるかに使いやすい（図8）。弾機孔のある通常針を用いることが多いが、埋伏智歯抜歯の際は部位的に強彎は使いにくい（図9）。また、縫合糸はナイロンを編んだ切糸（ブレイドシルク® 3-0～4-0）が頻用されている。

▶ **抜歯時の姿勢を疎かにするべからず**

抜歯に限らず、根管治療や支台歯形成に至るまで、

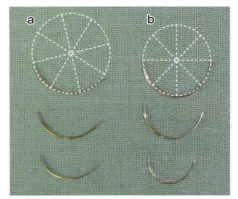
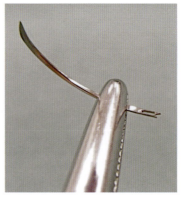

a：弱彎（3/8）、b：強彎（1/2）　　　　　　　　　c：順針の向き（弾機の少し前方を把持）
図❾　縫合針

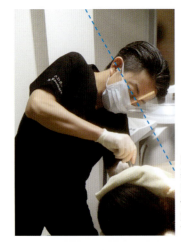
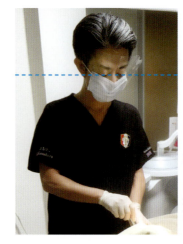

図❿a
悪い姿勢（傾斜目線、肘開き）。傾斜目線では、空間認知能は低下する

図❿b
よい姿勢（水平目線＋肘つけ）。水平目線では、高い空間認知能が得られる

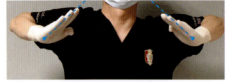

図⓫a　脇を空ける（手首可動域狭い）。手首可動域は90°に満たない（右）

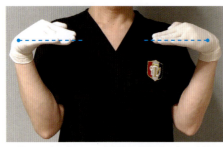
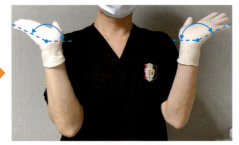

図⓫b　脇を締める（手首可動域広い）。手首可動域は180°に近い

　歯科医師にとって最も重要な能力の一つが「空間認知能」である。とくに口腔内という狭い術野において、正確な手術操作を行うには必須な能力といえる。空間認知能を正しく働かせるためには、術者の「姿勢」、とりわけ「目線」が非常に大切である。左右両眼を結んだ線が水平に保たれているときに、最も正確な空間認知能が発揮される。目線が著しく傾くと、遠近感や立体感が摑めずに解剖学的判断が狂い、事故に繋がりやすい。したがって、頭を前方へ曲げて術野を覗き込んだり、頭を傾けて斜めに患者を診たりするような姿勢は避けなければならない（図10a、b）。これに加え、肘をなるべく体側に付け

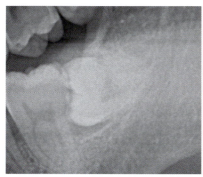
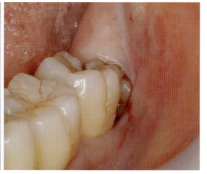
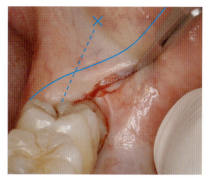

図⓬ 初診時のデンタルX線写真および口腔内写真。⌈8は水平位に埋伏し、近心咬頭は⌈7のアンダーカットの下方に存在

図⓭ ⌈7の遠心に約1.5cmの遠心切開を加える。──：内斜線。--：この方向の切開は"禁じ手"

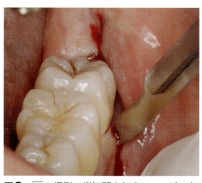
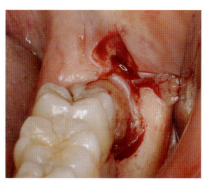
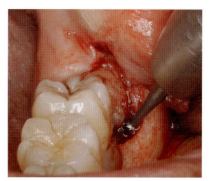

図⓮ ⌈7の頬側に縦切開を加える。一連の切開はすべて骨の裏打ちがある部位に行う

図⓯ 粘膜骨膜弁を翻転すると、歯囊に被覆された⌈8の歯冠の一部が現れる

図⓰ ラウンドバーで歯冠を覆う骨を除去しておく

る（脇を締める）ことも重要である。脇を締めた場合と大きく空けた場合とでは、前者のほうが手首の可動範囲がずっと広く、器具の取り回しが円滑となる（図11a、b）。

「姿勢を見ただけで術者の腕前がわかる」といわれる。「姿勢」、とりわけ「水平目線と空間認知能」の重要性は、いま一度強調しておきたい。

▶ **いきなり難症例に挑むべからず。
まずはこのレベルの抜歯を確実にこなそう！**

● **症例：Class Ⅱ・Position A・水平位**

処置にあたって局所麻酔（浸潤麻酔および必要に応じて下顎孔伝達麻酔）を行うが、詳細な手技は成書を参照されたい。

患者の主訴は、「親知らずに食べかすが入って、違和感が強い」。口腔内所見では、⌈7の遠心に下顎枝前縁が迫り、⌈8の歯冠のごく一部が露出している。X線所見では、⌈8は水平位に埋伏し、近心咬頭は⌈7のアンダーカットの下方に存在している。⌈8は単根であるが、根尖が下顎管にやや近接している（図⓬）。

⌈7の遠心に約1.5cmの遠心切開を加える。術者の右手示指で粘膜を伸展させ、翼突下顎隙を開放しないように、かつ舌神経の損傷を避けるために頬側方向へ切開のベクトルを設定する（図⓭）。さらに、⌈7の頬側に縦切開を加える。縦切開の歯頸部側は、このクラスの埋伏歯であれば、⌈7の遠心頬側隅角部付近でよい（図⓮）。

粘膜骨膜弁を翻転すると、歯囊に被覆された⌈8の歯冠の一部が現れる。その大部分は骨で覆われているため、この時点で可及的に歯囊を除去する（図⓯）。

ラウンドバーで歯冠を覆う骨を除去していく。骨の除去範囲は、抜去方向に対して歯冠の最大豊隆部が明示できる程度とする（図⓰）。ラウンドバーのみの骨削去では歯質と骨の境界部がやや不明瞭であるため、フィッシャーバーで角づけをし、ラインアングルを明瞭にしておくと、以後の操作がしやすい。

歯冠と歯根を分割する。前述したように、5倍速マイクロモーターと専用のダイヤモンドポイントのコンビネーションで行う。本症例では、ダイヤモンドポイントの幅径の分だけ歯冠が小さくなり、これを除去するスペースが確保される。ダイヤモンドポ

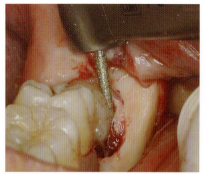
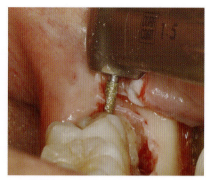

a：頰側からの挿入角度　　　　　　　　b：舌側方向へ角度を変える

図⓱a、b　ダイヤモンドポイントが最も効率よく切削できる「先端の角」が、つねに歯面に当たるように手首のスナップを利かせつつ、頰側から舌側方向へ進むに従い、バーの角度を変えていく

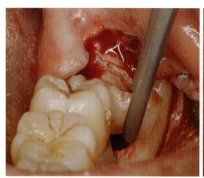
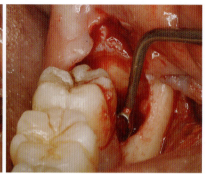

図⓲　歯冠除去後、「7の遠心に SRP を施すつもりで、炎症性肉芽組織を歯科用鋭匙で除去する

　イントが最も効率よく切削できるのは、側面でなく「先端の角」である。この部分がつねに歯面に当たるように手首のスナップを利かせつつ、頰側から舌側方向へ進むに従い、バーの角度を変えていく（図17a、b）。時に歯冠舌側の下方が残りやすいので、ロックの効く範囲でダイヤモンドポイントの長さを多少調整していく（あまり引き出すと切削中にバーが脱離するので注意）。

　歯冠除去後、炎症性肉芽組織を歯科用鋭匙で除去する。「7の遠心に SRP を施すつもりで行う（図18）。

　次に、歯根の脱臼操作を行うが、時にヘーベルが歯根膜空隙に挿入しにくいことがある。その際は、ヘーベル挿入の"座"をフィッシャーバーで形成する。骨のダメージを最小限にするために、歯質と骨の境界部のやや歯質寄りを削去するのがポイントである（図19）。

　ヘーベルを挿入し、歯根を脱臼させる。通常は直のヘーベルのみで事足りる。本症例では、1根が一塊にして脱臼できたが、「7遠心とのスペースが狭小であったため、ダイヤモンドフィッシャーバーにより歯根を中央で分割する。その際、歯根が宙に浮かないよう、「「7遠心面に「8の歯根を軽く押しつけるように」歯根端側から歯頸側にバーを動かす（図20）。

　脱臼した歯根を無理に指で摑もうとせず、マッカンドー型無鉤ピンセットなどでパーツごとに確実に把持して抜去する（図21）。次いで創内を滅菌生理食塩水で洗浄するが、この際、残留歯質の有無も念入りに確認（「7遠心のアンダーカット、粘膜骨膜弁内面など）する。粘膜骨膜弁を旧位に復し、創を縫合閉鎖する。とくに遠心切開後方は、後出血を防止するために頰筋まで確実に糸を通しておく（図22）。本症例では、4-0ソフトナイロン糸によって遠心切開部を2糸、縦切開部を2糸縫合している（図23）。

▶「とにかく抜ければよい」と思うべからず

　冒頭で述べたように、抜歯は手術である。筆者の師匠の言葉に、「手術とはサイエンスに基づいたア

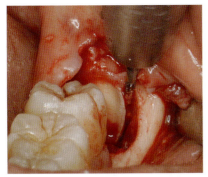
図⑲ ヘーベル挿入の"座"をフィッシャーバーで形成する

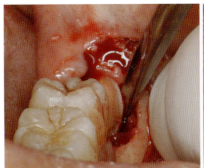
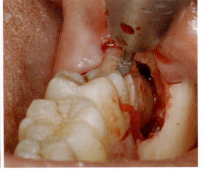
図⑳ 左：ヘーベルを挿入し、歯根を脱臼させる。右：⎤7遠心とのスペースが狭小であったため、ダイヤモンドフィッシャーバーにより歯根を中央で分割

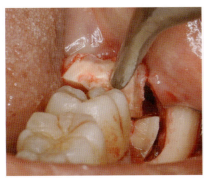
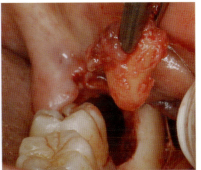
図㉑ 脱臼した歯根は、マッカンドー型無鉤ピンセットなどでパーツごとに確実に把持して抜去する

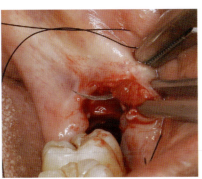
図㉒ 遠心切開後方は、後出血を防止するために頰筋まで糸を通す。縫合針が粘膜に対して直角に刺入できるように、フラップをマッカンドー型有鉤ピンセットで把持する

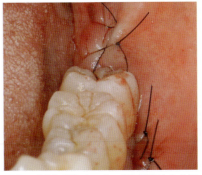
図㉓ 遠心切開部を2糸、縦切開部を2糸縫合。本症例では、4-0ソフトナイロン糸を使用

ートである」というものがある。

　一つの作品を仕上げるがごとく、丁寧かつ愛護的な手術操作が、抜歯創を良好な治癒に導き、患者に利益をもたらすと考える。

【参考文献】
1) Winter, GB: Impacted Mandibular Third Molar. American Medical Book Co, St. Louis, 1929.
2) 野間弘康，金子 譲：カラーアトラス 抜歯の臨床．医歯薬出版，東京，1991.
3) 齊藤 力（編著），高野伸夫：動画とイラストで学ぶ抜歯のテクニック．医歯薬出版，東京，2005.
4) 坂下英明（編著），近藤壽郎，濱田良樹，柴原孝彦，堀之内康文：抜歯テクニックコンプリートガイド 安全にうまく抜歯するためのさまざまなアプローチ．クインテッセンス出版，東京，2015.
5) 矢郷 香，片倉 朗，飯島 睦，朝波惣一郎：そのまま使える照会状の書き方．クインテッセンス出版，東京，2013.
6) 日本歯科医学会厚生労働省委託事業「歯科保健医療情報収集等事業」，歯科治療時の局所的・全身的偶発症に関する標準的な予防策と緊急対応の立案作業班：歯科治療時の局所的・全身的偶発症に関する標準的な予防策と緊急対応のための指針，https://www.mhlw.go.jp/file/06-Seisakujouhou-10800000-Iseikyoku/0000109094.pdf
7) 菅原康志：インストラクション・クラニオフェイシャル・サージャリー 改訂第2版 すぐに使える骨切り術の技．克誠堂出版，東京，2011.
8) 林 成之：望みをかなえる脳．サンマーク出版，東京，2009.

Level Up & H!nt

10章　手術手技

[04] 骨移植術
——インプラント治療における骨造成と骨移植材料

日本歯科大学生命歯学部　口腔外科学講座　**松野智宣**

　骨移植術は、外傷や腫瘍切除後、歯周病などによる骨欠損、あるいは抜歯後に生じる歯槽骨の萎縮などに対して、自家骨または同種骨、他家骨、骨補填材などの骨移植材料を用いて骨の欠損を補う術式である。本項では、インプラント治療の際に行われる骨造成（Bone Augmentation）と、それらに用いる骨移植材料の特徴などについて記載する。

▶ 骨造成の必要性

　歯は歯槽骨によって支持されているとともに、咀嚼や咬合による機能圧（メカニカルストレス）を歯根膜を介して歯槽骨に伝達することによってリモデリングに関与し、歯槽形態を維持している。したがって、歯を喪失すると正常な骨構造が維持できなくなり、経時的に水平的・垂直的な骨吸収が生じ、歯槽骨は萎縮して狭小化する（**図1**）。そこで、このような骨量が不足した部位にインプラント体を埋入するために、現在ではさまざま術式や多種多様の骨移植材料による骨造成が行われている。

▶ 骨造成の種類

　現在のインプラント治療で行われているおもな術式には、自家骨移植や骨移植材料（自家骨、骨補填材など）を用いた骨造成、あるいは骨誘導再生法（Guided Bone Regeneration：GBR）、リッジエクスパンジョン、上顎洞底挙上術（Sinus Floor Elevation）、仮骨延長術（Distraction Osteogenesis）などが挙げられる。

1．水平的骨造成（Lateral Ridge Augmentation）

　抜歯後の歯槽骨は、唇・頬側の垂直的骨吸収の結果、歯槽頂が口蓋または舌側に偏位して水平的な骨量不足を招きやすい。このような水平的骨吸収に対し、自家ブロック骨移植（**図2a**）、骨移植材料とバリアメンブレンを用いたGBR（**図2b**）が適応される。また、狭小化した歯槽頂にはリッジエクスパンジョン（スプリットクレスト）なども行われている（**図2c**）。自家ブロック骨移植は高度な水平的骨吸収に対して適応され、骨造成後にインプラント体を埋入することが多い。リッジエクスパンジョンは歯槽頂に骨溝を形成し、徐々に骨幅を拡大してインプラント体を埋入する方法である。なお、唇・頬側皮質骨の裂開や開窓に対しては、インプラント体の埋入と同時に骨補填材を塡入することが多い。

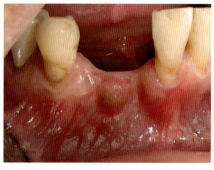
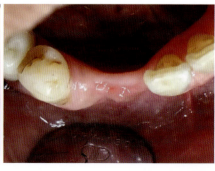

図❶　抜歯後の垂直的・水平的骨吸収による歯槽骨の狭小化

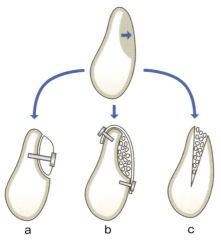

図❷ 水平的骨造成。a：自家ブロック骨移植、b：GBR、c：リッジエクスパンジョン

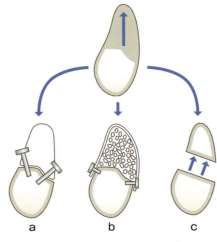

図❸ 垂直的骨造成。a：オンレーブロック骨移植、b：GBR、c：仮骨延長術

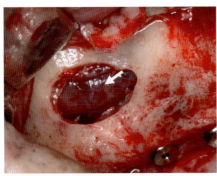

a：上顎洞前壁開窓後に挙上された上顎洞粘膜（矢印）

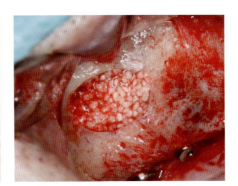

b：骨補填材の填入

図❹ a、b 側方開窓術による上顎洞底挙上術（インプラント同時埋入）

2．垂直的骨造成（Vertical Bone Augmentation）

垂直的な骨欠損に対しては、自家ブロック骨のオンレーブロック骨移植（図3a）、骨移植材料とバリアメンブレンによるGBR（図3b）に加え、必要に応じてチタンフレームやチタンメッシュなどで骨造成部の高さを維持するGBRも行われる。また、仮骨延長器を用いた垂直的骨造成（図3c）が行われることもある。

3．上顎洞底挙上術

上顎臼歯部へのインプラント埋入にあたり、上顎洞底までの骨高が不足している場合は、上顎洞底挙上術が行われる。残存骨高が4〜5mm程度であれば、歯槽頂アプローチ（Tarnsalveolar Approach）を行ってインプラントを同時埋入することが多く、残存骨高が4mm以下では、側方開窓術（Lateral Window Technique：図4a、b）が行われる。なお、挙上した上顎洞粘膜洞底の骨の間には骨移植材料を填入することが多いが、側方開窓術では骨補填材料を填入せずに上顎洞粘膜をインプラント体で挙上し、維持させる方法も行われている。

4．その他

ソケットプリザベーションは、抜歯数ヵ月後にインプラント埋入が予定されている抜歯窩に対し、コラーゲン製剤や骨補填材料などを填入して、歯槽骨の吸収抑制と歯槽形態を維持するために行われる。また、近年では自家骨細片とウシ焼成骨を50：50に混合した複合骨移植材料をコラーゲンのバリアメンブレンでタイトに被覆し、水平的・垂直的な骨造成を図るソーセージテクニックも行われている。

骨移植材料の種類とその特徴

骨移植材料は自家骨と骨補填材料に大別される。自家骨には皮質骨ブロックの他に、海綿骨骨髄細片（PCBM）や皮質骨の細片・チップ（薄片）などがある。一方、骨補填材料には、同種骨（Allograft）の凍結乾燥骨（FDBA）、脱灰凍結乾燥骨（DFDBA）、

表❶　おもな骨移植材料の特徴

骨移植材料	骨形成能	骨誘導能	骨伝導能	気孔率	生体吸収性	リモデリング
自家骨（皮質骨ブロック）	2	2	1	−	1	1
自家骨（PCBM）	3	3	2	−	2	2
自家骨（細片・チップ）	1	1	1	−	3	1
FDBA、DFDBA	0	1	2	−	2	2
異種骨（Bio-Oss®）	0	0	3	−	1	2
β-TCP（CERASORB®）	0	0	2	2	3	1
HA（Apaceram-AX®）	0	0	3	3	1	2
炭酸アパタイト	0	0	3	0	2	2

0：none、1：poor、2：moderate、3：excellent

症例1

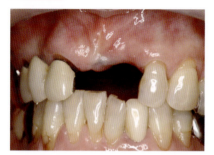

a：水平的に萎縮した 1|1 部の歯槽部

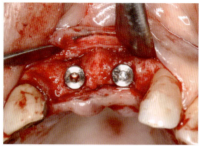

b：インプラント体埋入直後。唇側は骨が菲薄で陥凹し、一部裂開している（減張切開は行っていない）

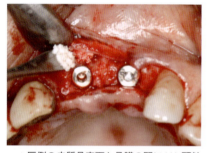

c：唇側の皮質骨表面と骨膜の間に HA 顆粒を塡入

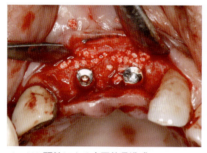

d：HA 顆粒による水平的骨造成

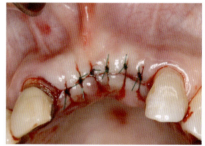

e：縫合後

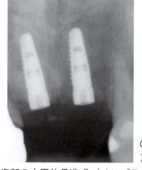

f：術直後のデンタルX線写真

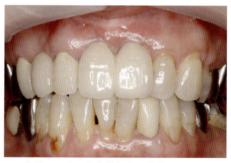

g：術後7ヵ月で最終補綴物を装着

図❺ a〜g　上顎前歯部の水平的骨造成（インプラント同時埋入）

ウシやブタなどの異種骨（Xenograft）の焼成骨、そして、ハイドロキシアパタイト（HA）、β-リン酸三カルシウム（β-TCP）、炭酸アパタイトなどの合成人工骨（Alloplast）がある。さらに、これらを混合して用いる場合や、コラーゲンなどとの複合材料もある。このように骨移植材料は多種多様であり、それぞれに特徴や利点・欠点がある。

骨を再生させるには、①骨形成能、②骨誘導能、③骨伝導能の3要素が必要である。これらを満たしているのは自家骨のみであり、骨移植材料のゴール

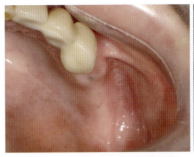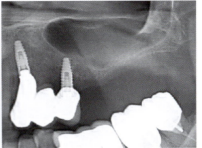

a：術前の口腔内写真およびX線写真

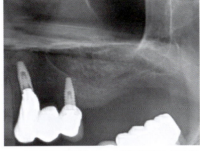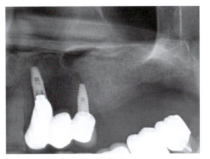

b：HA顆粒を填入した上顎洞底挙上術直後のX線写真

c：術後5ヵ月のX線写真

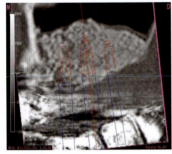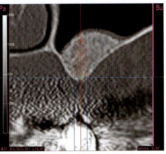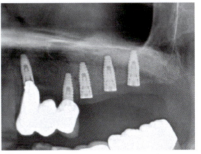

d：術後5ヵ月のCBCTによるインプラント埋入のシミュレーション

e：インプラント体埋入直後のX線写真

図❻a～e　側方開窓術による上顎洞底挙上術

ドスタンダードとされている。ただし、皮質骨の細片やチップは骨形成能がやや低く、移植後に吸収が生じやすい。

米国で頻用されているFDBAやDFDBAなどの同種骨には、骨伝導能以外に骨誘導能もあるとされているが、感染や免疫反応などの問題も懸念され、わが国では承認されていない。一方、異種骨や人工骨は骨伝導能のみであるが、焼成温度や合成方法などの違いによって、気孔率や生体吸収性、リモデリングなど、製品によって特徴が異なる（**表1**）。これらの特徴を十分把握したうえで、骨欠損の状態や造成方法などに応じて骨移植材料を選択すべきである。

▶ 症例

●症例1：上顎前歯部の水平的骨造成

上顎前歯部は唇側皮質骨が菲薄であるため、抜歯後に垂直的・水平的に骨が吸収して狭小化し、歯槽頂は菲薄になるとともに、口蓋側へ移動しやすい。そのため、インプラントによる咬合回復と審美的な回復も併せて要求される。

本症例は、50代の女性で、1|1部へのインプラント埋入と同時にHA顆粒を用いて唇側の骨造成を行った（**図5a～g**）。

●症例2：側方開窓術による上顎洞底挙上術

上顎大臼歯が喪失すると、経時的に歯槽頂から上顎洞底までの骨の高さが不足していく。

本症例は60代の女性で、インプラント埋入予定であったが、残存している歯槽骨の高さが4mm以下であったため、側方開窓術により上顎洞底を挙上後、HA顆粒を填入した。術後5ヵ月のCBCT画像で、上顎洞底部にX線不透過性の高い骨造成が認められ、3本のインプラント体を埋入した（**図6a～e**）。

Level Up & H!nt

10章 手術手技

[05] レーザーメスの口腔外科への適応

愛知学院大学歯学部 顎口腔外科学講座 吉田憲司

▶ レーザーメスの原理

現在、国内において承認されている医用レーザーのうち、歯科領域に用いられている代表的な機種は、半導体（ダイオード）、Er: YAG、Nd: YAG、CO_2レーザーの4種類である。これらのレーザーは口腔軟組織病変の治療に使用されるが、Er: YAGレーザーは、波長2.94μmで水とハイドロキシアパタイトに対する吸収特性が極めて高く、熱による影響は深部まで伝わりにくいため、初期う蝕、歯石除去など硬組織にも適応される。各種レーザーは波長により組織の水分や血液に対する吸収特性があり、組織透過型（半導体、Nd: YAGレーザー）、組織表面吸収型（Er: YAG、CO_2レーザー）に分けられる。

レーザーメス（laser scalpel）の原理は、レーザー装置から発振されたレーザーが導光ファイバーを経由してレーザーハンドピースに装着されたレーザーチップ・プローブ先端に集光し、熱エネルギーに変換されて組織の切開や止血、凝固、蒸散目的に適応される。照射部位の組織表面はレーザーの熱作用により血管断端がSealingされ、出血が抑制される。

▶ 日常歯科臨床におけるレーザーメスの口腔外科への適応

開業歯科医院にて口腔外科疾患に適応される症例は、①歯肉切除（増殖性歯肉炎、歯間乳頭、智歯周囲の歯肉弁）、②小帯整形術[1〜3]、③歯冠長延長[4]、④口腔前庭形成術[5]、⑤良性腫瘍の切除、生検[6]などである。術後の疼痛、不快症状などは、ブレードメスを使用して処置した場合と比較して優れており、小範囲の口腔軟組織病変の処置であれば出血はなく、創の治癒も良好である。Er: YAGレーザーは、CO_2レーザーと比較してやや術中出血に不利であるが、Er: YAGレーザーのより低い熱効果は生検組織採取の場合、組織病理学的評価にとって有利である[6]。

レーザー照射による切除創面からの出血がないので、縫合を要しないことも多いが、小帯切除の場合には、再癒着防止のため縫合を行うのが一般的である。

基本的に熱エネルギーによる作用であるため、Nd: YAGレーザーや半導体レーザーなどの組織への熱影響は大きく、適正な照射モード、出力、冷却（エアー、水）の使用などを考慮し、過度な熱損傷を防止する必要がある[7]。

▶ 症例：口底線維腫切除

口底部にみられた線維腫を半導体レーザー装置（オサダ ライトサージスクエア5®）、レーザーチップ（SATS 09）にて、出力3W、連続照射モードで切除した。鑷子で上方に牽引しながらレーザーメスで腫瘍周囲の切開を進めると容易に筋層と剝離でき、出血はみられなかった（図1a〜d）。

▶ 平成30年度 歯科診療報酬改定に伴うレーザーの適用

平成30年度の歯科診療報酬改定でレーザーにかかわる「レーザー機器加算1〜3」、「口腔粘膜処置：再発性アフタ性口内炎の小アフタ型病変にレーザー照射を行った場合」、「口腔粘膜血管腫凝固術」が新設された。医療機器の保険適用については、決定区分A2（特定包括：特定の診療報酬項目において包括的に評価されているもの）として、それぞれ機種

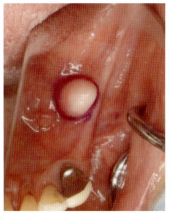
a：口底部の線維腫

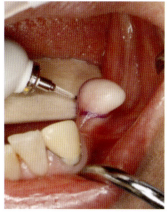
b：半導体レーザーメスにて切除

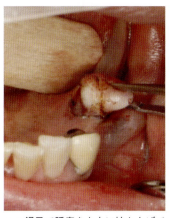
c：鑷子で腫瘍を上方に持ち上げているところ

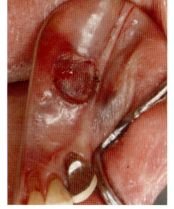
d：切除面

図❶a〜d　口底線維腫切除

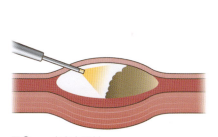
図❷a　病変内照射

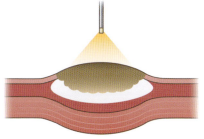
図❷b　非接触照射

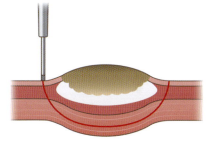
図❷c　切除

が限定されているので、算定条件や施設基準届出などに十分に注意されたい。また、レーザーの使用に関する安全講習会受講や基本的知識の習得も、医療安全の観点から重要である。

　口腔粘膜血管腫凝固術については、病変内照射（図２a）、非接触照射（図２b）による病変の凝固が適応となるが、レーザーメスによる病変切除（図２c）は「レーザー機器加算」が該当する。

【参考文献】

1) Haytac MC, et al.: Evaluation of patient perceptions after frenectomy operations: a comparison of carbon dioxide laser and scalpel techniques. J Periodontol, 77(11): 1815-1819, 2006.
2) Aras MH, et al.: Comparison of diode laser and Er:YAG lasers in the treatment of ankyloglossia. Photomed Laser Surg, 28(2): 173-177, 2010.
3) Akpınar A, et al.: Postoperative discomfort after Nd:YAG laser and conventional frenectomy: comparison of both genders. Aust Dent J, 61(1): 71-75, 2016.
4) Farista S, et al.: Comparing Laser and Scalpel for Soft Tissue Crown Lengthening: A Clinical Study. Glob J Health Sci, 8(10): 55795, 2016.
5) Kalakonda B, et al.: Evaluation of Patient Perceptions After Vestibuloplasty Procedure: A Comparison of Diode Laser and Scalpel Techniques. J Clin Diagn Res, 10(5): ZC96-ZC100, 2016.
6) Suter VG, et al.: A randomized controlled clinical and histopathological trial comparing excisional biopsies of oral fibrous hyperplasias using CO_2 and Er:YAG laser. Lasers Med Sci, 32(3): 573-581, 2017.
7) Azevedo AS, et al.: *In vitro* histological evaluation of the surgical margins made by different laser wavelengths in tongue tissues. J Clin Exp Dent, 8(4): e388-e396, 2016.

[06] 抗血栓療法患者のガイドラインに準じた抜歯時の対応

10章　手術手技

国際医療福祉大学三田病院　歯科口腔外科　矢郷 香

▶「科学的根拠に基づく抗血栓療法患者の抜歯に関するガイドライン」

抗血栓薬を服用している患者は出血傾向があるので、抜歯時に留意しなければならない。しかし、抜歯時の出血をおそれて抗血栓薬を中断すると、重篤な脳梗塞や心筋梗塞を発症する可能性がある。そのため、2010年に「科学的根拠に基づく抗血栓療法患者の抜歯に関するガイドライン」が作成され、ワルファリンやアスピリンなど抗血栓薬継続下での抜歯が推奨された。

近年、凝固因子を直接阻害するトロンビン阻害薬（プラザキサ®）と、第Ⅹa因子阻害薬（イグザレルト®、エリキュース®、リクシアナ®）4種類の直接作用型経口抗凝固薬（DOAC：Direct Oral Anticoagulants）が上市された。2015年改訂版ガイドライン[1]では、DOACに関しても原疾患が安定して至適投与量が投与されている患者では、継続下での抜歯を推奨している。

▶ 抗血栓療法患者の抜歯時の対応

1. 抜歯前に行う検査

抗血栓薬には、血栓形成抑制を目的とした抗凝固薬ならびに抗血小板薬と、形成された血栓を溶解する血栓溶解薬がある（**表1**）。抗凝固薬のワルファリン服用患者では、必ず抜歯前にPT-INR値を確認する。

1）ワルファリン服用患者

ワルファリンの作用機序は、血液凝固因子に直接作用するのではなく、肝臓においてビタミンKの作用を阻害することにより、2次的に凝固因子（Ⅱ、Ⅶ、Ⅸ、Ⅹ）を抑制し、抗凝固能を示す（**図1**）。ワルファリンは効きすぎると出血のリスクがあるので、医師によりPT-INRのモニタリングが行われ、厳重に管理されて投与量が決定されている。

わが国の循環器疾患におけるガイドラインでは、原疾患や年齢によるが、PT-INR値は2.0～3.0（70歳以上の高齢者では1.6～2.6）にコントロールされている。治療域を超えて効きすぎたまま抜歯を行うと、止血困難となることもあるので、抜歯前にPT-INR値が治療域内であるかを必ず確認する。PT-INR値は24時間以内、少なくとも72時間前の値を参考にする。可能なら、抜歯当日に測定するのが望ましい。ガイドラインでは、PT-INR値が3.0以下であれば、ワルファリン継続下に抜歯可能としている（**図2**）。3.0を超えた場合には医師に相談し、ワルファリン減量を検討してもらう。

2）DOAC服用患者

DOACは、特定の凝固因子（トロンビンおよび活性型第Ⅹ因子）を直接阻害する（**図1**）。現時点では、ワルファリンのPT-INRのようなDOACの抜歯時の出血リスクをモニタリングする適切な方法がない。抜歯後の出血性合併症予測の指標にはならないが、抗凝固効果のモニタリングとして、トロンビン阻害薬では活性化部分トロンボプラスチン時間（APTT）、第Ⅹa因子阻害薬ではプロトロンビン時間（PT）の有用性が示唆されているので、これらの凝固検査について認知しておく（**図3**）。

DOACは、血中濃度のピークが約2時間前後と早いためすぐに効き、半減期が短いのですぐ効果がなくなるのが特徴である（**表2**）。そのため、抜歯

表❶　おもな抗血栓薬

抗凝固薬	経口		ワルファリンカリウム	ワーファリン®
		トロンビン阻害薬	ダビガトランエテキシラートメタンスルホン酸塩	プラザキサ®
		第Xa因子阻害薬	リバーロキサバン	イグザレルト®
			アピキサバン	エリキュース®
			エドキサバントシル酸塩水和物	リクシアナ®
	非経口		ヘパリン	
		トロンビン阻害薬	アルガトロバン	ノバスタン®、スロンノン®
抗血小板薬	経口		アスピリン	バイアスピリン®、バファリン81®
		チエノピリジン系	チクロピジン	パナルジン®
			クロピドグレル	プラビックス®
			プラスグレル	エフィエント®
			シロスタゾール	プレタール®
			チカグレロル	ブリリンタ®
			ジピリダモール	ペルサンチン®、アンギナール®
			イコサペント酸エチル	エパデール®
			塩酸サルポグレラート	アンプラーグ®
			トラピジル	ロコルナール®
			ベラプロストナトリウム	ドルナー®、プロサイリン®
			リマプロストアルファデクス	オパルモン®
			オザグレル	ベガ®
			クロピドグレル・アスピリン配合剤	コンプラビン®
血栓溶解薬			組織型プラスミノゲンアクチベータ（tissue-type Plasminogen Activator：tPA）、ウロキナーゼ	

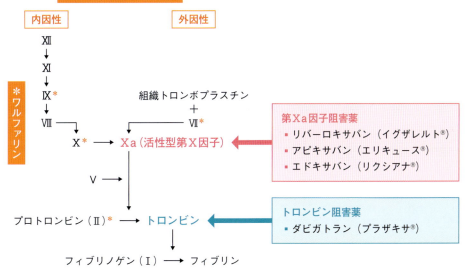

図❶　ワルファリンとDOACの作用機序。ワルファリンは、肝臓においてビタミンKの作用を阻害し、2次的にビタミンK依存性凝固因子（＊）を抑制する。一方、DOACは、特定の凝固因子を選択的に阻害する

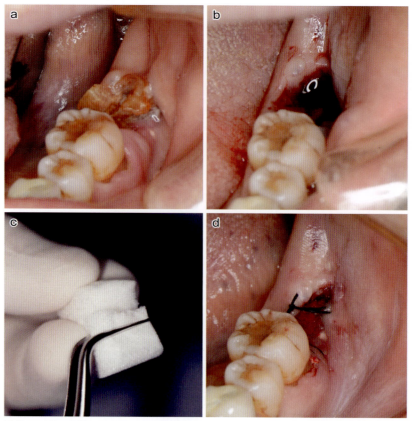

図❷ 70歳、女性。ワルファリン継続下での抜歯症例。大動脈弁・僧帽弁形成術後でワルファリンを服用していた。7̄が残根状態であった（a）。抜歯当日のPT-INRは1.99と3.0以下であったので、ワルファリンは継続したまま抜歯を行った。術中、異常出血はなく（b）、スポンゼル®挿入、縫合終了時には、完全に止血していた（c、d）

プロトロンビン時間（PT） 基準値 10〜13秒	活性化部分トロンボプラスチン時間（APTT） 基準値 20〜40秒
血管外（外因性）の組織中に存在する凝固因子の異常を検索。I、II、V、VII、X因子欠乏で延長	血管内（内因性）の組織中に存在する凝固因子の異常を検索。I、II、V、VIII、IX、X、XI、XII因子欠乏で延長

図❸ 凝固検査（PT、APTT）

表❷ DOACとワルファリンの比較

	ダビガトラン	リバーロキサバン	アピキサバン	エドキサバン	ワルファリン
機序	トロンビン阻害	第Xa因子阻害	第Xa因子阻害	第Xa因子阻害	ビタミンK拮抗
用法	1日2回 1回110・150mg	1日1回 1回10・15mg	1日2回 1回2.5・5mg	1日1回 1回30・60mg	1日1回 1回1〜5mg
モニタリング	なし	なし	なし	なし	PT-INR
最高血中濃度到達時間	1〜4時間	1〜3時間	1〜4時間	1〜2時間	0.5〜4時間
半減期	12〜17時間	5〜9時間	8〜15時間	9〜11時間	2〜5日
薬剤相互作用	少（イトラコナゾールは禁忌）	少（フルコナゾールを除くアゾール系抗真菌薬は禁忌）	少	少	多
食事	納豆などの摂取が可	納豆などの摂取が可	納豆などの摂取が可	納豆などの摂取が可	納豆などの摂取が不可

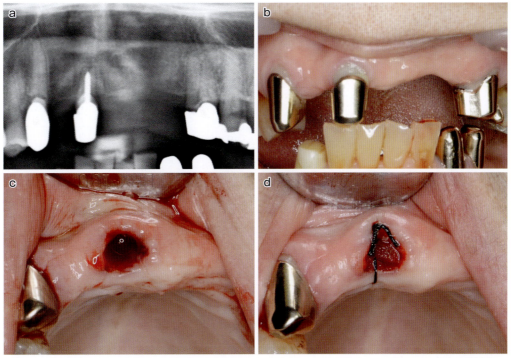

図4 DOAC継続下の抜歯症例。第Xa因子阻害薬リバーロキサバン（イグザレルト®）は、1日1回服用する薬である。抜歯前に朝、夕のどちらで服用しているのかを確認する。本症例では朝7時ごろに内服していたので、血中濃度のピークを避け、午後2時ごろに 1 の抜歯を行った（a、b）。抜歯中の出血は少量で（c）、抜歯窩にスポンゼル®を挿入し、縫合した（d）。抜歯後出血もなかった。1日1回服用のDOACは、抜歯後さらに血中濃度が下がるので、抜歯後出血のリスクに関しては1日2回服用のDOACより少ないと思われる

時のDOAC中断は、脳梗塞などを起こすリスクがワルファリンより高いとされているので、継続したまま抜歯を行うのが望ましい。その際、とくに注意すべきことは、DOACの血中濃度のピークを避けて抜歯を行うことである。ガイドラインでは、内服6時間以降、可能であれば12時間以降に抜歯を行うことを勧めている（**図4**）。DOACには1日1回と2回服用する薬があるので、必ず患者に服用時間を聞く。

2．抜歯時の止血方法

1）局所止血方法

抗血栓療法患者の抜歯は、抗血栓薬継続下での抜歯が望ましいが、局所止血処置が適切に行われていないと、出血の危険性が増加する。局所止血処置を確実に行うことが重要である（**図5**）。ガーゼによる圧迫のみでは止血が不十分なことがあり、2～3日後の遅発性出血の可能性もあるので、抜歯窩に酸化セルロースあるいはゼラチンスポンジを挿入し、創縁を縫合、ガーゼによる圧迫止血を行う[1]。

酸化セルロース製剤サージセル®は、セルロースを酸化して得られた酸性多糖類繊維をガーゼ状または綿状に調整した可吸収性製剤である。主構造であるポリアンヒドログルクロン酸がヘモグロビンと親和性を有し、塩を形成して褐色または黒色の凝血塊となり、創部を圧迫することによって止血する。ゼラチンスポンジもそのものに止血作用はないが、重量の約30倍以上の血液を吸収して出血部に強く付着し、物理的作用によって止血効果を現す。

ワルファリン服用患者では、非服用患者と比較して止血に時間がかかるので、ガーゼによる圧迫止血は長めに行う。欧米では、抗線溶薬であるトラネキサム酸による洗口やトラネキサム酸含有のガーゼによる圧迫止血が頻用されているが、わが国において保険適用はない。

抗血栓薬継続下で抜歯した場合、後出血の原因として不良肉芽の残存がある。肉芽掻爬時に出血が多い場合やガーゼ圧迫止血時にエピネフリン液（5,000倍希釈ボスミン液）を浸したガーゼを使用するのも、効果的である。ただし、心疾患や血管病変など循環器系に異常がある患者には、少量でも為害作用があ

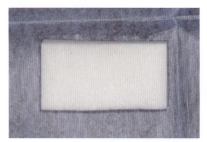 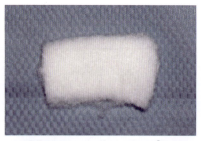 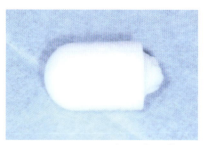

a：吸収性ゼラチンスポンジ（スポンゼル®）　　b：酸化セルロース（サージセル®）　　c：アテロコラーゲン（テルプラグ®）

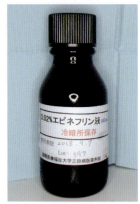 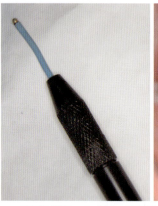 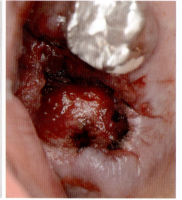

d：0.02％エピネフリン液　　e：高周波電気メス（左）、高周波電気メスを用いた凝固止血（右）

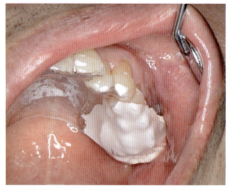

f：遊離端では止血シーネとパックの併用が有効

1．ガーゼ圧迫法
2．局所止血剤
3．創縁縫合法
4．電気凝固止血
5．歯周パックの使用
6．止血シーネ（保護床）

図⑤ a〜f　局所止血方法

るため注意する。

　局所止血剤と縫合で止血困難な場合には、パックや止血シーネ（保護床）による創の被覆、固定、圧迫を行う。重度の肝機能や腎機能障害患者、血小板減少患者では出血傾向があるので、パックや止血シーネを準備しておくと安心である。止血シーネは術直後の圧迫止血の目的であれば、1〜2日の使用で十分であるが、創部の保護も目的にするのであれば、遅発性出血の頻度が下がる術後7日目程度まで使用する[1]。

2）抜歯後出血の発生率と対応
　ワルファリン服用患者では、原疾患が安定してPT-INRが治療域にコントロールされている場合、また、DOACや複数の抗血小板薬併用患者、抗凝固薬と抗血小板薬の併用患者においても、局所止血処置を確実に行えば、抗血栓薬継続下に抜歯を施行しても重篤な出血性合併症のリスクは少ない。抜歯後出血の発生率は、ワルファリン単剤投与では5.7％、抗血小板薬単剤投与では1.9％、ワルファリンと抗血小板薬1剤併用患者では6.1％である[1]。後出血の程度は軽度で、局所止血処置を追加することで止血可能な場合が多い。頭蓋内出血や消化管出血などとは異なり、抜歯においては圧迫など十分な局所止血処置が可能なため、重篤な出血性合併症が少ないと思われる。

　後出血を認めた場合には、まずはガーゼによる圧

迫止血を行う。その際、エピネフリン液を浸したガーゼを使用し圧迫するのも効果的である。ガーゼ圧迫でも止血していない場合には、出血点を確認し、歯肉からの出血には電気凝固が有効である。不良肉芽が残存している場合には徹底的に掻爬する。その後、再度局所止血剤の填入、縫合、圧迫（必要に応じてパックや止血床の使用）止血を行う。ほとんどの抜歯後出血は、局所止血処置のみで対応可能である。

物理的止血効果のみのゼラチンスポンジを使用して後出血を来した場合には、アテロコラーゲンなど凝固系に作用して止血効果がある局所止血剤を使用する。アテロコラーゲンは出血面に付着し、コラーゲンが血小板に作用することにより、血小板粘着および凝集を促して止血効果を示す。

3）局所止血処置にて止血困難な出血時の対応

抗凝固薬継続下の抜歯時、対応困難な出血を起こした場合には、まずは抜歯窩内部をよく観察し、血管損傷や顎骨損傷がないかを確認して可能な局所止血処置を行う。同時に、PT、APTT、PT-INRの測定を行い、抗凝固薬の作用以外にも出血傾向を来す原因（血圧上昇、血小板減少、肝機能障害、抗菌薬や鎮痛薬などの併用薬の影響）がないかを精査する。これら検査値が高値で、最終的にワルファリンやヘパリン、DOACの作用を拮抗させないと止血が得られないと判断された場合には、医師との連携のうえで中和剤の投与などの止血処置を行う。

ワルファリン服用患者では、重症度に応じてワルファリンの減量〜中止、ビタミンKの投与を行う。早急にワルファリンの効果を是正する必要がある場合には、新鮮凍結血漿や乾燥ヒト血液凝固因子第IX因子複合体製剤、遺伝子組み換え第VII因子製剤の投与を考慮する。ヘパリン投与患者では、ヘパリン減量や中止、および硫酸プロタミンによる中和を行う。DOACの場合、ダビガトランに対しては特異的中和剤のイダルシズマブ（プリズバインド®）があるが、第Xa因子阻害薬の中和剤は開発中である。

万が一、局所止血処置にて対応困難な出血を来す事態に陥った場合には、タイミングを逸することなく医師と連携することが重要であるが、出血による気道閉塞のリスクもあるので、患者を早めに口腔外科のある基幹病院へ搬送することも念頭におく。

【参考文献】
1) 日本有病者歯科医療学会，日本口腔外科学会，日本老年歯科医学会（編）：科学的根拠に基づく抗血栓療法患者の抜歯に関するガイドライン2015年改訂版．学術社，東京，2015．
2) 朝波惣一郎，王 宝禮，矢郷 香：これならわかるビスフォスフォネートと抗血栓薬投与患者への対応．クインテッセンス出版，東京，2010．
3) 矢郷 香，朝波惣一郎：抗血栓療法患者の抜歯 臨床Q&A．医学情報社，東京，2008．

Level Up & H!nt
10章　手術手技

[07] 偶発症発生時の対応

平沼髙明法律事務所（弁護士）　末石倫大

医療紛争の流れ

　医療紛争・医療事件といっても、明確な医療過誤があるものばかりでも、重大な障害が発生しているものばかりでもありません。たとえば、口角がわずかに切れただけというものもあれば、がんを見落としたために重大な結果に繋がったというものもあります。重大な結果が起きているのでなければ、医療者と患者との間の人間関係が構築されていれば、真摯な謝罪によって終わる場合もあります。

　しかし、患者から金銭を請求されたり、強く「誠意ある対応」が求められた場合には、医療紛争といえると思われます。このような場合には、患者と交渉をして紛争解決の道を探ることになります。交渉といっても、「一切支払わない」と回答して患者が諦めるのを待つ場合から、請求額に近い金額を支払って示談を締結するものまであります。交渉でまとまらなければ、弁護士会などの運営しているADR（裁判外紛争手続）や裁判所の調停、訴訟などの手続きに進むこととなります。

　訴訟（裁判）の件数は近年、全国的に微増傾向で、歯科も同様です。医療訴訟全体では、平成16年ごろに最も件数が多かったのですが、歯科においては、このころと件数は変わらないか、微増となっています（図1a〜c）。

　ところで、患者または患者遺族からの金銭の請求があった場合には、加入されている歯科医師賠償責任保険の所定の受付先（代理店や歯科医師会など）に事故報告を行います。そして、保険会社や歯科医師会の担当者などから助言を受けながら、患者側と交渉を進めていくことになります。軽微な事例でなければ、医療事件を数多く扱っている弁護士に、代理人として交渉を依頼することをお勧めします。

　訴訟になった場合には、通常、弁護士に対応を任せることとなり、歯科医師が裁判所に行く必要は、基本的にはありません。裁判所に行かなければならないとすれば、尋問が行われる場合の1度だけです。なお、尋問は裁判の最終段階に行われることが多く、始まって1年以上が経ってから行われるケースが大半で、数年後になることもあります。また、尋問を行う際には、前もって日程が決められますので、診療との調整はある程度可能です。

　医療紛争が起こっても、基本的には保険会社や歯科医師会、弁護士の協力を得ながら対応にあたることが可能ですので、診療に差し障りが出るケースは少ないといえます。

エビデンスのある医療行為のすすめ

　訴訟になった場合、原告（患者）と被告（歯科医師）が主張や証拠を出して争うわけですが、判断するのは裁判官です。しかし、裁判官自身は歯学部で教育を受けたことはありません。ですから、原告と被告が行うのは、歯科医療においては素人である裁判官を説得する作業です。

　原告は、「ガイドラインの記載に反する治療がなされている」、「添付文書に違反したかたちで投薬がなされている」、「歯学部の教科書的な注意事項にすら反している」などとして、各種文献を示し、被告の治療がいかに不適切なものであるかを主張します。これに対して被告は、「今回の症例は特殊なケースで、

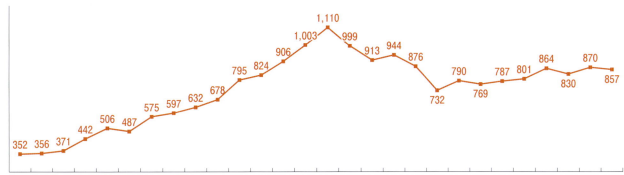

図❶a 医事関係訴訟（最高裁内医事関係訴訟委員会公表データより引用改変）

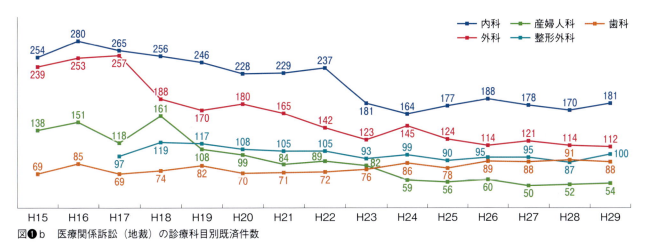

図❶b 医療関係訴訟（地裁）の診療科目別既済件数

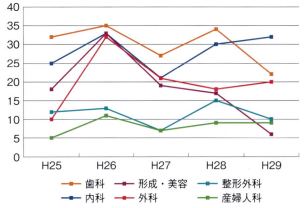

図❶c 東京地裁診療科別新受件数

ガイドラインをそのまま当てはめられない」、「自分の治療方針を推奨する文献もある」、「自分と同様の治療をしてうまくいっている症例報告もある」などと、こちらも文献を示して反論します。そして、一般的な文献で足りなければ、権威ある歯科医師などの医学意見書を提出し、さらに裁判官を説得することになります。

このように、訴訟とは「裁判官を説得すること」であり、それに最も適した方法が、「自分の行った治療にはエビデンスがある!!」と主張し、各種文献や医学意見書といったエビデンスを示すことです。要するに、治療当時にエビデンスのある、標準的な歯科医療を行うことこそが最上の裁判対策なのです。

ところで、たとえば次のような場合について、どのように思われるでしょうか。
①抜歯をするときにワルファリンを中断させる
②インプラントを埋入する際にCT検査を行わない
③問診票に「喘息」と記載されている患者に十分に問診をせずにNSAIDsを処方する
④下顎の抜歯をするときに神経損傷のリスクについて説明しない

上記の①については日本有病者歯科医療学会・日本口腔外科学会・日本老年歯科医学会の「科学的根拠に基づく抗血栓療法患者の抜歯に関するガイドライン」など、②については日本口腔インプラント学会の「口腔インプラント治療指針」や厚生労働省の「歯科インプラント治療指針」など、③については処方薬の添付文書など、④については教科書的な文献（下顎智歯抜歯によって神経損傷が生じる場合があることは、歯学部生の持っている教科書に記載されている）との関係で、検討が行われます。診療当時の具体的な治療経過が、これらの文献からみて不

適切だったということになると、被告にとっては不利になってしまうかもしれません。

その時々のガイドラインや教科書的な文献、添付文書などについては、確認するように気をつける必要があると思われます。

▶ 診療記録の記載

患者と紛争になって患者側に弁護士が就き、医療訴訟になった場合には、医療機関側の診療録は裁判所に提出されることになります（当然、患者も見ることができます）。

診療録を見れば、どのような医療行為をしたのか、どのような検査をしたのかなどの事項がわかりますし、丁寧な記載がなされていれば、その時点で歯科医師が何に気をつけて治療を進めていったのかもわかります。前述のとおり、エビデンスに基づいた治療を行っていれば、それが診療記録に表れていますから、歯科医師にとって、身を助ける有用な証拠となるのです。

▶ 同意書

外科処置を行う場合には、同意書をとることを強くお勧めします。もちろん、同意書をとったとしても、適応の判断や手技にミスがあった場合には責任を免れません。たとえば、どんなに丁寧に「神経損傷のリスク」を説明していたとしても、インプラント体埋入手術で、埋入窩の形成の際に不注意でドリルを下歯槽神経まで進めて断裂させてしまえば、歯科医師が法的責任を負う可能性は高いでしょう。

ただし、説明したことの証拠にはなります。たとえば、抜歯適応のある智歯に対して適切な手技で抜歯したところ、知覚鈍麻が残ったということであれば、あとは説明を尽くしたかどうかが争点となります。このとき、歯科医師が説明したと主張し、患者が説明を受けていないと主張すると、"言った、言わない"の水かけ論になってしまいます。ここで、説明内容の記載のある同意書に患者の署名捺印があれば、説明があったことの決定的な証拠となります。

それ以外にも、同意書は副次的な効果があります。

1つ目は、時間の短縮です。仮にすべての注意点やあらゆる合併症、術後の注意点などを口頭で説明すると、診療時間が長くなってしまいます。限られた診療時間ですから、充実した定型の合意書（説明書）を示し、要点と当該患者特有の事情だけを説明するという方法が望ましいと思われます。

2つ目は、患者の理解の促進と、記憶保持です。読者の先生方も感じておられると思いますが、患者はすべての説明を理解・記憶しているわけではありません。もっともそうに頷きながら、何も理解していないケースは少なくないと思います。合併症の説明をしても、「歯科医師が怖いことを話している」程度の記憶すら残らない可能性もあります。

3つ目は、「注意したことをアピールできる」です。たとえば、ある患者に渡した同意書の「神経損傷」という欄にラインマーカーが引いてあり、その横にボールペンで「下顎管近い」と手書きされていたとしましょう。この同意書から何が読み取れるでしょうか。まず、これを説明した歯科医師がX線写真などの画像から下顎管の近さを確認し、患者に強調して説明したことがわかります。そして、抜歯の際に、神経損傷に十分に注意して手術を行ったであろうことが推測されます。

なお、大学病院や総合病院に勤務している歯科医師が、アルバイトで町の歯科医院で勤務する場合にも、所属病院と同じレベルの同意書を用意されることをお勧めします。

▶ 悪しき結果が生じた場合の初期対応

まずは、医療者としての対応を心がけてください。患者の主訴をよく聞き、状況の把握に努め、記録をとり、可能であれば治療を行ってください。必要ならば、躊躇せずに高次医療機関を紹介してください。

患者には、現在の状態と予後についての説明を行ってください。推測したことを説明する際には、それが推測であることを伝えてください。

なお、当初の段階から自らに責任がないことを強調するような言動は必要ないと考えます。むしろ、相手の感情を逆なでする危険性があります。逆に、「すべて私の責任です。責任をもって補償します」などと、法的責任や金銭補償の話もしないでくださ

い。法的責任の有無や何らかの金銭の補償について聞かれたとしても、「検討したうえで、後日、回答する」という対応が望ましいと思われます。

　謝罪をするかどうかについては、さまざまな意見があるようです。筆者は、謝罪をしても構わないと考えています。誤抜歯のようなあきらかに過失がある場合はもちろん、責任の有無が微妙な場合でも、"悪しき結果が生じたこと"への謝罪（結果についての謝罪）であれば、歯科医師に不利益が生じることはありません。

　もちろん、筆者自身、歯科医師の代理人として患者と交渉するなかで、患者から「謝ったのだから、あの歯科医師は自分が悪かったと思っていたのだろう！」と主張された経験はあります。そのような場合に筆者は、「歯科医師と患者との関係のなかで結果が悪かった場合に、道義的責任を感じて、歯科医師が頭を下げるということは自然なことである。それとミスがあったか否かはまったく関係ない」と反論することにしています。

　筆者としては、歯科医師が過度に防御的になり、本来ならトラブルにならない事案までもトラブルになることを憂慮します。ただし、繰り返しになりますが、法的責任の有無や金銭の支払いについては言及しないことをお勧めしますし、その場で何らかの書面に署名捺印をすることは絶対に避けてください。

賠償責任保険

　とくに口腔外科の専門医においては、歯科医師賠償責任保険への加入は必須です。

　歯科医師が医療行為を行う際に、何らかの過失（医療過誤）があり、患者に障害（傷害）結果が発生してしまった場合、歯科医師はこの損害を賠償する義務を負うことになります。また、弁護士に対応を依頼した場合には弁護士費用がかかりますし、権威ある歯科医師（大学教授など）の意見を聞いたり、医学意見書を作成してもらったりした場合には謝礼が必要となります。歯科医師賠償責任保険は、このような賠償や費用を補填してくれるのです。

　ただし、次の点には注意してください。
①医療事故を認識した時点や、金銭の請求があった時点で、保険会社の代理店（歯科医師会などを含む）に必ず報告をしましょう。
②保険会社の承認を得ていない支払いや約束した金銭の支払いは、原則として保険の支払いの対象になりませんので、必ず、保険会社の担当者と相談しながら進めましょう。大手の保険会社の担当者であれば、事故対応にも慣れていますし、必要であれば弁護士も紹介してくれます。
③他社に契約を切り替える際や、閉院などに伴って解約する際は、十分に代理店の担当者の説明を聞いて、切替・解約した後に、患者から金銭請求がなされた場合でも保険が適用されるように対応しましょう。

警察の捜査・刑事裁判

　歯科医療においては、医科と比べて、死亡や重大な後遺障害が残る危険性が少ないことから、警察の捜査が及ぶ件数は少ないようです。それでも、患者や家族からの強い訴えがあった場合に警察が捜査を始める例は、軽微な事案であってもゼロではありません。また、アナフィラキシーショックや気道閉塞などによって患者を死亡させてしまった場合には、警察の捜査が行われても不思議ではありません。

　歯やロールワッテが口腔内に落下して気道を閉塞して患児が死亡した例では、歯科医師に有罪判決が下されています。平成19年にはインプラント治療に伴って死亡事故が生じ、治療にあたった歯科医師に有罪判決が出ていますし、平成30年には局所麻酔を使用した治療直後に患児が死亡したとして警察が捜査し、刑事裁判となっています。

　このような事態に陥るリスクを減らすためにも、異常を確認した場合には躊躇せずに救急車を呼び、BLSを実行して患者が死亡しないよう最善を尽くしましょう。また、記憶が新鮮なうちにその日の経過を診療録にまとめ、その時点での院内の状況の写真を撮るなど、現場の保全に努めましょう。万が一、（転院先で）患者が死亡した場合には、医療事故調査制度などを通じて死亡原因を探求するとともに、刑事裁判を見据えて、弁護士に助言を仰ぐようにしましょう。

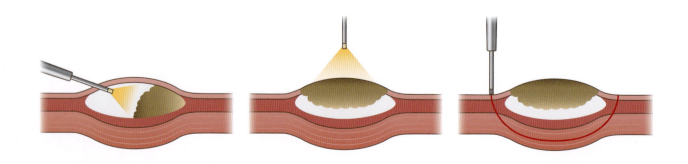

11章 全身疾患と薬剤による口腔病変

Level Up & H!nt

[01] 苔癬様病変 …………………………… 236

[02] 膠原病治療薬などによる粘膜壊死 ………… 238

[03] MRONJ 2017年
ポジションペーパーによる考え方 ………… 240

[04] 肝疾患・腎疾患などの
全身疾患による口腔病変 ………………… 246

Level Up & H!nt

11章　全身疾患と薬剤による口腔病変

[01] 苔癬様病変

自治医科大学医学部　歯科口腔外科学講座　**神部芳則**

　口腔扁平苔癬（Oral Lichen Planus：OLP）に類似した病変が、さまざまな原因で口腔内に生じる。その代表的なものは、金属アレルギーや薬剤、膠原病、慢性GVHDを原因とするもので、口腔苔癬様病変（Oral Lichenoid Lesion：OLL）と呼ばれる。臨床的には網状（レース状）白斑と紅斑が混在した病変であり、しばしばびらんを伴い、頬粘膜が好発部位である。

▶ 金属アレルギー

　金属修復物（インレー、アマルガム）や補綴物（クラウン、ブリッジ、局部床義歯のクラスプ）に接して、白斑と紅斑の混在性病変が生じる。好発部位は、金属に直接接触する部位に生じることが多いため頬粘膜がほとんどで、その他舌縁部などである。金属が接触する部位に一致して紅斑を生じ、その周囲に網状白斑（**図1**）を伴うのが典型的な症状といわれているが、比較的広範囲に、網状白斑や紅斑、びらんを生じることも多い。また、金属アレルギーの場合は片側性が多く、それが鑑別の要点であるといわれる。研究論文のなかには片側性病変はOLLとするという報告もあるが、口腔扁平苔癬でも片側性の場合があり、臨床的に鑑別は困難である。さらに、病理組織学的にも金属アレルギーと口腔扁平苔癬の鑑別は困難である。稀に皮膚に病変を合併することもあり、その場合は皮膚科医に対診する。

　金属アレルギーが疑われる場合はパッチテストを行う。陽性反応を示す金属がみられた場合、口腔内にその金属が含まれているか否かを分析する必要があるが、そのような検査を行える施設は極めて限られている。パッチテストでは、ニッケルやパラジウム、水銀などに反応を示すことが多い。金属アレルギーと診断された場合は、患者に十分な説明を行い、同意を得た後に金属を除去し、レジンやセラミックなどに置き換える。金属アレルギーの場合は、通常は3～6ヵ月で症状の改善がみられるが、1年以上を経て改善することもある。

▶ 薬剤

　薬剤による苔癬様病変は苔癬型薬疹と呼ばれる。第2次世界大戦中の抗マラリア薬での報告が最初である。口腔扁平苔癬に類似した網状（レース状）白斑や紅斑、びらんが混在した病変で、頬粘膜や口角付近に生じることが多い。網状白斑は、口腔扁平苔癬でみられるような細かなものよりは薄い色調の帯状で、境界が不明瞭な場合が多い。片側性でびらんが強いことが臨床的な特徴との報告もあるが、両側性に生じることも多い。頬粘膜から口蓋にかけて広範囲に網状白斑を認める場合は、薬剤性の可能性が高い。皮膚病変を伴うことがあり、その場合は紫紅色の光沢のある扁平な丘疹を四肢に認め、緩徐な経過で生じる。

　苔癬型薬疹の頻度は、固定薬疹型に比べるとかなり低いと考えられる。これまでの報告では、抗マラリア薬の他、金製剤や高血圧治療薬、利尿剤、血糖降下剤、非ステロイド性消炎鎮痛薬（NSAIDs）、HIV治療薬、抗菌薬、ペニシラミンなど多彩であり、最近ではメトトレキサート（MTX：**図2**）などを原因とするものもある。

　臨床所見や病理所見からの鑑別診断は困難なこと

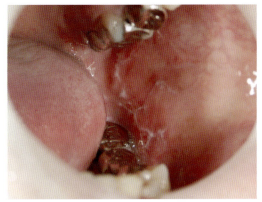
図❶ 金属アレルギーにより生じた頰粘膜の網状白斑

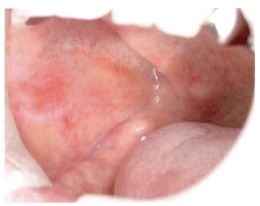
図❷ MTXの内服による頰粘膜の紅斑を伴う網状白斑

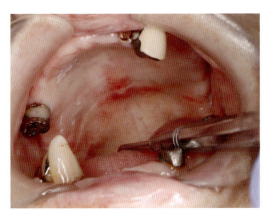
図❸ SLEの患者に生じた口蓋の紅斑

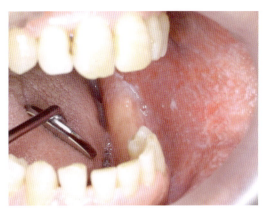
図❹ 慢性GVHDでみられた頰粘膜の紅斑を伴う網状白斑

が多い。内服薬の種類や投与期間などを確認する。ステロイド含有軟膏にほとんどの場合で抵抗性である。これらの情報から総合的に判断する。

　苔癬型薬疹が疑われた場合、内服薬から原因薬剤を推定し、薬剤を処方している医師にその旨を連絡する。その際、可能であれば薬剤の減量、中止、他の薬剤への変更を依頼する。原因薬剤と特定できた場合は、2～3週間と比較的早期に改善する。原因薬剤の確認には再チャレンジを必要とするが、現在は倫理学的な理由から推奨されていない。

▶ **膠原病**

　膠原病のなかでもとくに全身性エリテマトーデス（SLE）では、口腔内に白斑と紅斑の混在性病変を合併する頻度が高い。多くの場合はすでにSLEなどの診断がついているため、口腔病変が膠原病に関連したものか否かを判断する必要がある。重症例では、口腔全域に紅斑やびらんを生じるが、口蓋粘膜の周囲に薄い斑状・帯状の白斑を伴う紅斑が特徴的な症状である（図3）。膠原病の治療に伴い改善する。

▶ **移植片対宿主病**

　移植片対宿主病（Graft Versus Host Disease：GVHD）は、臓器移植や造血幹細胞移植などの既往から、診断は比較的容易である。急性GVHDでは口腔粘膜でも広範囲に紅斑やびらんを生じる。慢性GVHDでは個人差が大きいものの、頰粘膜や舌縁部、舌背、口唇などに生じる（図4）。口腔粘膜全体が萎縮性で、口腔乾燥を訴えることが多い。典型的な網状白斑は少なく、斑状・帯状・板状の白斑が多い。びらんや紅斑を伴う場合は、ステロイド含有軟膏や保湿剤を使用するが、びらんが広範囲に及ぶ場合は、ステロイドや免疫抑制薬の増量も考慮する。

【参考文献】
1）神部芳則，出光俊郎：日常診療に役立つ全身疾患関連の口腔粘膜病変アトラス．草間幹夫（監），医療文化社，東京，2011．
2）神部芳則，出光俊郎，槻木恵一（編著）：臨床家のための口腔粘膜疾患Check Point．医歯薬出版，東京，2016．

Level Up & H!nt

11章　全身疾患と薬剤による口腔病変

[02] 膠原病治療薬などによる粘膜壊死

自治医科大学医学部　歯科口腔外科学講座　**神部芳則**

　メトトレキサート（Methotrexate：MTX）は、本来は葉酸代謝拮抗剤に分類される抗がん剤であるが、少量では免疫抑制作用や抗炎症作用があることから、関節リウマチ（RA）の治療において、世界的に"アンカードラッグ"、"第一選択薬"として広く使用されている。

　MTXの副作用は多彩であり、口腔粘膜にも広範囲なびらんや固定薬疹型の潰瘍、苔癬様病変などを生じるが、メトトレキサート関連リンパ増殖性疾患（Methotrexate-associated Lymphoproliferative Disorder：MTX-LPD）の報告が増加している。

▶ 口腔粘膜炎

　MTXを抗がん剤として使用した場合は、他の抗がん剤と同様に、口腔粘膜に広範なびらんを生じる。また、RAの治療時も広範囲にびらんを生じた場合は汎血球減少症を伴うことがあるため、至急血液検査を行う必要がある（図1）。汎血球減少症を認めた場合は、ただちに内科主治医に連絡する。

　固定薬疹型の潰瘍は、他の薬剤の場合と同様に通常のアフタよりかなり大型で、舌縁部や口底部に生じやすい（図2）。潰瘍面は平坦できれいであり、周辺部はわずかに隆起することがあるが、硬結は触知しない。ステロイド含有軟膏には抵抗性で、病理組織学的にも特異的な所見がみられない。MTX薬剤の減量、中止により、比較的早期に上皮化する。

　苔癬様病変は頬粘膜が好発部位であり、片側性あるいは両側性に口腔扁平苔癬に類似した紅斑と白斑の混在した病変を生じる。びらんを伴う紅斑とその周囲に帯状・網状の白斑を伴い、病理組織学的にも口腔扁平苔癬に類似した所見を示し、鑑別が難しい。やはり、ステロイド含有軟膏には抵抗性で、MTX薬剤の減量、中止により、早期に改善する。

▶ メトトレキサート関連リンパ増殖性疾患

　MTX-LPDは1991年に初めて報告され、RA治療にMTXが使用されるにつれて報告数が増加し、疾患概念として確立した。2008年のWHOによるリン

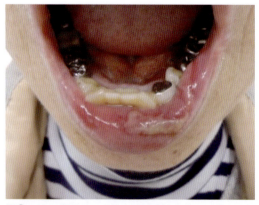

図❶　MTX服用による汎血球減少症を伴う下唇から頬粘膜に生じた広範なびらん

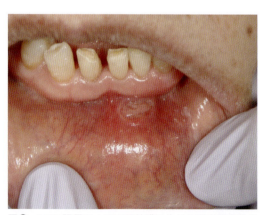

図❷　MTX服用による下唇粘膜に生じた固定薬疹型の潰瘍

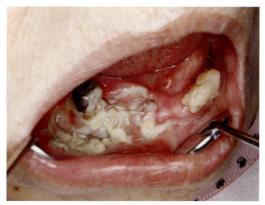
図❸　顎骨壊死を伴うMTX-LPD

パ系腫瘍の組織分類第4版では「他の医原性免疫不全症関連増殖性疾患」の一つに分類されており、関節リウマチ治療のガイドラインにおいては、MTXの重篤な副作用の一つに挙げられている。

MTX-LPDの発生部位は、リンパ節が半数、節外病変が半数で、他のリンパ腫に比べて節外病変が多い。節外病変では、消化管や皮膚、肺、軟部組織が多く、口腔領域での報告も増加している。

わが国では、口腔領域でのMTX-LPDの報告が38例あり、男性12例、女性26例、年齢は40～87歳、平均69歳であった。発生部位は、上顎歯肉が17例、下顎歯肉9例で歯肉での発生が多く、次いで舌が6例であった。症状は疼痛を伴う潰瘍であり、大きさや深さなどはさまざまであった。歯肉の場合は骨露出や骨壊死を合併している症例が14例にみられた（図3）。舌の場合は比較的大きな大アフタ型の潰瘍であり、潰瘍は浅く平坦であるものの、周辺には硬結を伴っていた。

MTX-LPDの病理組織像は多彩であるが、び漫性大細胞型B細胞性リンパ腫が最も多く、MTX-LPDにおけるエプスタイン・バール・ウイルス（Epstein-Barr virus：EBV）の陽性率が高い。口腔領域でもB細胞性病変が多く、EBVの再活性化がMTX-LPDの発生に関与しているものと考えられている。MTX-LPDの特徴は、MTXの投与中止によって腫瘍の退縮が起こり、寛解が得られることである。わが国の報告例38例中33例でMTXの休薬により病変は消失した。MTXの休薬で病変の改善がみられない場合は、リンパ腫に対する通常の化学療法が行われる。

【参考文献】
1) Jinbu Y, Demitsu T: Oral ulcerations due to drug medications. Jap Dent Sci Rev, 50(2): 40-46, 2014.
2) Scully C, Bagan JV: Adverse drug reactions in the orofacial region. Crit Rev Oral Biol Med, 15(4): 221-239, 2004
3) Jinbu Y, Obi Y, Kawa R, et al.: Oral ulceration due to an antirheumatic drug (methotrexate): report of a case. Oral Med Pathol, 12(3): 97-99, 2008.

Level Up & H!nt
11章 全身疾患と薬剤による口腔病変

[03] MRONJ 2017年 ポジションペーパーによる考え方

東京歯科大学　口腔顎顔面外科学講座　森川貴迪　柴原孝彦

ポジションペーパーとは？

薬剤関連顎骨壊死（Medication-related Osteonecrosis of the Jaw：MRONJ）は、2003年に世界で初めて報告され、わが国では2006年に最初に報告された。しかし、十数年以上経った現在も、十分な発生メカニズムの解明には至っていない。

米国口腔顎顔面外科学会（American Association of Oral and Maxillofacial Surgeons：AAOMS）は、2006年にポジションペーパー（Position Paper：PP）を発表し[1]、2009年[2]と2014年[3]に改訂を行っている。わが国では、2010年に顎骨壊死検討委員会よりPPが発表され[4]、その後2012年[5]、2017年に改訂[6,7]され、臨床指針を推奨している（図1）。PPとは事実関係を客観的に示す文章で、公式見解ともいう。

MRONJの原因薬

MRONJの原因薬は、骨吸収抑制薬と血管新生阻害薬に大別される。骨吸収抑制薬は、おもに骨転移を有するがんや骨粗鬆症などの治療に多く用いられる。血管新生阻害薬は、おもにがんに対する治療に用いられる。

1. 骨吸収抑制薬

骨吸収を抑制する薬であり、ビスフォスフォネート（Bisphosphonate：BP）やデノスマブ（Denosumab：Dmab）がある。

BPは骨に蓄積して破骨細胞に特異的に作用するが、軟組織の治癒不全も引き起こす。BPは種類や剤型が豊富である（表1）。経口投与の際には、骨への移行は1％程度であるため、頻回かつ長期の服用が必要で、服用後の体位制約が必要な薬であった。

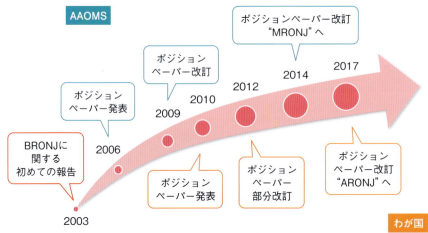

図❶　ポジションペーパーによる変遷。米国口腔顎顔面外科学会（AAOMS）は、2006年にポジションペーパー（PP）を発表し、2009年と2014年に改訂を行っている。わが国においては、2010年にPPを発表し、2012年と2017年に改訂している。AAOMSでは薬剤関連顎骨壊死（MRONJ）、わが国では骨吸収抑制薬関連顎骨壊死（ARONJ）として提唱している

表❶　わが国におけるBPの種類

世代	一般名	製品名	投与方法		適応
第1	エチドロネート	ダイドロネル	経口	1日1回200mg、2週間投与	骨粗鬆症、異所性骨化、骨Paget病
第2	パミドロネート	アレディア	注射	4週1回30〜90mg	がん
第2	アレンドロネート	フォサマック	経口	1日1回5mg、1週1回35mg	骨粗鬆症
第2	アレンドロネート	ボナロン	経口	1日1回5mg、1週1回35mg、1週1回35mg（ゼリー）	骨粗鬆症
第2	アレンドロネート	ボナロン	注射	4週1回900μg	骨粗鬆症
第2	イバンドロネート	ボンヒバ	経口	1月1回100mg	骨粗鬆症
第2	イバンドロネート	ボンヒバ	注射	1月1回1mg	骨粗鬆症
第3	リセドロネート	ベネット	経口	1日1回2.5mg、1週1回17.5mg、4週1回75mg	骨粗鬆症
第3	リセドロネート	アクトネル	経口	1日1回2.5mg、1週1回17.5mg、4週1回75mg	骨粗鬆症
第3	ミノドロネート	ボノテオ	経口	1日1回1mg、4週1回50mg	骨粗鬆症
第3	ミノドロネート	リカルボン	経口	1日1回1mg、4週1回50mg	骨粗鬆症
第3	ゾレドロネート	ゾメタ	注射	3〜4週1回4mg	がん
第3	ゾレドロネート	リクラスト	注射	1年1回5mg	骨粗鬆症

表❷　わが国における非BPの種類

分類	一般名	製品名	投与方法		適応
抗RANKL抗体	デノスマブ	ランマーク	注射	4週1回120mg	がん、多発性骨髄腫
抗RANKL抗体	デノスマブ	プラリア	注射	6ヵ月1回60mg	骨粗鬆症
チロシンキナーゼ阻害薬	スニチニブ	スーテント	経口	1日1回	がん
チロシンキナーゼ阻害薬	ソラフェニブ	ネクサバール	経口	1日2回	がん
抗VEGFヒトモノクローナル抗体	ベバシズマブ	アバスチン	注射	2週〜1回	がん
mTOR阻害薬	シロリムス	ラパリムス	経口	1日1回	リンパ脈管筋腫症

＊同様の薬理作用をもつ同系統の薬剤においても潜在的リスク

しかし、多くの開発努力により、現在はゼリー薬や1年に1回の注射薬などもある。

Dmabは、Receptor Activator of NFκB Ligand（RANKL）に特異的に作用し、破骨細胞の形成・成熟・機能を阻害する（**表2**）。BPと異なり、注射薬のみである。

2．血管新生阻害薬

血管新生とは、既存の血管から新たな血管枝が分岐して血管網を構成することで、がんの進展に大きく関与する。血管新生阻害薬にはスニチニブやソラフェニブ、ベバシズマブなどがある（表2）。

また、同様の機序をもつ薬剤は、顎骨壊死（Osteonecrosis of the Jaw：ONJ）のリスクがあると提唱されている。原因薬により、BPではBisphosphonate-related ONJ（BRONJ）、DmabではDenosumab-related ONJ（DRONJ）、骨吸収抑制薬ではAnti-resorptive agents-related ONJ（ARONJ）、さらに骨吸収抑制薬と血管新生阻害薬を合わせてMRONJと呼称される（**図2**）。AAOMSのPPではMRONJと提唱しているのに対し、わが国のPPでは血管新生阻害薬によるONJ発生頻度は不明であることから、ARONJに限定して提唱している。

MRONJは、次の3項目を満たした場合に診断する。

①現在あるいは過去に、骨吸収抑制薬か血管新生阻害薬による治療歴がある。
②顎骨への放射線照射歴がなく、骨病変が顎骨へのがんの転移ではない。

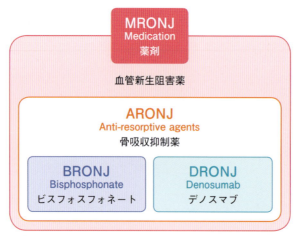

図❷ 各疾患の概念図と原因薬。ビスフォスフォネート（BP）ではBRONJ、デノスマブ（Dmab）ではDRONJ、骨吸収抑制薬ではARONJ、骨吸収抑制薬と血管新生阻害薬などを合わせてMRONJと呼称する

③医療従事者が指摘してから8週間以上持続して、口腔・顎・顔面領域に骨露出か骨壊死を認める。または、口腔内・外の瘻孔からプローブなどで骨の触知が可能な状態が、8週間以上持続・確認される。

骨露出が認められない、または骨露出が8週未満の場合でも、臨床経過や症状によってステージ0と診断する場合もある。MRONJは、口腔には多くの細菌が存在して感染しやすいことや、日常生活で多くの刺激によって慢性炎症が加わりやすいことから、口腔に多く発生すると考えられている。

MRONJの発生頻度

MRONJの発生頻度は原因薬の投与疾患で異なる。

1．骨粗鬆症

BPの経口薬では0.001〜0.21％、BPの注射薬では0.09〜0.8％、Dmabでは0.02％程度とされている。

2．がん

がん患者のMRONJ発生率は、骨粗鬆症患者より高率である。その理由として、骨粗鬆症患者より高容量であることや、抗がん治療による免疫能の低下や易感染性が挙げられる。BPでは0.7〜15％、Dmabでは0.7〜1.9％程度とされている。BPとDmabは同程度の発生頻度であるが、BPは継年的に発生頻度が上昇するのに対し、Dmabでは数年で頭打ちになる可能性が報告されている。

血管新生阻害薬は、単独での発生頻度は不明であるが、BPとの併用で発生頻度が上昇する可能性が報告されている。

MRONJの病期（ステージ）

MRONJの病期を表3、図3に示す。MRONJは、臨床症状とステージに密接な関係がある。0期は進展せずに治癒することもあり、画像検査などを併用しながら、慎重に診断する。また、1期は無症状であるが、2・3期では疼痛や排膿、それに伴うQOLの低下が考えられる。さらには、がんなどの原疾患の治療中断や中止を余儀なくされる場合もある。

わが国のMRONJの特徴

わが国のMRONJでは[8]、発生部位は下顎に多い。性別では約8割を女性が占めている。MRONJの原因薬の投与疾患は、がんと骨粗鬆症が約半数である。国外の報告と比較すると、わが国は超高齢社会のため、とりわけ女性および骨粗鬆症の割合が高い。

MRONJの予防と管理

最も重要なことは、処方医である医師と調剤する薬剤師、そして口腔衛生管理を行う歯科医師との医歯薬連携である。口腔衛生管理は、MRONJの予防・管理に非常に有用である。定期的な経過観察と口腔衛生指導を継続する。

表❸ MRONJの病期分類と症状

病期	臨床症状	画像所見
ステージ0	骨露出・骨壊死なし、深い歯周ポケット、歯の動揺、粘膜潰瘍、腫脹、膿瘍、開口障害、オトガイ部の知覚異常（Vincent症状）、歯原性ではない痛み	歯槽骨硬化、歯槽硬線の肥厚・硬化、抜歯窩残存
ステージ1	無症状で感染を伴わない骨露出・壊死または骨を触知できる瘻孔	歯槽骨硬化、歯槽硬線の肥厚・硬化、抜歯窩残存
ステージ2	感染を伴う骨露出・壊死または骨を触知できる瘻孔、骨露出部に疼痛、発赤や排膿	歯槽骨から顎骨に及ぶび漫性骨硬化・骨溶解の混合像、下顎管の肥厚、骨膜反応、上顎洞炎、腐骨形成
ステージ3	ステージ2に加えて、1つ以上の下記の症状を伴う。歯槽骨を越えた骨露出・骨壊死（下顎下縁や下顎枝、上顎洞、頬骨）、病的骨折や口腔外瘻孔、鼻・上顎洞口腔瘻孔形成	周囲骨（頬骨、口蓋骨）下顎下縁や上顎洞への骨硬化・骨溶解進展

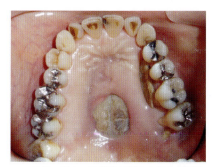
a：ステージ1。口蓋隆起部の広範な骨露出を認める

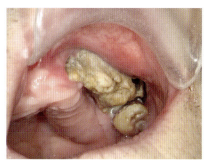
b：ステージ2。左側上顎に広範な骨露出に加え、排膿と疼痛を伴う

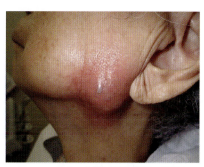
c：ステージ3。左側下顎臼歯部の骨露出に加え、皮下腫瘍を形成している。後に外歯瘻となった

図❸a〜c　MRONJの各ステージと臨床症状

1. 骨吸収抑制薬や血管新生阻害薬での治療前

　骨吸収抑制薬や血管新生阻害薬での治療の前に、医師と歯科医師の双方向の連携を行い、治療方針について協議・共有する。侵襲的歯科治療は、骨吸収抑制薬や血管新生阻害薬での治療前に終了しておくことが望ましい。時間的猶予があれば骨性治癒が得られる2〜3ヵ月後、時間的猶予がなければ上皮性治癒が得られる2〜3週間後に投与が開始できるように考慮する。

　侵襲的歯科治療とは、歯槽骨や顎骨への侵襲が加わる治療で、抜歯や歯周外科、外科的歯内療法、歯科インプラント埋入などが挙げられる。一般的な歯科治療である充填や根管治療、歯肉縁上スケーリングは影響しないとされている。とくにMRONJ発生例の約半数が抜歯後で、MRONJ発生のリスクは7〜33倍に上昇するとされる。しかし、抜歯の適応疾患は根尖性・辺縁性歯周炎などで、その多くは歯槽部への歯性感染を伴っており、潜在性感染であるMRONJステージ0を来していた可能性が高いと考えられている。保存不可能な歯や予後不良な歯の抜歯、口腔内と連続する埋伏歯の抜歯は、感染巣の除去のために重要である。

　また、う蝕や歯周疾患だけではなく、不適合義歯や不良補綴物も炎症を惹起させるため、注意深い観察が必要である。とくに不適合な義歯はMRONJ発生の約1割程度を占め、MRONJ発生のリスクは約3倍に上昇するとの報告もある。大きな分葉状の骨隆起は、被覆する粘膜が薄くて炎症の影響を受けやすいため、除去を検討する。

2. 骨吸収抑制薬や血管新生阻害薬での治療中および治療後

　骨吸収抑制薬や血管新生阻害薬などの治療歴がある場合は、十分な医療面接が必要である。侵襲的歯科治療が必要な際は、処方医と綿密な連携をとる。

　骨粗鬆症患者の場合、BPの内服期間はリスク因子である。米国食品医薬品局（FDA）では、BPを4年以上内服した場合、MRONJ発生リスクが上昇すると報告している。また、糖尿病や副腎皮質ステロイド薬の投与、抗がん薬や免疫抑制薬などの抗がん治療などの場合には、免疫能の低下や易感染状態

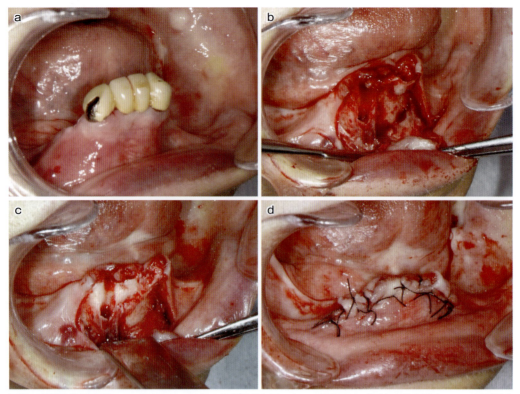

図❹　侵襲的歯科治療。a：術前。b：術前の抗菌薬投与下において抜歯および不良肉芽を除去。c：骨鋭縁を削合し、減張切開を加える。d：完全閉創とする

である。リスク因子をもつ場合には、医科の処方医と連携し、骨折リスクを含めた全身状態が許容すれば、予防的休薬も考慮する。その休薬期間は、骨のリモデリングの期間を考慮し、2ヵ月程度と考えられている。

侵襲的歯科治療の際には、感染予防のために、抗菌薬の術前投与と感染巣の徹底的除去、骨鋭縁の除去、創の完全閉鎖が挙げられる（図4a〜d）。術前の抗菌薬は、口腔内常在菌が標的となるため、ペニシリン系やセフェム系などが有効とされている。感染巣の除去の際には骨面の色調や血流にも注意する。骨髄炎では、血流不全のため出血がなくなり、さらに骨壊死となると暗色を呈する（図4b）。頰側・口蓋側の骨鋭縁を除去し、粘膜弁の菲薄化を防ぐとともに、死腔の防止を図る（図4c）。創の完全閉鎖は最も有効と考えられている。粘膜骨膜弁形成後、骨膜のみを切開（減張切開）し、完全閉鎖創とすることで、創部の細菌を1/10以下にすることが可能である（図4d）。創の緊張に注意し、マットレス縫合などを併用する。術後は血腫を適切に制御し、感染を予防する。抜糸は上皮性治癒が認められ

る2〜3週間後に行うとよい。

その後もMRONJの発生について定期的に注意深く観察する。2〜3ヵ月後に骨性治癒を確認する。さらに、現状について処方医に情報提供するとともに、骨吸収抑制薬や血管新生薬の再開を依頼する[9]。

MRONJの治療

MRONJの治療方針としては、①MRONJの進展抑制、②疼痛、排膿、知覚異常などの症状緩和と感染制御によるQOLの維持、③定期的な患者教育および経過観察、口腔管理の徹底が挙げられる。

MRONJステージに基づく治療方針について、表4に示す。いずれのステージにおいても、う蝕や歯周疾患の積極的治療と、局所洗浄や洗口薬使用による口腔衛生状態の向上・維持、抗菌薬投与、疼痛管理は共通して重要である。また、ステージにかかわらず、分離した腐骨や露出壊死骨上の歯は除去し、軟組織の治癒を促進させ、MRONJの進展を防ぐようにする。

保存療法においては、原因薬の中止により、腐骨分離が促進されるとの報告があり、処方医と連携し

表❹ MRONJの病気に基づく治療方針。病期に関係なく、分離した腐骨片は非病変部の骨を露出させることなく除去。露出壊死骨内の症状のある歯は、抜歯を検討する

病期	治療
ステージ0	鎮痛薬や抗菌薬使用などの全身管理
ステージ1	抗菌性洗口剤の使用 瘻孔や歯周ポケットに対する洗浄 局所的抗菌薬の塗布・注入
ステージ2	抗菌性洗口剤と抗菌薬の併用 難治例：複数の抗菌薬併用、長期抗菌薬療法、連続静注抗菌薬療法、 　　　　腐骨除去、壊死骨掻爬、顎骨切除
ステージ3	腐骨除去、壊死骨掻爬、感染源となる骨露出・壊死骨内の歯の抜歯、 栄養補助剤や点滴による栄養維持、壊死骨が広範囲に及ぶ場合、 顎骨の辺縁切除や区域切除

て治療的休薬を検討する。露出骨や粘膜面移行部には食物残渣や細菌塊が貯留するため、局所洗浄により細菌の減少が期待できる。

近年では、ステージ2以上のMRONJには積極的な外科療法を進めたほうが予後がよいとの報告が散見されており、外科療法を推奨する傾向にある。露出骨面にはバイオフィルムが付着する。外科療法はこれらの除去に繋がり、全身抗菌療法が有効に作用する。外科療法では、腐骨除去術に加えて、周囲骨の削去、辺縁切除、区域切除などが考慮される。

 今後の課題

わが国は、世界一の超高齢社会といわれており、今後も骨粗鬆症患者が増加する可能性がある。FDAでは、MRONJの報告は減少傾向にあるとしている。今後は、BPの投与方法と期間を再考するとともに、骨吸収抑制薬や血管新生阻害薬などさまざまな薬への影響などにも考慮した対応が必要である。また、徹底的な口腔衛生管理により、予防も含めた歯科治療の確立が急務である[10]。

歯科医師は、MRONJの適応疾患や発生リスクだけではなく、骨吸収抑制薬・血管新生阻害薬の利点や作用機序、個々の患者への投与状態などを正確に理解し、患者に対しては過度にMRONJを恐れることなく、適切な歯科治療を進めることが強く望まれる。そして、最も重要なのは、MRONJは予防できる病態であるため、医歯薬連携の構築によってMRONJ患者を救済できることである。

【参考文献】
1) Advisory Task Force on Bisphosphonate-Related Ostenonecrosis of the Jaws, American Association of Oral and Maxillofacial Surgeons: American Association of Oral and Maxillofacial Surgeons position paper on bisphosphonate-related osteonecrosis of the jaws. J Oral Maxillofac Surg, 65(3): 369-376, 2007.
2) Ruggiero SL, Dodson TB, Assael LA, Landesberg R, Marx RE, Mehrotra B. American Association of Oral and Maxillofacial Surgeons: American Association of Oral and Maxillofacial Surgeons position paper on bisphosphonate-related osteonecrosis of the jaws-2009 update. J Oral Maxillofac Surg, 67(5 Suppl): 2-12, 2009.
3) Ruggiero SL, Dodson TB, Fantasia J, Goodday R, Aghaloo T, Mehrotra B, O'Ryan F, American Association of Oral and Maxillofacial Surgeons: American Association of Oral and Maxillofacial Surgeons Position Paper on Medication-Related Osteonecrosis of the Jaw-2014 Update. J Oral Maxillofac Surg 72(10): 1938-1956, 2014.
4) Yoneda T, Hagino H, Sugimoto T, Ohta H, Takahashi S, Soen S, Taguchi A, Toyosawa S, Nagata T, Urade M: Bisphosphonate-related osteonecrosis of the jaw: position paper from the Allied Task Force Committee of Japanese Society for Bone and Mineral Research, Japan Osteoporosis Society, Japanese Society of Periodontology, Japanese Society for Oral and Maxillofacial Radiology, and Japanese Society of Oral and Maxillofacial Surgeons. J Bone Miner Metab, 28(4): 365-383, 2010.
5) ビスフォスフォネート関連顎骨壊死検討委員会：ビスフォスフォネート関連顎骨壊死に対するポジションペーパー（改訂追補2012年版）．http://jsbmr.umin.jp/guide/pdf/bronjpositionpaper2012.pdf
6) 顎骨壊死検討委員会：骨吸収抑制薬関連顎骨壊死の病態と管理：顎骨壊死検討委員会ポジションペーパー 2016．https://www.jsoms.or.jp/medical/wp-content/uploads/2015/08/position_paper2016.pdf
7) Japanese Allied Committee on Osteonecrosis of the Jaw, Yoneda T, Hagino H, Sugimoto T, Ohta H, Takahashi S, Soen S, Taguchi A, Nagata T, Urade M, Shibahara T, Toyosawa S: Antiresorptive agent-related osteonecrosis of the jaw: Position Paper 2017 of the Japanese Allied Committee on Osteonecrosis of the Jaw. J Bone Miner Metab, 35(1): 6-19, 2017.
8) Shibahara T, Morikawa T, Yago K, Kishimoto H, Imai Y, Kurita K.: National Survey on Bisphosphonate-Related Osteonecrosis of the Jaws in Japan. J Oral Maxillofac Surg, 76(10): 2105-2112, 2018.
9) 柴原孝彦, 岸本裕充, 矢郷 香, 野村武史：薬剤・ビスフォスフォネート関連顎骨壊死 MRONJ・BRONJ．クインテッセンス出版，東京，2016.
10) 森川貴迪, 柴原孝彦：BRONJ・ARONJ・MRONJの現状と課題．日歯医誌，69(10)：977-986, 2017.

Level Up & H!nt

11章 全身疾患と薬剤による口腔病変

[04] 肝疾患・腎疾患などの全身疾患による口腔病変

九州歯科大学　口腔内科学分野　吉岡 泉

▶ 肝疾患

1. 顔面に現れる肝疾患の症状

1）黄疸

ビリルビンが増加することによって、皮膚や粘膜、体液などが黄染する病態である。血清ビリルビン値が2.0mg/dL程度以上になると、眼球結膜に変化がみられる。肝疾患では、ウイルス性肝炎、アルコール性肝障害、自己免疫性肝炎、薬物性肝障害、肝硬変、腫瘍などでみられる。

2）クモ状血管腫

紅色の丘疹を中心に、放射状にみられる血管拡張である。大きさは直径3～10mm程度で、顔面、頸部、胸部、上腕などの上半身にみられる。肝疾患に起因するものは、肝機能障害によるエストロゲン代謝異常が関連しているとされている。

2. 口腔扁平苔癬とC型肝炎

C型肝炎ウイルス（Hepatitis C Virus：HCV）と口腔扁平苔癬との関連が議論されている。わが国やスペイン、イタリアでは関連があるとする報告が多いが、アメリカやイギリスなどでは関連がないとする報告もある。C型肝炎を治療し、HCVを排除することで、口腔扁平苔癬が治癒するという報告もみられる。

HCVが口腔扁平苔癬の発症にどうかかわるのかは、不明な点が多い。インターフェロンやリバビリンなどのC型肝炎の治療薬が口腔扁平苔癬の発症に関与しているという報告もあれば、年齢や遺伝的要因などが関与しているという報告もある。

3. 肝硬変と出血傾向

肝硬変では、脾腫およびトロンボポエチン産生能の低下によって血小板数が減少する。また、凝固因子（フィブリノゲン、凝固Ⅱ、Ⅴ、Ⅶ、Ⅸ、Ⅹ因子）の産生が低下し、プロトロンビン時間が延長する。さらに肝硬変が進行すると線溶が亢進し、フィブリノゲン／フィブリン分解産物（FDP）が高値となる。

出血傾向が進行すると、歯肉からの出血や口腔粘膜の血腫が認められる。出血に対しては、まず圧迫止血を行い、止血シーネや歯周パック（包帯）などを用いる（図1）。

▶ 腎疾患

1. 顔面に現れる腎疾患の症状

1）浮腫

腎機能低下によってナトリウム（Na）と水の排泄障害が生じ、細胞外液が増加することにより、浮腫を認める。眼瞼、手指、陰嚢、脛骨前面は組織圧が低いため、浮腫が発現しやすい。

2）貧血

エリスロポエチンの産生障害から貧血を生じる。顔面では、眼瞼結膜、口腔粘膜、皮膚の色調に変化が現れる。

2. 腎疾患に関連した顎骨・口腔病変

1）口腔乾燥症

血液透析患者は、口腔乾燥を訴えることが多い。血液透析によってNaと水が除去され、循環血流量が減少することで、口腔乾燥症が引き起こされるといわれている。口腔乾燥は血糖のコントロール、さらに降圧薬や利尿薬などの薬剤にも影響を受ける。

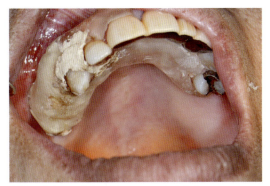

図❶ 止血シーネと歯周パックによる止血

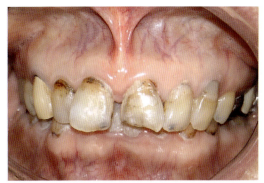

図❷ 血液透析患者の歯肉。貧血のために蒼白を呈している

2）味覚異常

腎障害の味覚異常は、血液透析患者を中心に報告されている。口腔乾燥や薬剤の影響が原因と考えられる。また、尿毒症では味覚異常（金属味）を訴えることがある。これは尿毒素性ニューロパチーによるものと報告されている。

腎不全では、タンパク質の摂取制限やタンパク尿などから血清亜鉛濃度が低く、味覚異常との関連性を示唆する報告もある。

3）歯および歯周組織の変化

血液透析患者では、エナメル質の欠損や歯髄の石灰化が報告されている。口腔乾燥の影響で、う蝕が多いと推察される。

口腔乾燥症や腎性骨異栄養症がみられると、歯周病が進行しやすい。また、尿毒症患者では、唾液のpHの上昇やカルシウム代謝異常の影響もあり、歯石が沈着しやすいといわれている。糖尿病のコントロールの状態が悪いと歯周病も悪化しやすい。カルシウム拮抗薬が投与されている場合には、歯肉増殖がみられることがある。

4）口腔粘膜の変化

血液透析患者の歯肉などの口腔粘膜は、貧血のために蒼白であることが多い（図2）。抗凝固薬が用いられることから、機械的刺激などによって出血斑や血腫が認められることがある。

5）骨・ミネラル代謝異常と顎骨の変化

慢性腎臓病では、カルシウム・リンの代謝異常や活性型ビタミンDの欠乏、それに伴う副甲状腺ホルモンの代謝異常などから、さまざまな骨病変が生じる（腎性骨異栄養症）。X線写真所見では、顎骨のすりガラス様変化や下顎骨下縁の皮質骨幅の狭小化、歯槽硬線の消失、歯根吸収などがみられる。また、下顎頭の形態変化も報告されている。

6）ARONJ（Anti-resorptive agents-related Osteonecrosis of the Jaw：骨吸収抑制薬関連顎骨壊死）

原発性糸球体疾患、ループス腎炎、ネフローゼ症候群では、ステロイドを服用していることがある。そのため、ビスフォスフォネート製剤を投与されていることがあるので、ARONJの発生に注意が必要である。

腎疾患に関連して、腎透析、骨軟化症、ビタミンD欠乏、副甲状腺機能低下症、低カルシウム血症などは、ARONJのリスク因子である。

7）アミロイドーシス

透析アミロイドーシスは、β_2ミクログロブリンを前駆タンパクとしたアミロイド線維が骨関節領域に沈着する疾患である。近年、高齢化によって透析は長期化する傾向にあるが、透析アミロイドーシスは長期透析患者に発現する。主要な症状は手根管症候群や多関節痛などであるが、顎関節や舌などの口腔にも報告がみられる。透析技術の進歩により、透析アミロイドーシスは減少傾向にあるとされている。

【参考文献】
1）長尾由実子，他（編）：イチからわかる！ 歯科医師が知っておきたい肝疾患のキホン．南山堂，東京，2017．
2）又賀 泉：血液透析中高齢患者における顎口腔領域の合併症と歯科治療．老年歯学，25(4)：402-409，2011．

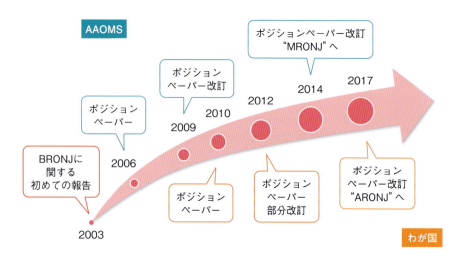

おわりに

　毎月、多くの歯科商業誌で、保存・補綴系の新たな材料や手技、コツ、トレンドが、専門の先生方から紹介されています。最近では、口腔粘膜疾患と口腔がん、全身と口腔病態との関連性など、口腔外科・口腔内科領域の内容が取り上げられることも多くなってきました。しかし、口腔外科で扱う疾患や病態の全般については、日常の診療頻度の観点から、新たな情報が開業されている先生方に届く機会は少ないのではないでしょうか。

　超高齢社会での歯科医療の実践に向けて、歯学教育のコア・カリキュラムや歯科医師国家試験の出題基準は、口腔外科を含めてこの数年間で大きく変化しました。さらに、WHOによる口腔粘膜疾患や歯原性腫瘍の分類・病名の変更、関連学会からの疾患、病状ごとの診療ガイドラインの提示、新たな検査・診療機器・手技の普及などにより、口腔外科の診断と治療はこの10年間で大きく変化しています。これらに追随しないと、国民に求められている医療水準を維持した歯科診療は実践できません。口腔外科を専門とする私達も、それらに関する知識について遅れをとることなく、絶えずアップデートしていくには労力を要しています。

　本書は、第一線で多くの患者さんと接している一般開業医の先生方が、口腔外科の診断や治療についての知識に遅れをとることなく、最新の情報によって安全で良質、かつ現在の医療水準に見合った歯科医療を提供していただくことを目的に編集しました。執筆は各分野を代表するエキスパートの先生方にお願いし、2018年現在の医療水準で、一般の先生方にも必要な内容をわかりやすく解説し、写真や図も最新のものをご提供いただきました。必要な時に必要な項目をご覧いただけるように編集しましたが、通読しても興味をもって飽きずに読める構成になっています。

　末筆ながら、ご多忙にもかかわらず短期間で本書の意図に沿ったご執筆をいただきました先生方に心より感謝する次第です。また、本書を企画いただきました株式会社デンタルダイヤモンド社 書籍編集長 木下裕介様に御礼を申し上げます。

　本書が、第一線で活躍する臨床家の先生方のお役に立つことを願っております。

2018年12月

片倉 朗

DENTAL DIAMOND NEW BOOK

2019〜2022 歯科におけるくすりの使い方

金子　明寛	（東海大学医学部 外科学系 口腔外科）
富野康日己	（医療法人松和会／順天堂大学名誉教授）
青木　洋介	（佐賀大学医学部 国際医療学講座 臨床感染症学）
【編集委員】佐野　公人	（日本歯科大学新潟生命歯学部 歯科麻酔学講座）
柴原　孝彦	（東京歯科大学 口腔顎顔面外科学講座）
川辺　良一	（大船中央病院 歯科口腔外科）
篠原　光代	（順天堂大学医学部附属順天堂医院 歯科口腔外科）

歯科医のための「くすりの辞典」です。

大ベストセラー『歯科におけるくすりの使い方』の最新版。「抗菌薬適正使用」「ポリファーマシー（多剤処方）への対応」など、"いま"必要とされる情報を網羅し、歯科医療従事者として把握すべき最新の薬剤情報が満載です。また、全身疾患とその最新情報を、各分野のトップランナーにわかりやすく解説いただいています。「薬の基礎知識・用語解説」、「主要薬品一覧」など、すぐに役立つ内容も充実。歯科臨床にかかわるくすりの情報をまとめた、若手からベテランの歯科医師まで必携の1冊です。

【A4判・432頁・オールカラー　本体8,500円＋税】

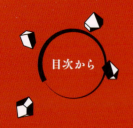

目次から
- 第1章　抗菌薬・抗ウイルス薬
- 第2章　抗真菌薬
- 第3章　鎮痛薬・抗炎症薬
- 第4章　ポリファーマシー（多剤処方）時代への対応
- 第5章　歯科医師が知っておきたい医科基本薬
- 第6章　歯科疾患治療薬
- 第7章　局所麻酔薬・鎮静法で使用される薬剤
- 第8章　救急薬と救命処置
- 第9章　含嗽剤・口腔保湿剤・消毒薬
- 第10章　漢方薬

詳しい情報はこちら

デンタルダイヤモンド社

DENTAL DIAMOND NEW BOOK

日常臨床のレベルアップ&ヒント72

[編集委員]
北村和夫（日本歯科大学附属病院）・岩渕博史（神奈川歯科大学大学院）
飯野文彦（東京都・いいの歯科医院）・田中晃伸（茨城県・タナカ歯科医院）・坪田有史（東京都・坪田デンタルクリニック）

すぐ読めて、臨床のヒントがもりだくさん！

本書は、「コンポジットレジン修復」、「歯内療法」、「歯周治療」、「クラウン・ブリッジ」、「インプラント」、「有床義歯」、「外科手術」、「小児歯科」、「高齢者歯科」など、日常臨床におけるほぼすべての領域のなかから、全72項目を厳選。各分野を専門とする先生方にそれぞれ創意工夫を凝らしているポイントや注意点といった"勘所"を中心に解説いただき、2頁もしくは4頁で端的に編んでいる。読みやすく、臨床のレベルアップに直結する、開業医にうれしい一冊。

A4判・184頁・オールカラー　本体8,000円＋税

▼詳しい情報はこちら

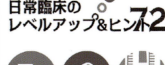
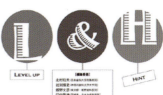

CONTENTS

1章　コンポジットレジン修復
部分修復時のシェードテイキング
コンポジットレジン修復のリペア　他

2章　歯内療法
ダブルドライバーテクニック（メタルコア除去）
ガッタパーチャの除去　他

3章　歯周治療
セルフ・プラークコントロールを行いやすい歯冠形態
歯周病罹患歯の動揺とその対応　他

4章　クラウン・ブリッジ.etc
支台歯形成のポイント
大臼歯部における補綴物の調整および研磨　他

5章　インプラント
レベルアップに欠かせない切開・剥離・縫合の基本手技
ソケットプリザベーション（リッジプリザベーション）　他

6章　有床義歯
設計のレベルアップポイント
義歯修理のレベルアップポイント　他

7章　外科手術
非歯原性歯痛―歯痛の原因が見つからないとき
外来観血処置後の管理　他

8章　小児歯科
歯科医師が見つける習癖とその対応
大臼歯萌出異常への介入時期と方法　他

9章　高齢者歯科
高齢者の摂食嚥下障害への対応
サルコペニア　他

10章　トピックス
マタニティ歯科
垂直歯根破折における接着再建法のコツ　他

デンタルダイヤモンド社

DENTAL DIAMOND NEW BOOK

歯内療法のレベルアップ＆ヒント

【編著】北村和夫（日本歯科大学附属病院）

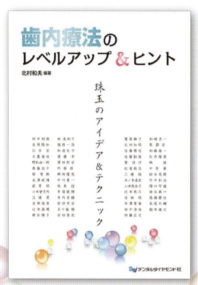

"超"豪華執筆陣による歯内療法の決定版！

歯周治療や歯内療法、小児歯科など、全10カテゴリーに関するテーマを集め、各専門家が創意工夫や注意点といった臨床の"勘所"を端的にまとめた『日常臨床のレベルアップ＆ヒント72』。本書はその各論シリーズの第一弾。歯内療法に長けた"超"豪華執筆陣らが、珠玉のアイデア＆テクニックを惜しみなく披露しています。いままでの歯内療法書籍にはない充実の内容を、ぜひご一読ください。

A4判・204頁・オールカラー　本体8,500円＋税

詳しい情報はこちら

珠玉のアイデア＆テクニック

田中利典	林美加子	鷲尾絢子	和嶋浩一
吉岡隆知	福西一浩	北村知昭	原 節宏
石井 宏	和達礼子	佐藤暢也	加藤雄一
大墨竜也	須藤 享	佐藤勧哉	石井隆資
野杁由一郎	澤田則宏	菅 俊行	林 誠
西藤法子	阿部 修	松尾敬志	中原 貴
柴 秀樹	興地隆史	三橋 純	鈴木茂樹
古澤成博	中川寛一	木ノ本喜史	竹中彰治
武市 収	坂東 信	山本弥生子	岡口守雄
小木曾文内	牛窪敏博	辻本恭久	岩谷眞一
三橋 晃	寺内吉継	吉田 格	高橋慶壮
吉岡俊彦	前田宗宏	井澤常泰	長尾大輔
辻本真規	五十嵐勝	田中浩祐	稲本雄之
朝日陽子	前田英史	加藤広之	

デンタルダイヤモンド社

DENTAL DIAMOND NEW BOOKS

マストオブ・エンドドンティクスシリーズ①
MUST OF INITIAL TREATMENT

マストオブ・エンドドンティクスシリーズ②
MUST OF RETREATMENT

編著:北村和夫(日本歯科大学附属病院)

いつの世も、基本を疎かにせず、一歩ずつ着実に歩み続けた者だけがさらなる高みに到達できます。当社では歯内療法も同様と考え、あらゆる手技や知識を基本からしっかり積み重ね、治療を成功に導くための基本を網羅する「マストオブ・エンドドンティクス」シリーズの刊行をスタートします。

『マストオブ・イニシャルトリートメント』

歯内療法を成功に導く基本テクニック&トピックス集

歯内療法を成功に導く基本テクニック&トピックス集

わが国では頻度が高い歯内療法の再治療を低減させ、良好な予後に欠かせない初回の歯内療法を成功させる基本テクニックやノウハウをギュッと凝縮。臨床家にとってマストバイなシリーズ第一弾。

詳しい情報はこちら

A4判・152頁・オールカラー
本体7,500円+税

『マストオブ・リトリートメント』

歯内療法の再治療を成功させるテクニック&エビデンス集

歯内療法の再治療を成功させるテクニック&エビデンス集

予後が悪いと抜歯が選択されがちであった歯内療法の再治療は、近年では保存可能で良好に経過しているケースも多く報告されています。再治療の成功に欠かせないテクニックやエビデンスを、歯内療法学をリードする執筆陣が解説!待望のシリーズ第二弾!

詳しい情報はこちら

A4判・128頁・オールカラー
本体7,000円+税

デンタルダイヤモンド社

DENTAL DIAMOND NEW BOOK

藤本研修会
Standard Textbook 2
Occlusion & Prosthodontics

series *2*

監著　藤本順平
　　　錦織　淳

著　　佐氏英介
　　　浜瀬敬輔
　　　加藤　宙

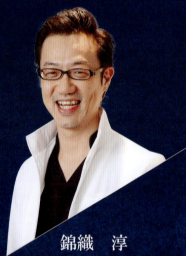

錦織　淳
2012年　インディアナ大学補綴科大学院卒
2013年　Master of Science in Dentistry
　　　　（M.S.D.）修得
　　　　米国歯科補綴専門医
　　　　東京歯科大学水道橋病院臨床講師

本家本元が語る
グローバルスタンダードな
「咬合理論の本流」

世界各国の教育と臨床現場で語り実践されてきた「咬合理論の本流」のエッセンスをそのままに、
特に臨床医に必要性が高い「理解すべき咬合理論の整理」と「補綴治療の基本手技」を具体的に解説。
日常臨床での着眼点と実践法を、簡潔明瞭な文章と詳細な図表・症例写真から学ぶことができる本書は、
患者に対し「永続性ある補綴治療を行いたい」と願う臨床医の大きな力となるでしょう。
伝統ある藤本研修会の講師陣だから語れるグローバルスタンダードな「咬合理論の本流」を、
あなたの臨床に取り入れてみませんか?

A4判・268頁・オールカラー　本体18,000円＋税

詳しい情報はこちら

 デンタルダイヤモンド社

Dental Diamond New Book

聞くに聞けない歯周病治療100

[総監修] 若林健史（東京都開業）
[監　修] 小方頼昌（日大松戸歯学部）
[編集委員] 鎌田征之（東京都開業）　稲垣伸彦（東京都開業）

「聞かぬは一生の恥」とならないための100項目を60名が解説!

医療従事者が自信なく診療にあたっていては、患者を快方に向かわせるどころか、病態の悪化、あるいは新たな医原性のトラブルを惹起する事態にもなりかねない。本書は、歯科疾患のなかでとりわけ罹患率の高い歯周病を取り上げ、いまさら知らない、教えてほしいとはなかなかいえない初歩的なことから、全身疾患との関連などの応用まで、多岐にわたる100項目をおよそ60名の執筆者が端的にまとめて解説!歯科医師にも歯科衛生士にもうれしい一冊。

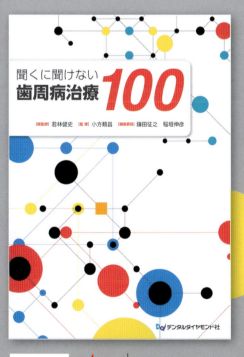

A4判・176頁
オールカラー
本体8,500円＋税

Contents

1章　解剖・組織
- 付着とは何か? その種類は?　● 歯肉退縮の種類　他

2章　診査・診断
- 初診時の診査項目　● プロービングはなぜ必要か　他

3章　歯周基本治療
- 患者に合わせたTBIのコツ　● 電動歯ブラシを好む患者への指導
- 歯石はいつ取るのか　● 自然挺出の促し方
- LOTによる骨欠損の改善　● 治療用義歯を用いた咬合の安定確保　他

4章　再評価
- 再評価で何をみるのか　● 再評価時に変化がない場合、どう対応するか　他

5章　歯周外科
- 歯周外科で何を治せるのか　● 骨整形と骨切除
- 根面被覆　● 歯周外科後の歯周パックは必要か
- 歯周外科直後の注意事項　● 抜糸のタイミング　他

6章　メインテナンス・SPT
- メインテナンスで何をみるのか　● メインテナンスとSPTの違い
- 患者の心を動かすことの大切さを実感した症例　他

7章　全身疾患など
- 治りが悪い患者への歯周治療　● 血が止まりにくい患者への歯周治療　他

デンタルダイヤモンド社

編著者プロフィール

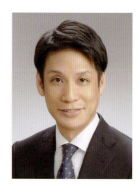

片倉 朗（かたくら あきら）

1985年	東京歯科大学卒業
1991年	東京歯科大学大学院修了（歯学博士）
2003〜2004年	UCLA歯学部口腔外科・医学部頭頸部外科に留学
2008年	東京歯科大学 口腔外科学講座 准教授
	東京歯科大学大学院「がんプロフェッショナル養成プラン」コーディネーター
2009年9月	東京歯科大学 口腔健康臨床科学講座口腔外科学分野 准教授
2011年4月	東京歯科大学 オーラルメディシン・口腔外科学講座 教授
2015年4月	東京歯科大学 口腔病態外科学講座 教授

口腔外科のレベルアップ＆ヒント

発行日	2019年1月1日 第1版第1刷
編著者	片倉 朗
発行人	濱野 優
発行所	株式会社デンタルダイヤモンド社
	〒113-0033 東京都文京区本郷3-2-15 新興ビル
	電話 = 03-6801-5810（代）
	https://www.dental-diamond.co.jp/
	振替口座 = 00160-3-10768
印刷所	共立印刷株式会社

ⓒ Akira KATAKURA, 2019
落丁、乱丁本はお取り替えいたします

●本書の複製権・翻訳権・上映権・譲渡権・公衆送信権（送信可能化権を含む）は㈱デンタルダイヤモンド社が保有します。

● JCOPY 〈(社)出版者著作権管理機構 委託出版物〉
本書の無断複写は著作権法上での例外を除き禁じられています。複写される場合は、そのつど事前に(社)出版者著作権管理機構（TEL:03-3513-6969、FAX:03-3513-6979、e-mail:info@jcopy.or.jp）の許諾を得てください。